치아미백

자가미백의 적응증과 치료결과

TOOTH WHITENING

Indications and Outcomes of Nightguard Vital Bleaching

Van B. Haywood, DMD
Professor
Department of Oral Rehabilitation
School of Dentistry
Medical College of Georgia
Augusta, Georgia

권 소 란 (DDS, MS, PhD) 역

대한나래출판사

DaehanNarae Publishing, Inc.

DaehanNarae Publishing, Inc.
Deokwon Bldg. #202
102-65 Yongdu-dong
Dongdaemun-gu
SEOUL 130-820, KOREA
TEL: +82-2-922-0840
FAX: +82-2-922-0841
E-mail: dhpub@chol.com
Website: www.dhpub.com

Translation of Tooth Whitening: Indications and Outcomes of Nightguard Vital Bleaching
by Van B. Haywood

Translated into Korean by DaehanNarae Publishing, Inc.

ISBN 978-89-5741-166-7

Printed in Korea

차 례

서문

치과의사의 처방 하에 10% 과산화요소겔을 장치에 적용하여 사용하는 자가미백의 장점과 안전성에 대한 유용한 정보를 임상가와 환자에게 제공하는 것이 이 책의 주된 목적이다. 임상가들이 자가미백으로 환자들의 심미적 요구를 충족시키고 상담할 수 있도록 아래의 주제들을 중점적으로 강조하였다.

- 자가미백의 기본 원리와 개념
- 적절한 검사의 중요성
- 치아변색의 진단
- 황니의 치료
- 부분적 갈색 또는 하얀 변색의 치료
- 니코틴 또는 테트라싸이클린 변색의 연장된 치료
- 단일치아의 다양한 치료방법
- 치아미백과 심미수복치료의 복합
- 치아미백 장치의 디자인과 제작방법
- 과민반응의 치료
- 치아우식의 조절

이 책은 여러 심미적인 문제의 해결을 위해 내원한 환자들의 증례를 수집한 것으로, 임상가들에게 좋은 참고자료가 될 수 있다. 또한, 치료 후의 사진을 통해서 비슷한 임상소견을 보이는 환자들에게 자가미백의 효과와 한계에 대해서 정확하게 상담할 수 있다.

자가미백의 시작은 1960년 Fort Smith, Arkansas에 있는 교정의사인 Dr. Bill Klusmier로 거슬러 올라간다. 그는 치은의 자극을 보이는 유지단계에 있는 환자를 교정유지장치(미백장치와 유사한 장치)로 치료 중이었다.

Dr. Klusmier는 치은조직의 치유를 촉진시키기 위해 환자에게 교정유지장치 내에 10% 과산화요소겔을 포함한 구강소독제를 밤에 적용해서 착용하도록 권유하였다. 그 후로, 치은조직의 회복과 함께 치아색상 또한 밝아진다는 놀라운 발견을 하였다. 그는 이 술식을 변색된 치아의 치료에 응용하였고, 1970~1975 사이에 여러 치과학회에 치료결과를 발표하였다.

이 술식은 문헌으로는 발표되지 않았지만 입소문을 타고 여러 임상가들에게 전해졌고, 그 중에 Dr. David Freshwater가 이 술식을 다시 Jacksonville, North Carolina에 있는

Coastal Dental Study Club에서 발표하였다. 1988년 4월에 North Carolina 치과대학의 교수로 재직 중, Coastal Dental Study Club에서 심미치과와 라미네이트 비니어의 주제로 보수교육초청을 받았다. 강의내용에 대한 반응은 긍정적이었지만, 청중 중 한 치과의사는 "저희는 그렇게 복잡한 치료를 하지 않습니다. 저희는 미백장치를 제작하여 밤새 치아가 밝아지도록 치료를 합니다"라고 하여 저자를 당황하게 만들었다. 다른 치과의사들도 이 방법으로 오래 전부터 성공적인 치료를 했다고 동의하였다. 또한, 저자에게 심미치과의 한 분야인 이 술식에 관해 연구하고 논문을 발표하도록 권유하였다.

그 당시에 North Carolina 치과대학에서 저자의 동료이자 심미치과 분야에서 존경받는 임상가와 강연자인 Dr. Harald Heymann과 함께 이 새로운 미백술식에 관한 관심을 공유하였다. 새로운 술식의 유용성에 대해 함께 동감하면서 연구를 시작하도록 결론을 내렸다. 연구의 첫 대상은 치아의 변색을 위해 도재 라미네이트 비니어의 치료를 위해 내원한 여자환자였다.

초기검사와 상담을 통해 자가미백을 첫 치료 안으로 제시하였다. 환자는 동의하였고, 자가미백 장치를 받은 후 치료는 시작되었다. 환자가 몇 주 후 재검진을 위해 내원하였을 때 자연스럽게 밝아진 치료결과를 보고 놀라움을 감출 수 없었다.

저자와 Dr. Heymann은 이 새로운 술식을 'Nightguard vital bleaching' 이라고 명칭하고, 첫 논문을 1989년 3월에 Quintessence International에 발표하였다. 그 후로, 이 분야에 대한 지속적인 연구를 통해 다양한 응용방법과 적용에 대한 결과를 함께 발표하였다. 자가미백은 경제적이고, 드라마틱하고, 간단하고 안전한 치료방법임이 증명되었고, 치아변색으로 놀림을 받는 어린이에서부터 장기적인 흡연으로 인한 변색을 제거하고자 희망하는 분들과 고령에 의해 어두워진 치아로 고민하는 환자들에게 환한 미소를 되찾게 하는 치료방법이 되었다. 저자는 이 책을 통해 임상가들이 더 많은 환자에게 하얗고 밝은 미소를 제공하여 다시 삶의 새 자신감과 활력을 되찾을 수 있도록 기여하기를 간절히 기원하다.

Van B. Haywood, DMD

감사의 글

이 책이 완성될 수 있도록 도움을 준 다음 분들에게 깊은 감사를 표한다.

심미치과의 지식을 공유하며 함께 논문을 저술하고 지속적인 지지를 보내온 친구이자 동료인 Dr. Harald Heymann.

치아미백과 심미치과로 인도하고 계속적인 격려를 준 심미치과의 아버지이자 훌륭한 지도자인 Dr. Ronald Goldstein.

North Carolina 치과대학에서 진행한 연구에 동참하고, 저자가 Medical College of Georgia로 이동한 후에도 지속적으로 연구를 계속한 Dr. Ralph Leonard.

치아미백에 관한 연구를 지속할 수 있도록 전문적인 조언을 해준 North Carolina 치과대학과 Medical College of Georgia의 여러 동료와 연구원들.

치과의사들에게 치아미백을 알리는 교육을 할 수 있도록 우정을 나누고 격려를 보내준 Dr. Dan Fischer, Dr. Bruce Matis, Dr. Yiming Li, Dr. David Alexander, Dr. Linda Greenwall, Dr. Martin Kelleher, Dan Perkins와 Coastal Dental Study Club과 이름을 열거하지 않은 수많은 동료들.

저자를 다음과 같은 훌륭한 학회에 연자로 초청해준 학회 지도자들: American Academy of Esthetic Dentistry, American Academy of Restorative Dentistry, Academy of Operative Dentistry, Hinman Dental Society, American Academy of Cosmetic Dentistry 등.

그들의 수준 높은 요구는 저자로 하여금 강연자와 임상가로서 계속적인 성장을 할 수 있도록 자극하였다.

저자의 연구와 강의, 그리고 환자들의 사진기록을 지지한 여러 회사들: Ultradent, Colgate Oral Phamaceuticals, GlaxoSmithKline, Discus Dental, Arch Tek 등.

저자의 가장 친한 친구이자 삶의 동반자인 아내 Angie에게 감사한다.

그녀는 지속적인 대화 상담과 격려와 사랑으로 삶의 원천적인 힘을 제공하였다.

내 인생에서 가장 큰 기쁨을 준 아이들 Lisa, David와 Michael.

여름방학 때도 치과학회에 함께 참석해주고, 아버지의 강의를 이해해준 마음에 감사한다.

끝으로, 이 모든 것을 가능하게 해준 하나님께 감사한다.

환자들에게 밝은 미소를 제공할 수 있는 여러분들의 직업생활이 축복으로 가득하길 빈다.

Van B. Haywood, DMD

역자 서문

치아미백의 아버지라고 불리는 본 서의 저자인 Van Haywood 교수님과 역자는 몇 가지 특별한 인연이 있다. 2005년 동경에서 개최된 일본치과보존학회의 특별연자로 초청된 Haywood 교수님의 치아미백 강연을 듣기 위해 일본에 가서 저자와 역자의 인연이 시작되었다. 이후 2007년 5월 서울에서 성공적으로 개최된 제5차 세계심미치과학회 학술대회의 치아미백 강연 부문에서 Haywood 교수님과 역자는 함께 한 시간씩 강연을 하는 영광을 가졌다. 이때 저자인 Haywood 교수님은 본서의 한국어 번역을 역자에게 의뢰하는 인연을 더하게 되었다.

Van Haywood 교수님은 현대적인 치아미백역사의 획기적인 발전을 이룬 훌륭한 학자이다. 그가 1989년 3월에 Quintessence International에 Harald Heymann 교수와 함께 발표한 Nightguard Vital Bleaching에 관한 논문은 오늘날 우리가 치료하는 자가미백의 효시가 되었다. 따라서 이 논문발표의 20주년이 되는 의미 있는 올해에 Nightguard Vital Bleaching에 관한 Haywood 교수님의 저서를 한국어로 출판하는 것은 매우 의미 있는 일이라고 본다.

저자는 이 책은 여러 심미적인 문제의 해결을 위해 내원한 환자들의 증례를 수집한 것으로, 임상가들에게 좋은 참고자료가 될 수 있다고 하였다. 또한, 치료 후의 사진을 통해서 비슷한 임상소견을 보이는 환자들에게 자가미백의 효과와 한계에 대해서 정확하게 상담할 수 있다고 하였다.

2000년 초에 역자가 창립한 한국치아미백연구회가 올해로 10년째가 된다. 본인에게 이와 같이 의미 있는 해에 현대적인 자가미백법을 정리한 Haywood 교수님의 Nightguard Vital Bleaching에 관한 훌륭한 저서를 우리말로 번역하게 되어서 매우 영광스럽고 감사하는 마음이다.

본서의 번역판을 통하여 한국의 많은 치과의사와 치과위생사분들께서 자가미백법을 통달하는 좋은 기회가 될 뿐만 아니라, 우리나라 치아미백 발전에 큰 기여를 하기를 간절히 바란다.

2009년 6월 8일

역자 권 소 란

진단과 치료계획 1

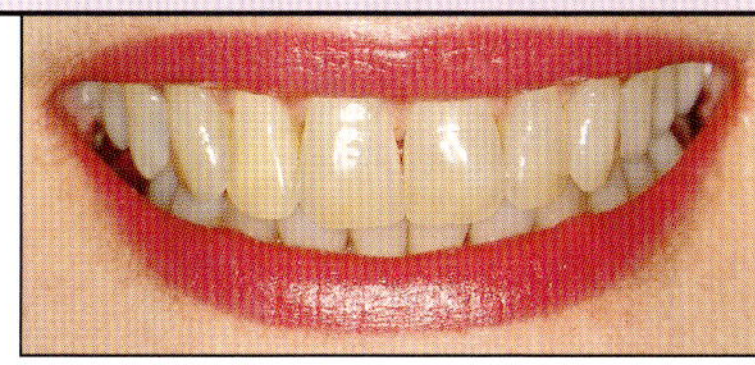

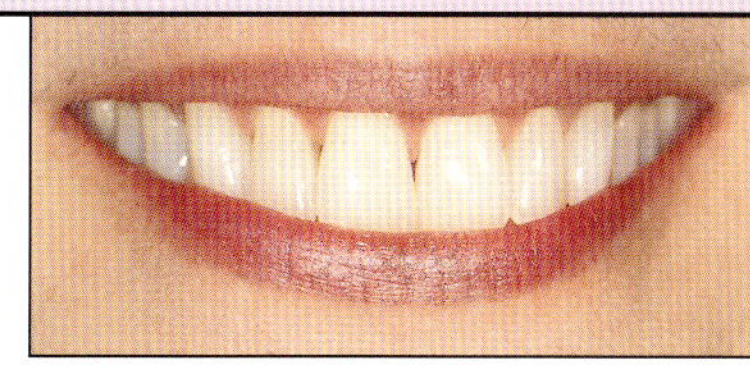

하얀 치아는 보편적으로 건강, 아름다움, 성공과 행복을 연상하게 한다. 치아미백은 보다 하얀 치아를 얻기 위한 비교적 경제적이고, 보존적이며 매우 효과적인 심미치료이다. 일반적으로 환자 10명 중 9명이 성공적인 미백결과를 보인다. 치료결과는 1~3년간 유지되고, 경우에 따라서는 터치업과 재치료가 필요 없는 환자들도 있다. 특정한 비율의 환자들은 치아미백 중 치아와 치은의 과민반응을 경험하게 된다. 하지만, 모든 부작용은 미백치료가 종료되면 사라진다. 그럼에도 불구하고 미백치료를 시작하기 전에 고려해야 할 여러 요소가 존재한다.

치아미백의 기본원리

치아미백의 기전

미백의 기전에 관한 정확한 이해는 다양한 임상증례를 접하게 될 때 매우 유용하다. 초기에는 치아색상의 개선이 법랑질 표면의 변색 제거 또는 법랑질의 변화를 통해서만 이루어진다고 생각되었다. 하지만, 최근에는 치아가 반투과성 막으로서 치아미백의 기본 요소인 과산화수소와 과산화요소가 법랑질과 상아질을 통과하여 치수에 5~15분 내로 도달된다는 사실이 입증되었다. 법랑질보다는 실제로 상아질의 색상변화가 크게 나타나며 미백속도는 치수경계와 상아법랑경계에서 유사하게 나타난다. 이는 미백이 외적인 변색뿐만 아니라, 테트라싸이클린과 같은 약물복용으로 인해 발생하는 내적인 변색에도 효과적인 사실을 설명한다. 지난 10~15년간 미백과정에 대한 다른 여러 사실도 밝혀졌다. 예를 들어, 치아는 고유의 미백역치가 있어서, 아무리 더 오랫동안 미백제를 적용해도 또한 어떠한 미백제를 사용해도 미백역치 이상의 밝기 변화는 나타나지 않는다. 그리고 치아는 고유의 미백속도를 가진다. 즉, 최적의 미백방식 이상에서는, 증가된 미백제의 농도 또는 특수한 촉진 술식들은 미백속도에 영향을 미치지 못하다. 마지막으

FIG 1-1

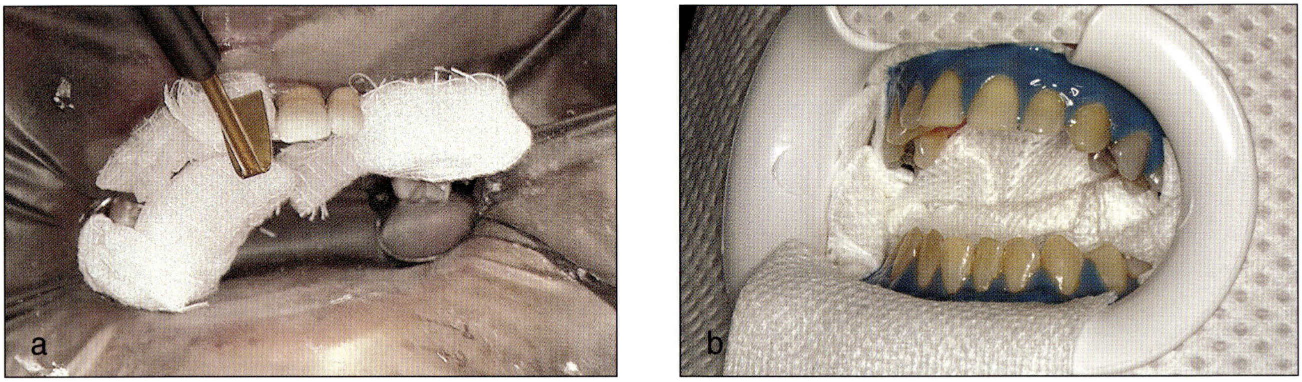

35% 과산화수소를 이용한 전문가미백. 종례의 러버댐(*a*)과 잇몸에 바르는 치은 보호제(*b*)로 격리하는 방법.

로, 치아가 최고의 색상변화를 보인 후 치료를 완료한 후에는 소량의 재발이 관찰되는데 그 양은 일반적인 색상가이드 상에서 탭과 탭 사이의 반 정도의 색상에 해당한다.

이 현상은 미백 중에 퍼옥사이드에서 유리되는 산소가 치아의 광학적 성질을 변화시켜 치아를 더 하얗게 보이게 하기 때문이다. 이 현상은 미백치료가 종료되면서 소실되고 치아는 다시 약간 어두워진다. 따라서 자가미백 후 수복치료가 이어질 때는 치아와 수복재료의 색상을 맞추기 위해 색상이 안정될 때까지 2주를 기다리는 것이 추천된다. 이렇게 함으로써 법랑질과 컴퍼짓 재료의 결합강도 또한 정상으로 회복된다. 결합강도의 감소를 설명하는 여러 이론이 있지만, 치아에 잔존하는 산소가 컴퍼짓의 중합을 억제하는 것으로 보인다. 전문가 미백 시에는 법랑질이 더 크게 영향 받아 결합강도가 초기상태로 회복이 안 되는 것처럼 보인다.

다양한 미백방법

다양한 치아미백방법과 술식이 존재하지만 크게 다음의 세 가지로 분류된다:

전문가미백, 자가미백과 OTC(over-the-counter) 제품.

세 가지 분류항목 내에서도 치료방법의 변형, 미백제의 종류와 농도, 보호제의 종류와 치료기간의 차이가 존재한다. 이 중, 모든 미백술식이 생활치 또는 실활치의 미백에 사용된다. 하지만, 어느 경우에라도 방사선 사진을 포함한 포괄적인 검사가 선행되어야 한다. 임상가는 특정 술식을 선택하기 전에 안전성, 효과와 비용에 관한 문헌을 참고하도록 한다.

전문가미백 또는 강력미백은 1800년 후반부터 시행되었다. 전문가미백은 열 또는 빛을 이용한 촉매방법을 사용하며, 치아의 격리는 전통적이 러버댐 또는 최근에 개발된 치은보호제의 사용으로 이루어진다(그림 1-1). 적절한 격리 후에 고농도의 (35%) 과산화수소가 특정 시간동안 적용되며, 이 과정은 일회 내원 시 여러 번 반복된다. 광원의 사용은 여러 논문에 의하면

FIG 1-2

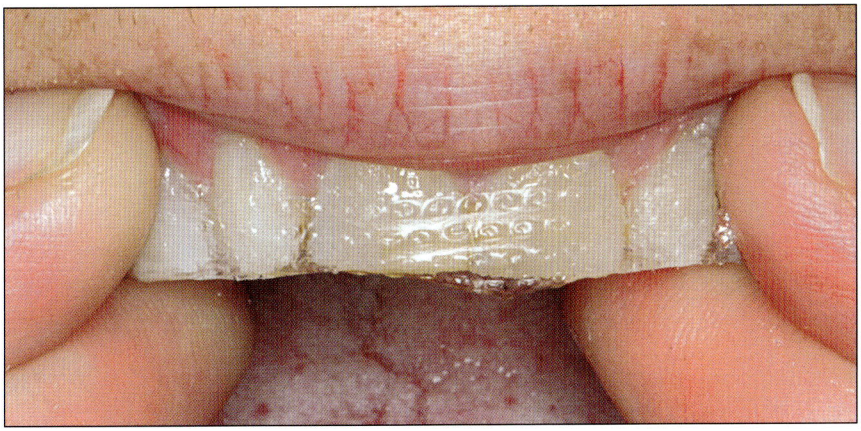

가장 보편화된 OTC 미백제는 저 농도의 과산화수소를 반창고 모양의 밴드에 고정한 미백스트립이다.

미백효과 또는 결과에 영향을 미치지 않으며, 단지 탈수에 의한 증가된 미백의 일시적인 현상을 초래한다. 또한, 환자에게 최상의 미백결과를 제공하기 위해서는 1~4회의 반복된 내원이 요구된다.

자가미백은 1989년에 공식적으로 소개되었지만, 기원은 1968년으로 돌아간다.

환자의 구강 내를 알지네이트 인상으로 채득하여 형성된 모델에서 장치를 제작하여 낮은 농도의 과산화요소겔(초기 10%)을 밤에 2~6주간 적용하는 방법이다. 미백결과는 짧게는 3일만에도 나타나고, 길게는 6주가 소요되는 경우도 있지만, 일반적으로 평균기간은 2주이다.

모든 미백술식 중에서 안전성에 대한 연구와 문헌이 가장 많은 것이 자가미백이다. 가장 중요한 요소는 환자가 모든 술식을 집에서 직접 시행하기 때문에 치료비용이 저렴하다는 것이다. OTC 제품들은 매우 다양하며 미백장치를 모방하는 제품과 스트립, 랩과 페인트 형식의 제품이 시판된다. 그중에서도 가장 언급할 만한 제품은 2002년에 소개된 미백스트립이다(그림 1-2). 반창고 형태의 스트립에 저 농도의 과산화수소가 포함되어 있으며, 하루에 1회 또는 2회씩 30~60분간 착용하게 된다. 미백치약이나 미백껌과 같은 OTC 제품도 시판되지만, 치아의 색상은 변하지 않고 외적인 착색만 제거된다.

치아미백제

치아의 미백을 위해서는 기본적으로 두 가지 재료가 사용된다: 과산화수소와 과산화요소.

전문가미백에서는 일반적으로 30~35%의 과산화수소가 사용되는데, 피부와 치은에 노출되면 화상을 초래할 수 있다. 고농도의 미백제를 사용할 때는 각별한 주의가 요구되며, 강력한 산화제이기 때문에 환자, 임상가와 조수에게 해를 초래할 수도 있다. 전문가 미백이 125년간 진행됨에도 불구하고 전 세

FIG 1-3

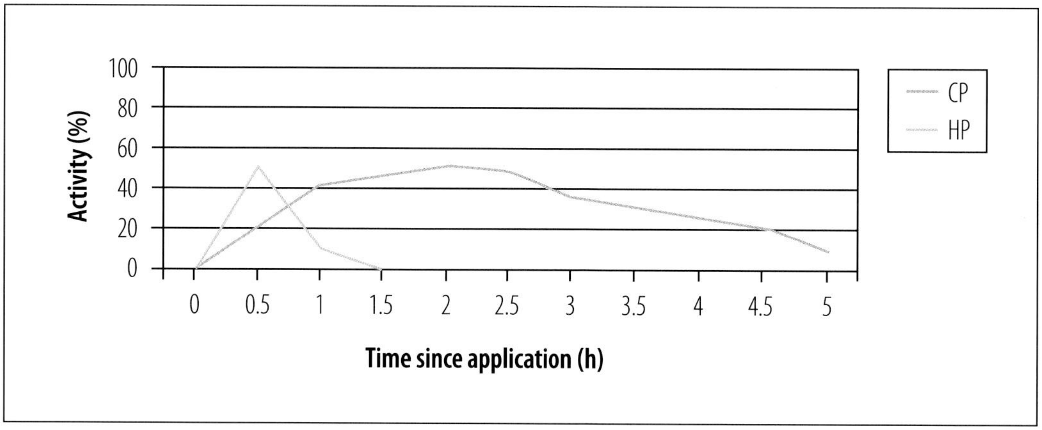

과산화수소(HP)와 과산화요소(CP)의 활성도. 과산화요소에서 유리되는 활성인자는 보다 완만해서, 밤에 잠을 자는 동안 장치를 착용할 때 가장 적합하다.

계적으로 모든 임상가들에게 지지를 얻지 못한 이유 중의 하나가 이와 같은 위험성에 기인한다. 최근의 강력미백 제품들은 위험성이 많이 감소한 6~14% 범위의 과산화수소를 사용한다.

초기의 자가미백에서는 미백장치에 10% 과산화요소를 적용하여 2~6주간 밤에 착용하게 한다. 과산화요소는 과산화수소와 요소의 복합체이며 urea peroxide라고도 명칭된다. 10% 과산화요소는 3.5% 과산화수소와 6.5% 요소로 분해된다. 과산화수소는 산소와 물로 분해되고, 요소는 암모니아와 이산화탄소로 분해된다. 과산화요소의 작용은 과산화수소와 상이하여 적용시간과 부작용 또한 달라진다. 과산화수소는 매우 불안정하여 활성도가 30~60분간 지속되며, 첫 30분간 가장 활발한 반응을 나타낸다. 따라서 대부분의 과산화수소 제품들은 30~60분간의 적용시간을 지닌다. 과산화수소에 요소를 복합시켜 과산화요소를 제작하면 훨씬 더 안정된 상태를 얻을 수 있다. 과산화요소는 첫 두 시간에 걸쳐서 50%의 활성성분을 유리하며, 나머지는 남은 4~6시간 동안 유리된다(그림 1-3). 따라서 밤에 착용하는 장치에서는 과산화요소가 포함된 미백제를 사용하게 된다. 환자가 낮에 장치를 착용하는 것을 선호할 경우에는 최소의 착용시간이 2~4시간이 된다. 요소가 첨가됨으로써 과산화수소가 안정되기도 하지만 부가적으로 장치내 미백제와 구강내 타액의 pH가 5분 내로 8까지 상승되며, 이 수치는 몇 시간 후까지도 지속된다. 이는 낮은 pH를 가진 과산화수소가 법랑질과 치아우식 과정에 미치는 영향을 최소화하기 위해 매우 중요하다. 법랑질이 치아우식 과정에서 탈회되기 위해서는 pH가 5.5보다 낮아야 하며, 상아질의 경우에는 pH가 6.8보다 낮은 경우에 우식이 시작된다. 따라서 과산화요소를 사용하는 경우에는 활성이 있는 치아우식도 미백 전에 치료할 필요가 없다. 이런 경우에는 우식과정이 오히려 억제되거나 중단된다.

치아우식이 치수에 근접해 있거나 환자가 과민반응을 보이는 경우에는 미백 전에 수복치료가 선행되어야 한다. 일반적으로 농도가 높을수록 치아와 치은의 과민반응 발생 가능성도 증가한다. 미백제의 농도는 최종적으로 미백결과에 영향을 주지 않는다. 치아미백 후 최종색상은 어떠한 제품을 사용한 것보다 치아 고유의 유전인자에 의해 결정된다.

농도가 높을수록 미백속도는 증가할 수 있지만, 그 차이는 직접적으로 비례하지 않다(예, 20% 미백제는 10% 미백제보다 2배로 미백속도가 빠른 것이 아니다). 고농도의 미백제를 사용한 경우에는 초기의 색상변화가 더 크게 나타나는 것처럼 보이지만 미백 종료 후의 재발 또한 더 커진다. 이 재발은 아주 하얀 치아를 희망하는 환자들에게는 큰 실망감을 줄 수도 있다. 치아미백의 안전성과 효과를 평가한 대부분의 연구는 10% 과산화요소를 평가했다는 사실은 매우 중요하다. 15% 과산화요소에 대한 연구도 있지만, 엄밀하게 법적으로 보호받을 수 있는 자료는 10% 과산화요소에 관한 자료이다. 미국치과의사협회(ADA)의 인증을 받은 제품들은 모두가 10% 과산화요소 제품이다.

과산화요소의 안전성

과산화요소는 1960년에 구강소독제로 소개되었다. 현재까지도 시판되는 구강소독제는 Gly-Oxide(GloxoSmithKline)으로써 구강내 상처의 세척, 궤양과 구강외과수술 후에 사용된다. 부가적으로 초기의 Proxigel(Reed & Carnrick Pharmaceuticals)은 최근에 점도가 더 강화되어 시판된다(GlaxoSmithKline). 1800년 후반에는 치아의 피팅이 있는 어린이에서 치아우식을 예방하기 위해 저농도의 과산화수소를 가글용액으로 사용하였다. 1960년 초반부터는 candidiasis 또는 인후의 감염을 나타내는 신생아에서 10% 과산화요소가 사용되었다 7~10일간 10방울을 2시간 단위로 인후에 적용함으로써 감염기간을 두드러지게 줄일 수 있다. 1970년에는, 교정환자에서 디밴딩 후 나타나는 하얀 반점의 발생률을 10% 과산화요소로 줄일 수 있는 연구도 진행되었다.

양로원에서 고령의 환자에게 10% 과산화요소를 구강위생용품으로의 사용도 연구되었으며, 다양한 응용범위에서 환자에게 부작용 또는 위해는 발생되지 않았다. 예외적으로 고령의 환자에서 glycerin base의 사용으로 인해 설사작용이 나타났다. 최근 연구결과에 의하면 간에서 매일 형성되는 퍼옥사이드의 양은 약 648mg이 된다. 반면, 자가미백 때 작용하는 상·하악 장치 내의 용량은 3.5mg에 불과하다. 타액 내에는 자연적으로 존재하는 과산화수소를 1분당 29mg 퍼옥사이드의 속도로 분해하는 효소가 있다. 따라서 미백장치 내에 사용되는 용량과 구강소독제로서의 역사와 신체의 대사기능을 종합해보면, 미백제를 삼킴으로 인해 발생하는 위해는 거의 없다고 볼 수 있다. 과산화요소로 미백을 시행한 환자들의 장기적인 검진에서도 미백후 근관치료의 필요성, 내부 또는 외부 흡수, 정상범위를 벗어난 과민반응, 치아구조의 위해 작용 등이 발생하지 않았다.[1-5]

과산화수소가 분해되면서 형성되는 자유기가 연조직에 미칠 수 있는 해에 대한 우려도 자주 제기되었다. 하지만, 미국치과의사협회(ADA), 세계보건기구(WHO)와 미국식품의약품안전청(US FDA)은 낮은 농도의 과산화수소가 암을 유발하지 않는다고 발표하였다.[6-9] 실제로 15년 이상, 수많은 환자들이 자가미백을 시행했지만, 설암 또는 다른 구강병변의 증가는 관찰되지 않았다.[10]

초기에 많은 우려를 제기한 연구들은 다시 재현되어 시행되었지만, 근거가 부족하다는 평가를 받았다.[11] 또한, 자가미백이 소개되면서부터 축적된 안전성에 관한 문헌들을 총 정리한 European Commission and the Scientific Committee on Consumer Products[12]에서도 저농도의 퍼옥사이드를 사용하는 치아미백이 안전하다는 결론을 내렸다. 하지만, 여기서도 OTC 제품의 사용은 치과의사의 적절한 검진이 결여된다는 사유로 지지를 받지 못했다. 그 당시의 발표에서는 허용 가능한 최대 농도는 6% 과산화수소이며, 17% 과산화요소로 환산될 수 있다. 따라서 신체가 감당할 수 있는 저농도를 사용하고, 환자의 필요성에 맞추어 응용할 수 있는 안전한 전달매채(예, 미백장치)를 사용하는 경우에는 미백이 안전하다고 볼 수 있다.

과산화요소를 이용한 미백이 법랑질에 미치는 영향에 대해서는 많은 문헌이 발표되었으며, 상아질에 미치는 영향에 대한 문헌도 소수 있다.[13–18] 중성 pH의 미백제를 사용한 경우에는 법랑질에 정상범위 내의 변화가 나타난다. 법랑질의 강도(hardness)와 표면하강도(subsurface hardness)는 과산화요소의 영향을 받지 않는다.

치아의 투과성 성질로 인해 구강 내에 존재하는 수복물 하방으로도 미백현상이 나타난다. 실제로 칫솔질과 구강세척과 같은 모든 과정이 법랑질에 약간의 영향을 미치지만, 미백에 의한 영향은 매우 적다. 한 연구에서는 6시간의 미백이 법랑질에 미치는 효과가 콜라를 2.5분간 마시는 것과 동일하다고 언급했다.[19,20] 탄산음료, 사과 또는 오렌지쥬스, 백포도주와 요구르트가 법랑질에 나타내는 위해작용에 대해서는 이미 많은 문헌들이 있다. 이들 음료수의 대부분은 위산(pH 2.6)과 유사한 낮은 pH를 가진다.

이런 음료수를 편하게 마시는 환자들은 10% 과산화요소를 이용한 미백 또한 편하게 받아들일 수 있다.

미백을 위한 검사

치료의 예후를 결정하기 위한 적절한 검사는 미백치료의 가장 중요한 요소이다. 치아의 정확한 색상을 평가하기 위해서는 검사를 시행하기 전에 치태와 외적 착색을 제거하는 것이 추천된다.

치아의 형태와 기능이 양호한 상태에서 변색만 관찰되면 치아미백이 좋은 치료 방법이 될 수 있다. 치아변색은 유전적으로 결정되어 태어날 때부터 발생할 수 있고, 흡연과 같은 습관으로 인해 후천적으로도 나타날 수 있으며, 고령에 따른 자연스러운 과정으로도 나타날 수 있다.

치아변색은 불소에 의한 섭취로 인해 부분적 갈색 또는 하얀 변색으로도 나타날 수 있다. 치아의 형성과정 중에 복용한 테트라싸이클린은 다양한 정도의 변색원인이 되기도 한다. 과거의 외상 또는 근관치료로 인해 단일치아의 변색을 보이는 환자도 있다. 치아미백은 이런 경우에 치수의 생활력 여부와 관계없이 진행될 수 있다(제5장 참고).

검사 시에는 중등도 또는 심한 테트라싸이클린 변색을 주의 깊게 살펴야 하며, 특별히 치경부에 분포된 짙은 회색 · 청색 변색과 하얀 반점을 기록해야 한다. 테트라싸이클린 변색은 미백하기 어렵고, 하얀 반점은 미백으로 색상이 개선되지 않는다. 다만, 치아의 색상이 밝아지면서 조금 덜 두드러지게 보일 수 있다.

종합적으로 아래의 요소는 불량한 예후를 나타낸다.

- 과민반응을 보이는 치아의 존재 또는 과거력
- 짙은 치경부의 변색

FIG 1-4

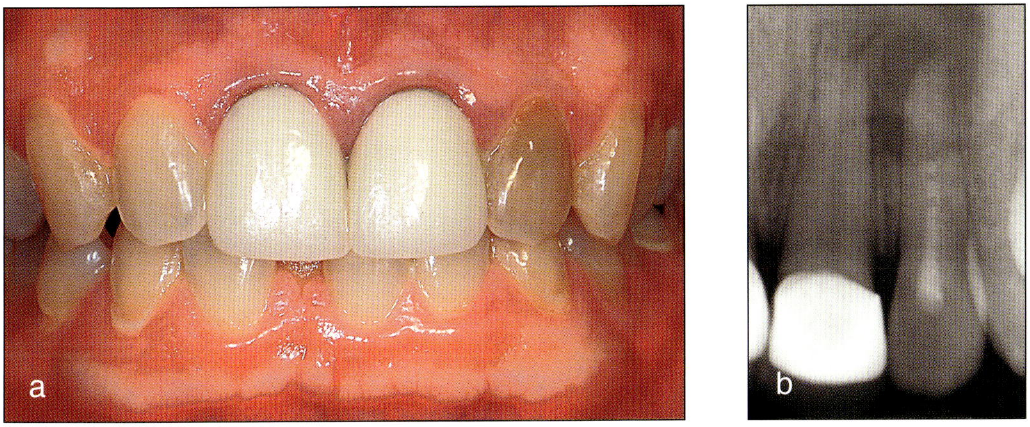

(a) 단일 변색치는 치수괴사의 징후가 될 수 있다.
(b) 치수괴사는 통증, 부종, 치아의 동요도와 같은 임상증상 없이도 나타날 수 있기 때문에 미백 전에 방사선 사진을 촬영하여 근관치료의 필요여부를 결정한다.

- 광범위하게 나타나는 하얀 반점
- 턱관절의 이상 또는 이갈이
- 투명한 치아 또는 노출된 치근의 존재

자가미백의 금기증은 다음과 같다.

- 현실성이 없는 기대치
- 자가미백을 시행하는 협조도의 결여
- 재치료가 필요 없는 광범위한 수복물의 존재
- 미백제의 맛을 감당할 수 없는 경우
- 임신 또는 수유중의 여성

치아미백을 위한 검사에서는 특별히 다음과 같은 요소들을 고려한다.

병변과 관련된 치아변색

치아변색이 병변에 의한 경우에는 치아미백이 변색을 해결할 수 있지만, 문제는 계속 잔존할 것이다. 치아의 변색은 흔히 실활치 또는 농양이 있는 치아의 징후이기도 하다. 과거의 외상으로 치아는 장기간에 걸쳐 증상 또는 징후 없이 농양이 형성되며 첫 증상으로 변색이 나타나는 경우가 종종 있다(그림 1-4). 치아미백으로 변색은 제거되지만, 궁극적인 염증의 치료와 장기적인 성공을 위해서는 근관치료가 선행되어야 한다.

인접면 치아우식이 오랫동안 치료가 되지 않은 경우에는 음식 잔사에 의한 착색으로 치아가 검게 보일 수 있다. 이런 경우에는 미백이 아니라 수복치료가 요구된다. 때로는, 미백으로 심미결과가 증진될 수도 있지만, 변색된 주된 원인은 치료되지 않고 장기간 방치된 치아우식이다.

FIG 1-5

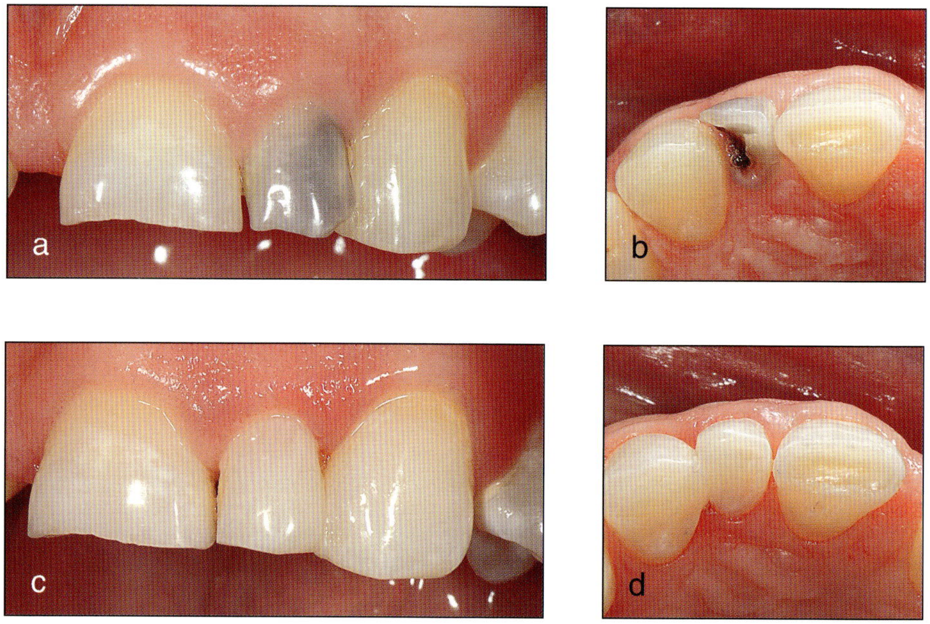

(a, b) 치아우식으로 인해 변색된 치아. *(c, d)* 문제의 해결을 위해 우식제거 후 수복물이 충전되었다.

FIG 1-6

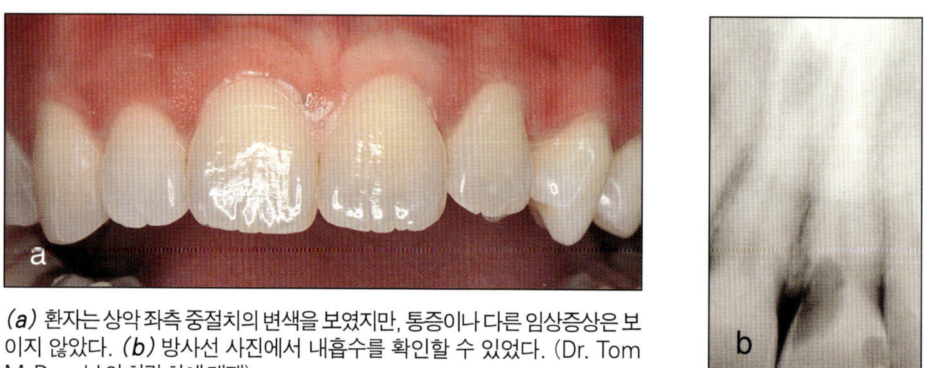

(a) 환자는 상악 좌측 중절치의 변색을 보였지만, 통증이나 다른 임상증상은 보이지 않았다. *(b)* 방사선 사진에서 내흡수를 확인할 수 있었다. (Dr. Tom McDonald의 허락 하에 게재)

FIG 1-7

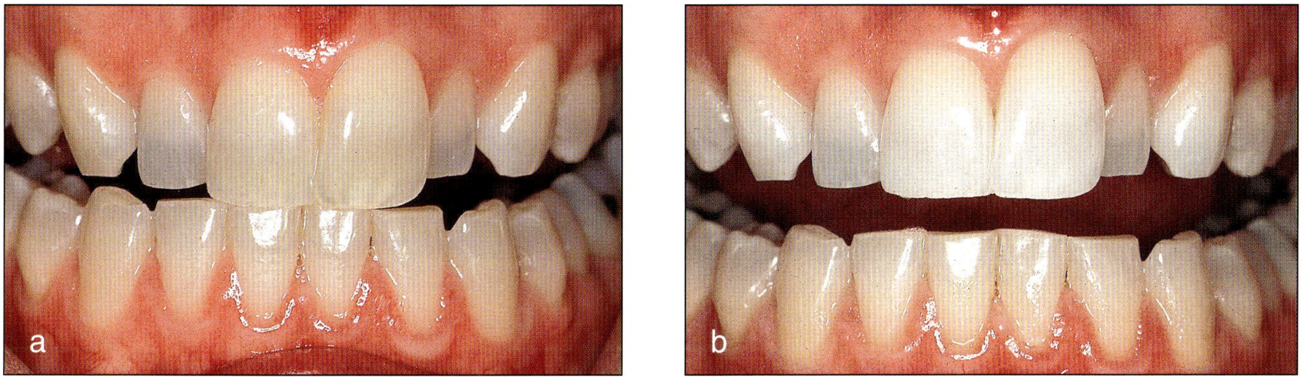

(a) 검사단계에서 측절치의 회색소견이 관찰된다. *(b)* 미백 후 중절치는 밝아졌지만 측절치는 투명도 때문에 아직도 어두워 보인다.

흔하지 않지만, 때로 발생하는 내부 또는 외흡수에 의한 치아변색도 있다. 이와 같은 변색은 치질의 소실도 동반하며 외상 후에 자주 나타난다. 내흡수 또는 외흡수의 첫 징후는 치아의 경미한 변색으로 시작된다(그림 1-6). 앞서 언급한 모든 병변들은 방사선 사진을 포함한 검사에서 발견된다. 따라서 미백을 시작하기 전에는 반드시 전치부의 방사선 사진 촬영이 필수적이다. 전치부의 치근단 방사선 사진상에서는 4전치의 치근단이 관찰되며, 치수의 크기가 확인되어 치수의 크기에 따른 상이한 미백속도를 예측할 수 있다. 과잉치와 같은 다른 이상소견도 발견할 수 있다. 때로는 외상 후에 치수가 완전히 폐쇄되는 calcific metamorphosis도 발견할 수 있는데, 이런 경우에는 근관치료는 어려운 반면 미백은 아주 잘 된다.

투명도

치아의 변색이 절단부에 집중되어 있는 경우도 있다. 치아미백 후 치아는 더 불투명해지는 경향이 있지만, 때로는 더 투명해지는 경우도 있다. 절단부의 투명도에 의해 어둡게 보이던 치아를 미백하는 경우에는 인접치아와 형성되는 대비에 의해 더욱더 어두워 보이는 경우가 있다(그림 1-7). 이 상황은 치아의 설측에 손가락을 위치시킴으로써 간단하게 진단할 수 있다. 절단부의 변색이 하얗게 변할 경우에는 치아의 투명도에 기인한 변색이다. 손가락을 설측에 위치시킨 후에도 치아가 어두워 보이는 경우에는 내적인 요인에 의한 변색으로 미백의 좋은 적응증이 된다. 투명한 절단부를 가진 환자에게는 치아가 미백 후에 더 어두워 보일 수 있는 가능성에 대해 알려야 하며, 치료 후 부가적인 수복치료에 대한 설명을 해야 한다.

이런 경우 설측에 컴퍼짓 수복을 첨가하는 방법 또는 컴퍼짓 도재 라미네이트 비니어와 같은 치료방법이 있다. 따라서 미백 후 발생할 수 있는 모든 가능성에 대한 정확한 상담이 필수적이다.

FIG 1-8

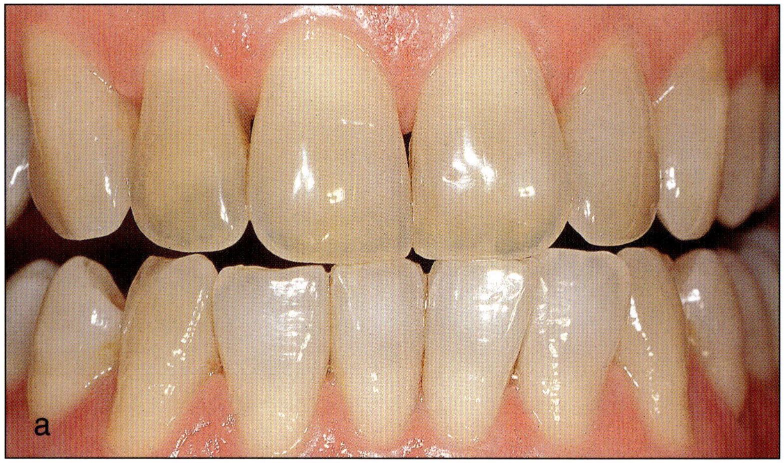

(a) 환자는 미백의 좋은 적응증으로 보인다. 노랗고 갈색 착색은 일반적으로 좋은 결과를 보인다.

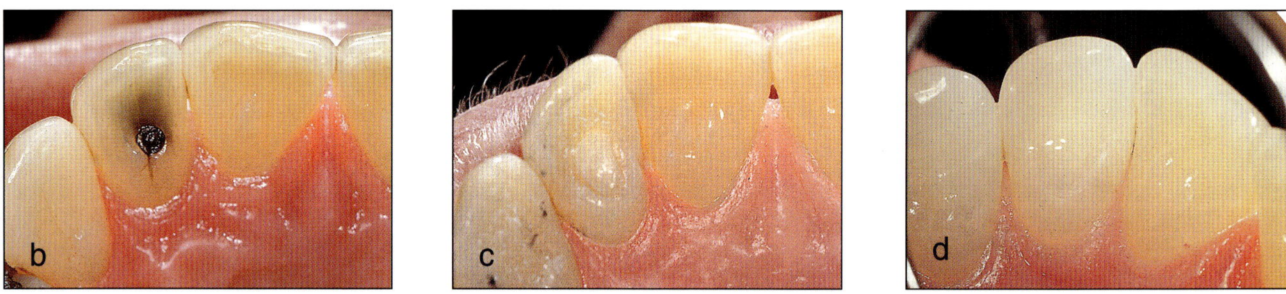

(b) 하지만 설측에 있는 아말감 수복물의 회색 변색은 미백 후 치아가 더 투명해지면서 순측에서 더 두드러지게 나타날 수 있다. *(c)* 아말감 수복물을 제거한 후 더 밝은 색상의 컴퍼짓으로 충전한다. *(d)* 미백 후, 컴퍼짓 색상과 치아의 색상의 자연스럽게 조화된다.

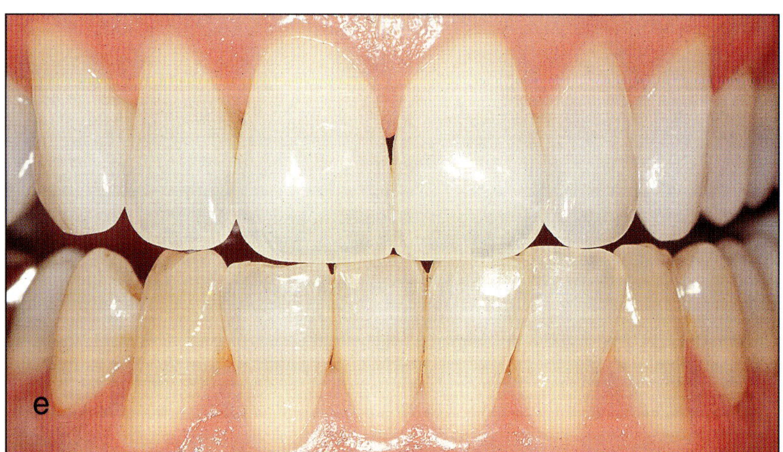

(e) 성공적인 미백결과와 수복치료 결과를 순측에서 확인할 수 있다.

FIG 1-9

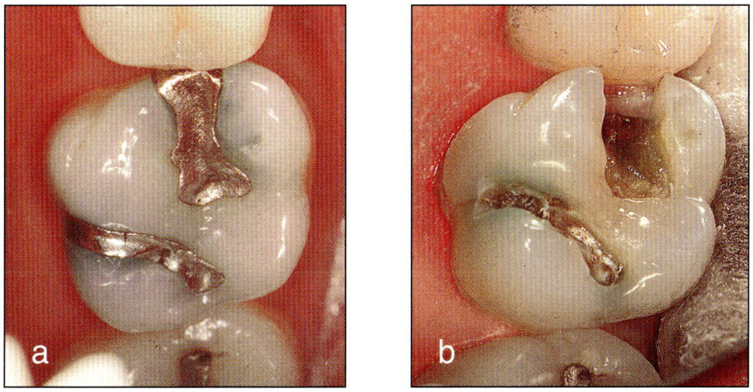

(a) 장기적인 치아미백 후, 아말감 수복물 주위의 치아가 녹색으로 변색되었다. *(b)* 아말감 수복물의 제거 후에도 상아법랑경계 주위에는 녹색이 잔존한다.

구강내 아말감 수복물

전치부의 설측에 위치한 아말감 수복물도 변색 요인이 될 수 있다. 치아가 매우 투명한 경우에는 아말감 수복물이 비쳐보여서 재치료가 요구된다. 일반적으로 미백 후에 컴퍼짓 레진으로 재치료를 하지만, 경우에 따라서는 미백 전에 아말감을 제거하고 보다 밝은 색상의 컴퍼짓으로 수복할 수 있다(그림 1-8). 과거에 사용했던 아말감 중에는 장기간의 미백으로 인해 copper sulfate 유사물질이 형성되어 회색 · 초록색 변색이 발생한 증례도 있다(그림 1-9). 따라서 이와 같은 초록색 변색 형성의 위험성을 초래하는 것보다 재치료를 먼저 시행하는 것이 권장된다. 많은 경우에 아말감에 의한 회색 변색은 제거되지 않는다.

성인에서의 테트라싸이클린 변색

테트라싸이클린은 영구치의 형성과정에서만 치아에 영향을 준다는 일반적인 견해가 있다. 하지만, 성인에서도 테트라싸이클린에 의한 변색이 여러 논문에서 보고되었다. 테트라싸이클린은 이차 상아질에 축적되고 타액 내로 분비되며 외부에서도 흡수된다. 또한, 치아뿐만 아니라 골조직도 변색시킨다. 테트라싸이클린의 일종인 미노싸이클린은 여드름 치료 시 주로 처방되는 항생제이다. 장기간 복용 시에는 치아의 회색 변색을 초래할 수 있다. 따라서 약물에 대한 과거력을 평가할 때 미노싸이클린 복용 여부에 관한 확인은 매우 중요하다. 여드름 치료에 있어서 미노싸이클린의 효과가 다른 약제에 비해 탁월하기 때문에 복용을 중단하기도 어렵다.

FIG 1-10

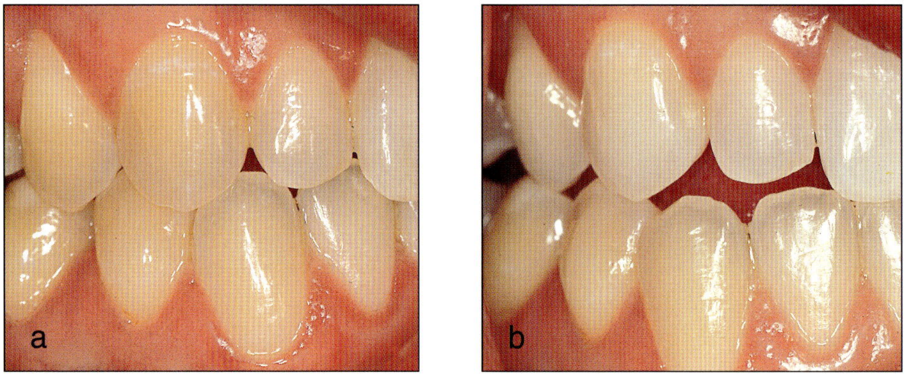

(a) 이 환자의 견치는 인접치아보다 두드러지게 어둡다. *(b)* 미백으로 전체적으로 치아가 밝아지고 견치도 인접치아와 1/2 셰이드 범위 내로 유사해진다.

이런 경우에는 환자에게 주기적 검진과 터치업이 필요할 수 있다고 설명하는 것이 최선책이다. 테트라싸이클린에 관한 자세한 내용은 제4장에서 이어진다.

부가적인 치료의 필요성

임상에서는 미백을 미세연마, 컴퍼짓레진 수복, 비니어 또는 크라운과 같은 심미치료와 병행해야 하는 경우가 흔하다. 그래서 미백검사와 함께 미소분석을 시행하여 가장 이상적인 치료 방법을 제시할 수 있다. 부가적인 치료로 치아배열의 수정을 위한 교정치료와 치아길이의 수정을 위한 잇몸 수술이 포함될 수도 있다.

색상이 어두운 견치

견치가 인접치아보다 유난히 어두운 경우에는 견치만 미백하여 인접치아와 조화가 되게 할 수 있다. 전체적으로 미백하는 경우에는 인접치아가 최대로 미백된 후 견치만 계속적으로 더 미백하는 방법이 있다(그림 1-10).

구강 내의 수복물

구강내 검사 시 기존 수복물의 색상은 미백 후에도 변하지 않는다는 것을 지적해야 한다(그림 1-11). 여기에는 컴퍼짓 수복물 외에도 비니어와 크라운도 포함된다. 구강 내에 현존하는 수복물의 개수와 미백 후 재치료의 비용이 미백을 망설이게 하는 이유 중의 하나이다.

근관치료된 치아에서 재치료를 위해 포스트를 제거 시 파절이 유발될 수 있듯이, 우식전단계 상황에서는 전혀 문제가 없는 수복물을 재치료함에 있어 약간의 위험부담도 따른다. 경우에 따라서 metamerism 효과로 미백 후에도 기존의 컴퍼짓 수복물이 자연스럽게 조화되는 예가 있다(그림 1-12).

수복물의 개수와 크기가 너무 커서 재치료가 불가능할 때도 있다. 따라서 미백을 시작하기 전 모든 수복물을 세심히 살핀 후 환자가 경제적 및 정신적으로 추가비용을 감당할 수 있게 준

FIG 1-11

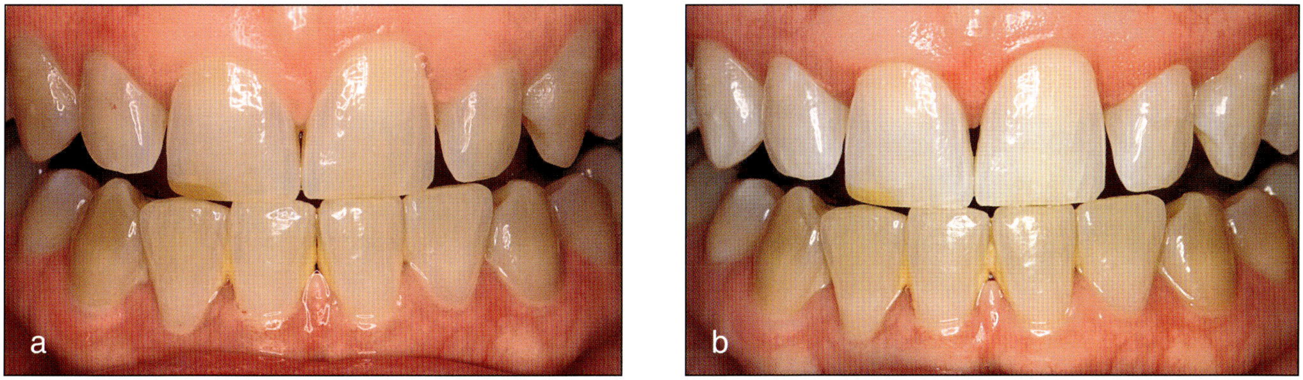

(a) 심미범위 내 있는 모든 수복물들은 미백 전에 확인되어야 한다. 이런 수복물들은 미백으로 색상이 개선되지 않는다는 것을 알린다. *(b)* 치아는 미백으로 밝아졌지만, 컴퍼짓 수복물은 더욱더 대조되어 보인다.

FIG 1-12

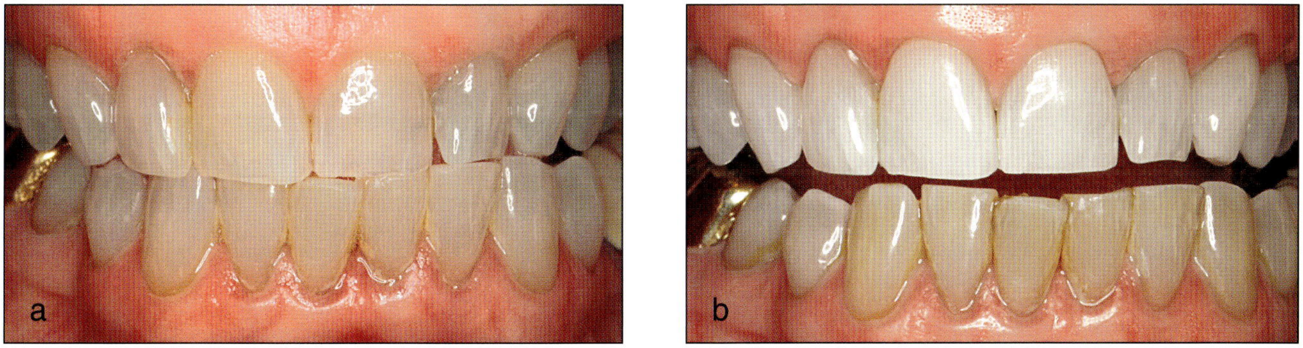

(a) 미백을 하기 전에 상악 우측 측절치의 근심측에 있는 컴퍼짓 레진 수복물은 미백 후 교체해야 할 가능성이 있다고 설명한다. *(b)* 미백 후 색상이 많이 개선되었는데도 과거의 컴퍼짓 레진 수복물은 Metamerism 효과로 잘 조화된다.

비할 수 있도록 설명이 필요하다.

노출된 치근

치근이 노출된 부위는 치관부위 만큼의 미백을 기대할 수 없다(그림 1-13). 환자에게도 이와 같은 한계점을 알려야 한다. 이런 현상은 근관치료된 치아에서 미백제를 치수강 내에 위치시켜도 관찰할 수 있다. 따라서 근관치료된 치아의 변색된 치근이 잇몸을 통해서 비추어 보일 경우 완벽한 결과를 얻기 어렵다.

FIG 1-13

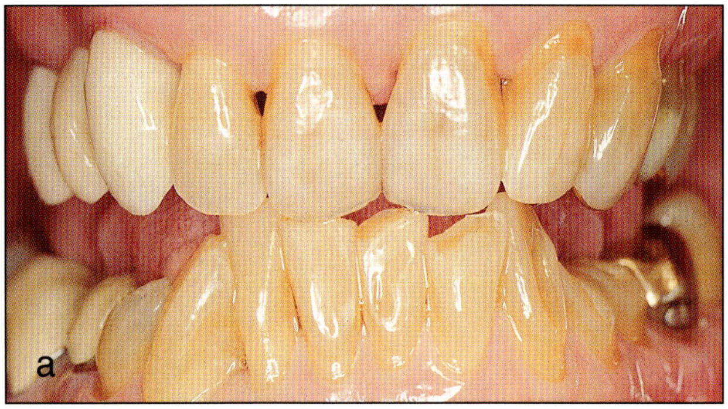

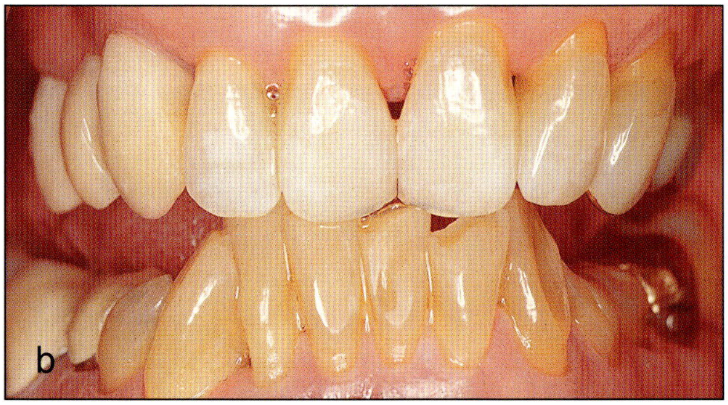

(a) 치관과 치근의 상아질은 미백에 대한 반응이 상이하다. 치은퇴축이 보이는 환자에게는 미백 후 치근의 색상이 크게 변하지 않을 것이라고 설명해야 한다. *(b)* 미백 후 치관은 현저히 밝아졌지만 치근의 색상은 크게 변하지 않는다.

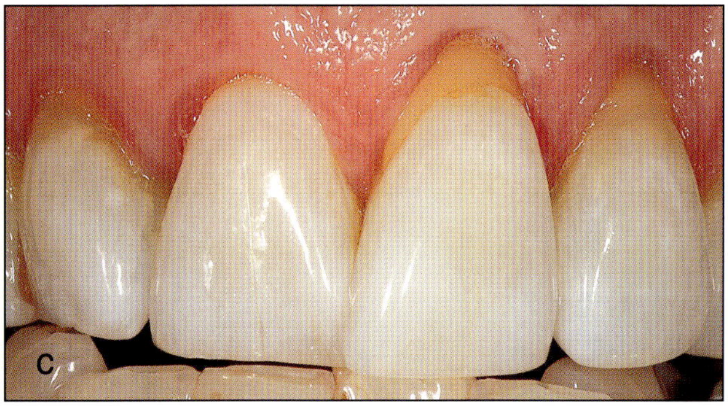

(c) 다른 환자의 상악 미백 후에도 치관 부위는 밝아졌지만 치근부위는 큰 변화가 없다.

마모된 치아

고령의 환자에서 흔히 볼 수 있는 마모된 하악 전치부에서는 절단부에 상아질이 노출된다. 이런 절단부는 미백이 잘 안 된다. 최선책은 미백을 시행 후 절단부를 컴퍼짓 레진으로 수복하는 방법인데, 이 때 교합을 정확하게 체크해서 치아의 기능적 주행 경로를 바꾸지 않도록 주의한다.

현존하는 결손

미백 후에 모든 문제가 해결될 것이라고 오해하는 환자도 있다. 따라서 미백 전에 발견된 결손, 예를 들어 미세파절선, 치아표면의 함몰 또는 거칠기 등은 미백 후에도 계속 남을 것이라고 설명해야한다. 미백으로 가능한 결과와 수복치료로 가능한 결과를 정확하게 구분해서 교육이 필요하다.

FIG 1-14

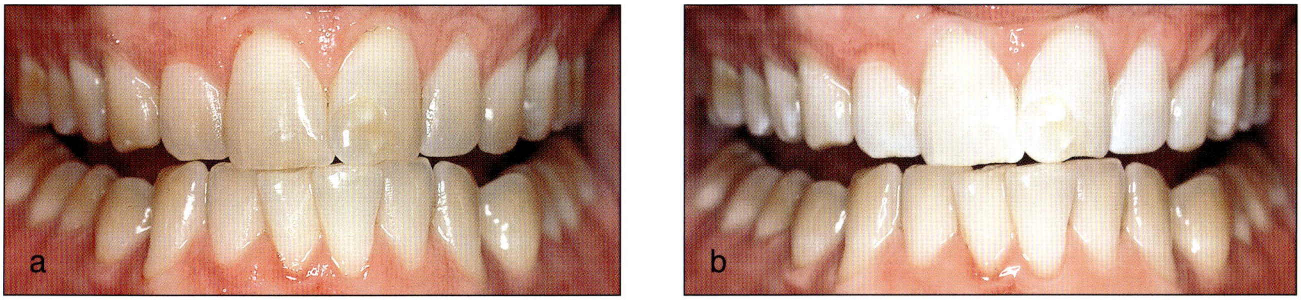

(a) 치아의 색상은 미백으로 개선되지만, 상악 좌측 중절치의 이상은 제거되지 않는다고 설명한다. (b) 미백 후 중절치의 추가적 치료가 요구된다.

FIG 1-15

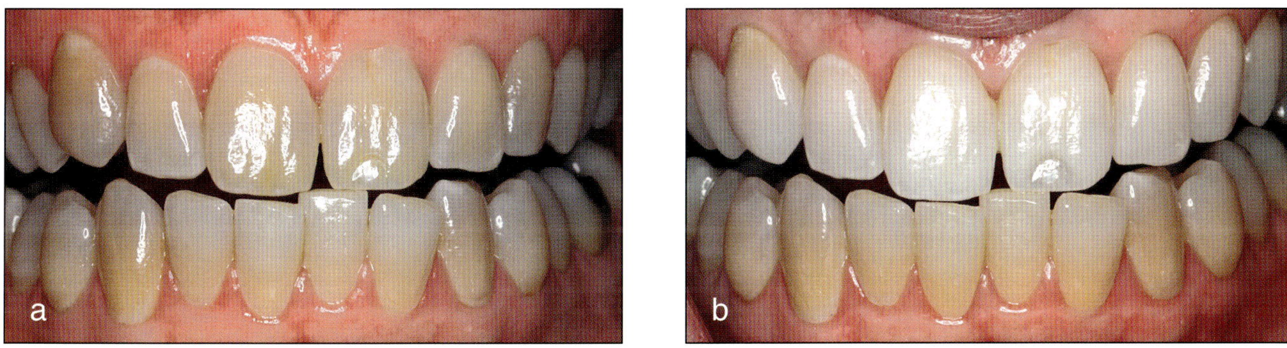

(a) 미백 전 좌측 중절치의 치경부와 절단부에 결손부가 관찰된다. (b) 미백 후 결손부의 부가적인 치료여부는 환자가 결정한다.

치료기간과 수명

검사 후 미백을 하기 좋은 적응증임이 확인된 후에는 예상되는 치료기간에 대한 설명이 있어야 한다. 평균 치료기간은 2주이지만, 짧게는 며칠 내로 치아가 밝아질 때도 있고 길게는 6주 또는 그 이상 소요되는 어려운 경우도 있다. 테트라싸이클린 변색치는 일반적으로 치료기간을 몇 개월까지 연장해야 한다(제4장 참고). 장기적 흡연에 의한 니코틴 변색은 1~3개월까지 야간으로 미백해야 한다.

특정 치료기간에 너무 의존하는 것보다는 변색정도와 치아의 고유 특성에 맞추어 최대의 미백수준에 도달할 때까지 치료를 하도록 한다. 최대의 미백수준에 도달되거나 환자가미백된 색상에 만족한 후에는 색상이 안정될 때까지 2주 기다린다. 컴퍼짓 치료를 미백 후 즉시 할 경우 25%의 결합강도 저하를 얻는다. 색상이 안정된 후에는 주기적인 터치업이 일반적으로 필요 없다. 한 연구에서는 미백후의 색상이 최소 1~3년, 길게는

FIG 1-16

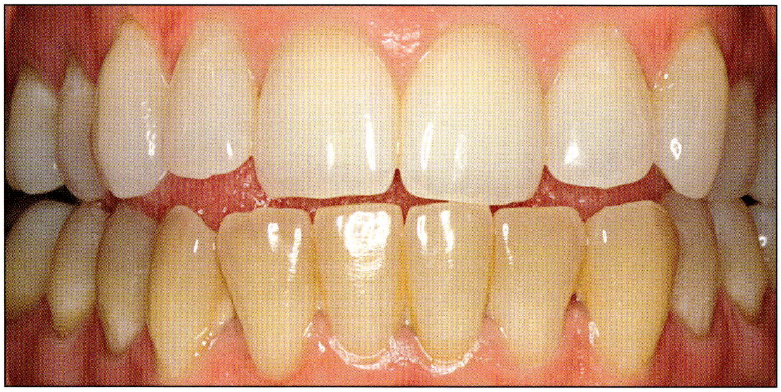

상악과 하악을 따로 치료함으로써 환자가 미백의 진행을 더 잘 관찰할 수 있다.

10년간 터치업 없이 유지되었다.[21]

환자가 색상이 어두워졌다고 느낄 때 재내원하는 방법이 가장 적절하다. 재내원 시에는 터치업이 필요한지 또는 다른 치과치료도 요구되는지 평가할 수 있다. 결혼식과 같은 특정 행사를 앞두고 터치업을 희망하는 환자도 있다.

단일악의 미백치료

미백치료 시 한 악을 먼저 미백하는 접근방법이 추천된다. 치료가 진행되면서 상악과 하악의 색상대비를 환자가 직접 관찰함으로써 자가미백 시 가장 중요한 요소인 협조도가 많이 증가한다(그림 1-16). 색상대비가 나타났는데도 불구하고, 그 차이를 인식하지 못하는 환자도 있는데, 이런 경우 친구 또는 가족에게 색상변화를 평가 받을 수도 있다. 상악과 하악을 동시에 하는 경우보다 한악을 먼저 치료함으로써 치료비용도 줄일 수 있다. 색상변화가 현저히 나타나면 하악 치료를 시작할 수 있고, 예상보다 결과가 좋지 않은 경우에는 그 시점에서 치료를 마무리할 수 있다.

저자의 많은 논문에서도 상악을 성공적으로 미백 받은 환자들이 하악 치료를 무료로 치료받을 수 있는데도 불구하고 하악 치료를 받지 않겠다고 한 경우가 많았다. 웃을 때 하악 치아는 안 보인다는 것이 대표적인 이유였다.

이처럼 단일악의 치료만으로도 환자는 충분히 만족할 수 있기 때문에 개인 치과의원에서도 단일악의 치료를 위한 개별적 비용을 책정하는 것이 환자와 치과측 모두에게 유익할 수 있다. 단일악 미백의 또 다른 장점은 환자가 상악 미백치료를 훨씬 더 쉽게 적응할 수 있다는 점이다.

상악의 미백장치는 착용이 더 간편하고 하악과는 달리 혀에 의한 방해를 받지 않기 때문이다. 하악 치아의 미백은 속도도 상악에 비해 느린데, 타액이 쉽게 장치 내로 스며들 수 있고, 또 미백제도 장치로부터 유출될 수 있기 때문이다. 과민반응도 치아의 크기가 더 작아서 상악에 비해 더 많이 나타난다. 상악 치료 결과가 만족스러웠을 경우에는 하악을 위한 동기유발도 충분히 생기고, 과민반응, 미백제의 맛 등에 이미 익숙해져 있기

FIG 1-17

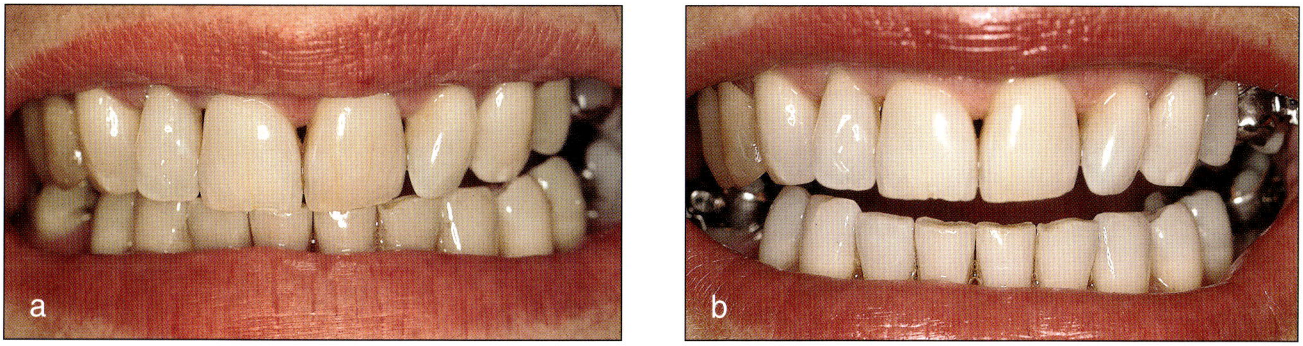

(a) 환자의 치아는 고령에 의해 변색되었다. *(b)* 미백 후 환자의 모습이 많이 젊어졌다.

때문에 치료를 끝까지 마무리할 가능성이 더 높다. 과민반응에 대해서는 이 장의 후반부에 더 자세하게 언급되어 있다.

마지막으로, 장치를 상 · 하악 동시에 착용하는 것보다 한 개만 착용했을 때 턱관절에 대한 부담도 줄어든다. 장기간의 미백치료를 받는 환자에서는 특히 장치를 착용했을 때의 편안함이 중요하다.

특수 고려대상층

미백을 가장 선호하는 층은 젊은 성인이지만, 연령대의 분표는 10~90세까지 다양하다. 심미분석 연구에서 대상자에게 얼굴, 키, 몸무게 중 한 가지를 바꿀 선택권을 주면 일반적으로 얼굴을 고치고 싶다는 비율이 가장 높았다. 눈, 코, 미소를 바꿀 선택권을 주면 대부분 미소를 고치겠다고 하였다.[22] 따라서 연령층에 관계없이 미백은 많은 경우에 희망사항에 포함될 것이다. 하지만, 미백 시 특별한 주의사항이 요구되는 특수 고려대상층이 있다.

고령의 환자

오늘날 고령의 환자들은 건강하고, 활동적이며 수명이 길며 대부분 자연치아를 보유하고 있다. 하지만 색상이 어두워진 치아는 건강한 외모와 잘 조화되지 않는 경우가 많다. 45세 이상의 환자는 미백 후 10년 더 젊어 보이는 경향이 있다(그림 1-17). 이런 경우에는 미백효과도 매우 우수하다. 대부분 음료에 의한 착색, 고려에 따른 이차상아질의 형성과 흡연에 의한 니코틴 축적에 의한 변색이기 때문이다(그림 1-18). 하지만, 고령의 환자들은 치은퇴축과 연관된 노출된 치근과 마모된 하악 절단부를 보이는데, 이런 부위는 미백에 잘 반응하지 않는다. 부가적으로 광범위한 수복치료를 받은 환자도 있는데, 단지 심미적 이유로 이상이 없는 수복물을 교체한다는 것은 타당하지 않다.

FIG 1-18

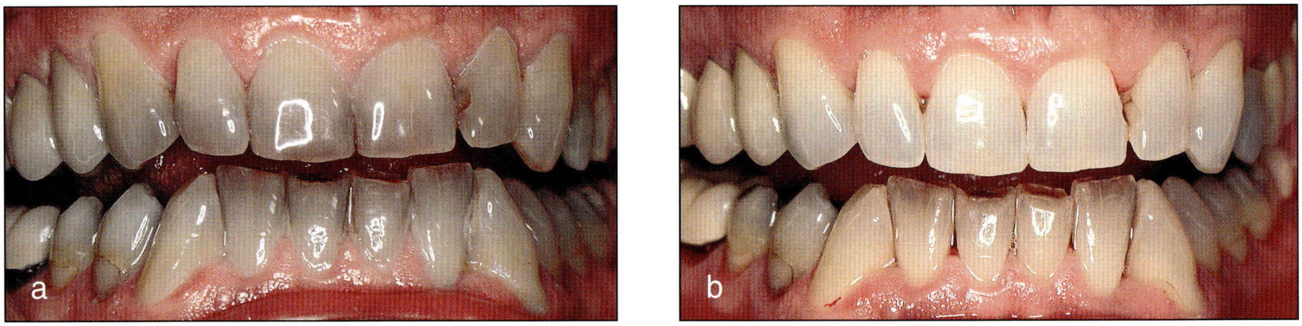

(a) 20년 넘게 파이프 담배를 애용한 환자이다. 니코틴 착색은 외적인 요소로 시작하지만, 시간이 지나면서 내적인 요소로도 작용한다. 따라서 니코틴 착색의 미백은 일반적으로 1~3개월의 치료가 요구된다. *(b)* 3개월간 매일 밤 10% 과산화요소를 이용한 자가미백으로 치료가 잘 마무리되었다.

치아우식조절을 위한 과산화요소의 사용

미국인구의 연령대가 증가함에 따라 젊었을 때 양질의 치과치료를 받고, 치료받은 수복물과 자연치아의 유지에 상대적으로 관심이 높아졌다(그림 1-19). 계속적으로 재발되는 치근우식과 수복물의 변연에 계속적으로 발생하는 치아우식의 치료와 조절 때문에 많은 좌절을 겪는 임상가들이 늘어나고 있다. 이와 같은 현상은 타액의 감소, 약물의 부작용과 연령에 따른 전체적인 건강의 저하에 기인하는 것으로 본다. 또한, 칫솔질과 구강을 관리할 수 있는 능력이 많이 저하되어 주기적인 검진 사이에도 치아우식의 발생이 초래된다.

타액의 감소로 인해 증가된 당함유 민트구취제거제의 사용도 이와 같은 현상을 악화시켰다. 이 문제의 해결을 위해서는 물리화학적 접근법이 요구된다.

불소와 클로헥시딘이 주로 사용되어 왔는데, 전자는 효과가 그렇게 좋지 않았고, 후자는 치아의 착색을 초래한다. 10% 과산화요소의 사용은 문제해결을 위해 여러 가지 방법으로 응용될 수 있다.

클로헥시딘이 일으키는 착색의 제거용으로 사용될 수 있고 (그림 1-20), 미백할 때와 같은 방법으로 사용하면 치아우식 예방효과를 기대할 수 있다.

이미 언급했듯이, 미백제 내의 요소성분으로 인해 타액의 pH가 5분 내로 8까지 상승되며, 장치가 착용된 동안에는 계속적으로 이 수치를 유지한다.[23,24]

pH 수치가 계속적으로 상승된 상태로 유지됨으로써 치아우식의 예방에 크게 기여한다. 일반적으로 치근의 우식은 pH 6.0~6.8 사이에 발생한다.[25,26]

한 연구에서는 10% 과산화요소가 치아우식과 관련된 세균 중 한 종류에 살균작용을 나타낸다고 보고되었다. 미백연구에서 평가된 치은 index에서도 미백 후 치은 수치의 개선이 보고되었다.[27] 단 하나의 부작용으로는 문제 해결 후 치아도 밝아진다는 점이다.

FIG 1-19

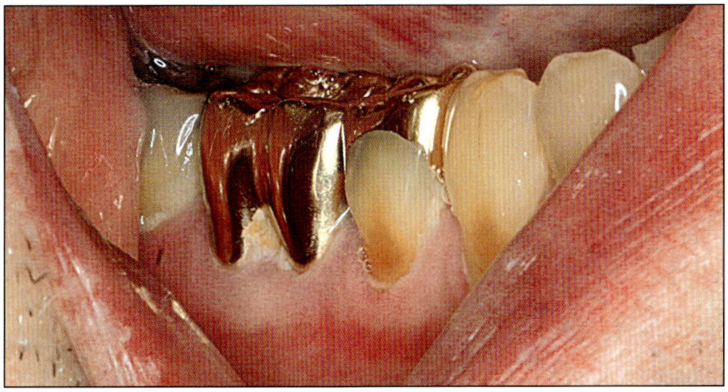

나이가 증가함에 따라 타액량이 감소하면서 과거에 시행 받은 수복물을 관리하기 어려워진다.

FIG 1-20

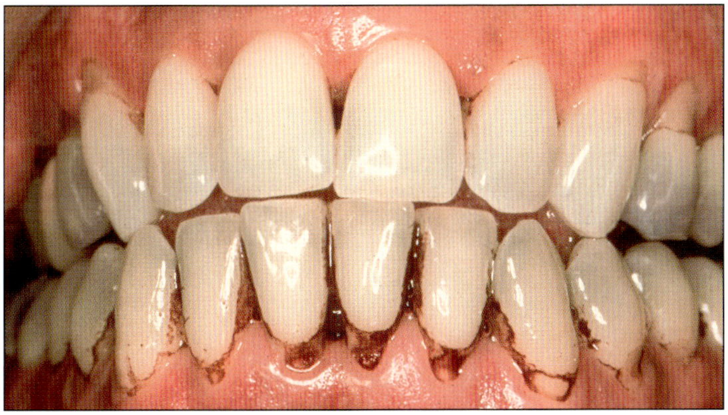

클로헥시딘에 의한 착색은 미백으로 잘 제거된다. 환자는 3개월간 클로헥시딘 치료를 받는 중, 상악은 격일로 미백을 시행했다. 하악에 비해 상악에는 착색이 거의 발생하지 않았다.

소아

유치는 일반적으로 매우 하얗기 때문에 미백할 필요성이 거의 없다. 단, 변색의 요인(예, 치근단 농양, 치아우식) 들이 모두 배제된 상태에서(그림 1-21), 외상에 의한 변색은 유치에서도 미백의 적응증이 된다.

유치의 짧은 수명을 고려하더라도 수복치료보다는 미백이 더 간단하고 심미적이고 경제적일 것이다. 혼합치열기에 있는 모든 소아가 치아의 외형에 신경 쓰는 것은 아니다. 하지만, 내

FIG 1-21

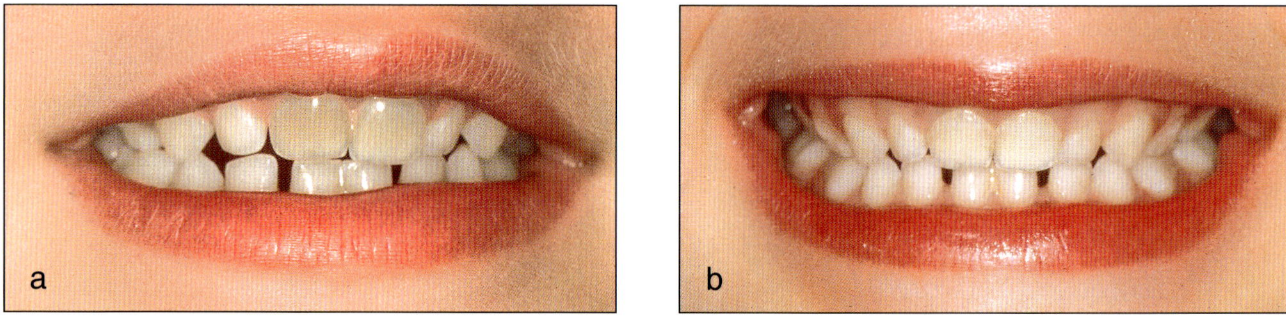

(a) 외상으로 인해 상악의 유전치가 변색되었다. *(b)* 총 47시간의 자가미백으로 인접치아와의 색상조화가 이루어졌다.

FIG 1-22

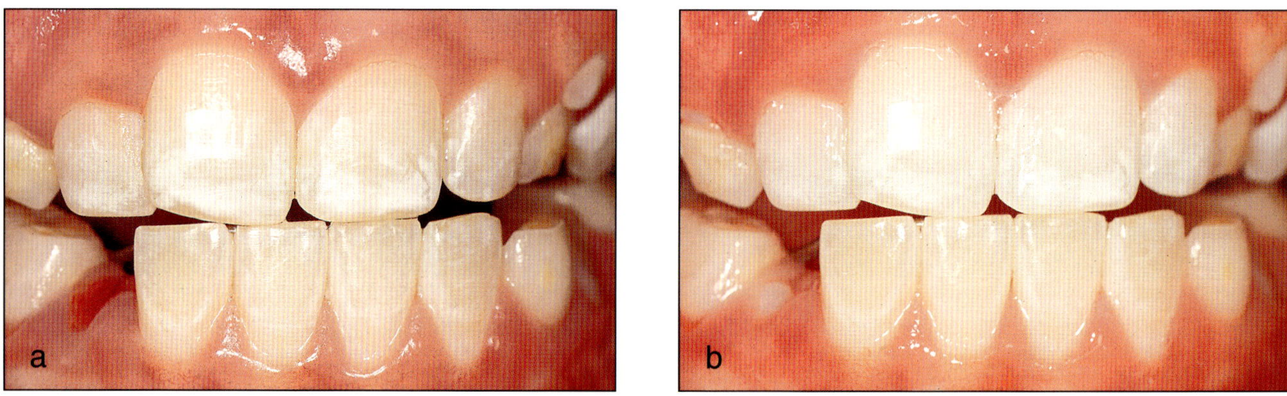

(a) 혼합치열기에 있는 10세 어린이가 중절치의 하얀 반점이 걱정되어 내원하였다. *(b)* 미백 후 하얀 반점이 제거되지 않았지만 치아가 밝아짐으로써 덜 두드러져 보인다.

성적인 아이는 치아변색으로 인해 친구들과 어울리기가 힘들 수 있고, 자신감을 잃을 수도 있다. 아이가 사회적으로 어려움을 느낄 때에는 미백을 시행하는 것이 매우 중요하다. 자가미백은 혼합치열기에서도 안전하게 사용할 수 있으며, 단기간의 치료이기 때문에 장치의 착용으로 인한 맹출장애는 없다. 하지만, 맹출하고 있는 치아의 치은부위에 장치가 압박을 주지 않도록 주의한다.

소아에서도 여러 형태의 변색이 발생할 수 있다. 예를 들어, 태어날 때부터 치아가 누런 경우가 있는데, 미백으로 아주 간단하게 수일 또는 수주 내로 치료가 가능하다. 하얀 또는 갈색 변색은 과량의 불소섭취로 소아에서 흔히 볼 수 있다(그림 1-22). 이런 갈색변색은 주로 중절치가 맹출할 때(소아가 10세경이 되었을 때) 자주 나타난다.

교정치료를 받는 어린 환자에서는 구강위생의 관리가 가장 어렵다. 2~3년 후 브라켓을 제거한 후 하얀 반점이나 치아우식이 다발적으로 나타나면 환자와 보호자 모두가 큰 충격을 받는다. 교정치료 중 과산화요소 가글을 사용하면 구강위생이 호전되며, 장치를 이용해서 과산화요소를 적용하면 효과가 더욱 증진된다고 보고되었다. 브라켓 상방으로 착용할 수 있는 세 가지 종류의 장치가 있다: 일반적 미백장치, 끓여서 형성하는 장치(얇고 투명한 제재로 구강 내에서 직접 제작가능하다) 또는 일회용 장치이다.

워터픽에 3% 과산화수소와 물을 1:1 비율로 혼합해서 물을 분사하는 방법과 브라켓 주위에 10% 과산화요소를 직접 적용시키는 방법도 있다.

초기에는 브라켓 하방은 미백이 되지 않을 것이라고 생각되었지만, 근거가 없는 것으로 밝혀졌다. 또, 교정 중에 미백을 함으로써 브라켓이 쉽게 탈락될 것이라고 우려되었지만, 결합강도는 과산화요소의 작용에도 불구하고 변함이 없거나 오히려 더 증가했다.[28,29]

임상 증례가 아직 부족하기는 하지만, 치태와의 전쟁에서 과산화요소를 이용한 물리화학적 접근법은 분명 잃는 것보다 얻는 것이 더 많다.

미백은 교정 후에도 많이 시행되고 있으며, 교정유지장치를 이용해서 많이 진행되고 있다.

임신 중의 환자

일반적으로 임신 또는 수유 중의 환자에서는 미백을 하지 않는 것이 좋다.

과학적으로, 산모 또는 아기에게 미치는 영향이 입증되지는 않았지만, 심리적인 이유로 미백을 연기하게 한다. 산모가 분만과정에서 어려움을 겪게 되거나 아기가 결함을 가지고 태어난 경우 이와 같은 문제점을 미백과 연관시키지 않는 것이 중요하다.

미백시작 후 임신 사실이 확인되면 미백을 중단하도록 권유하는 편이 더 지혜롭다. 일반적으로 임신초기에는 선택적 치료는 피하는 것이 추천된다. 또 임신초기에는 급성 치은염과 구토 등의 발생으로 인해 미백장치의 착용으로 이와 같은 증상이 더 악화될 수 있다. 분만 후에도 미백장치는 그대로 사용할 수 있다. 또한, 예비엄마들은 미백보다 훨씬 더 중요한 고려사항들이 많기 때문에 수유가 완료된 후 치료를 다시 개시하도록 한다.

과민반응이 있는 환자

치아미백과 관련된 가장 큰 부작용은 과민반응으로서 기계적 요소보다 화학적 요소에 더 많이 기인하다. 치은의 자극은 반대로 화학적 요소보다 기계적 요소가 더 크게 작용한다. 치은의 자극은 미백장치의 재질과 모양을 수정함으로써 쉽게 조절할 수 있다. 하지만, 과민반응의 조절은 치료 전 또는 치료 중에 더 심도 있는 접근방법이 요구된다. 과민반응과 치은 자극의 발생여부를 치료 전 예견하는 방법은 없다.

과민반응은 일반적으로 이미 잠재되어 있는 과민반응을 보이는 환자에서 많이 나타나며, 초진검사 또는 과거력 검사 시에 발견할 수 있다.

미백제의 적용횟수와 농도와도 연관되어 있으며, 하루에 1회 이상 사용하거나 농도가 높을수록 과민반응의 가능성도 높아진다.

치수의 크기, 노출된 상아질, 미세파절선, 치은퇴축, 치아우식, 성과 연령과 같은 요소들은 과민반응의 예견요소로 작용하지 않는다.

과민반응은 일반적인 경우에도 발생할 수 있으므로 잠재되어 있는 과민반응을 보이는 환자들은 미백 중 일시적이지만 증가된 과민반응의 발생 가능성에 대해 충분한 설명을 받아야 한다.

연구결과에 의하면 미백제는 법랑질과 상아질을 통과하여 치수에 도달하며, 가역적 치수염 상태를 일으킨다. 이와 같은 단기간의 치수반응은 환자마다 또 치아마다 상이하게 나타난다. 퍼옥사이드가 치아를 통해서 치수까지 도달해서 과민반응은 초래하지만 미백치료가 종료된 후에는 과민반응은 없어지고 치수도 건강한 상태로 회복된다. 과민반응을 부정확하게 채득된 인상으로 형성된 부적합한 장치에 의한 기계적 자극에 의해서도 발생할 수 있다. 연구에 의하면, 미백제를 넣지 않은 장치의 착용만으로도 몇몇 환자에서 과민반응이 나타났다.[30] 과민반응에 기여하는 다른 요인으로는 장치의 재질, 미백제의 구성요소와 베이스의 종류, 향성분과 이악물기 또는 이갈이와 같은 환자의 습관이 포함된다.

자가미백 중 소량의 과민반응은 3명 중 2명꼴로 경험하게 되지만, 최근의 연구에 의하면 미백제와 미백장치의 재질 개선으로, 과민반응의 발생빈도가 많이 줄어들었다.[31-33] 과민반응은 수동적 또는 능동적 방법으로 치료할 수 있다. 수동적 방법에서는 치료기간과 횟수를 줄여서 치아가 다시 회복될 수 있도록 하루 정도는 쉬면서 미백을 계속 진행한다.

능동적 방법에서는 미백장치 내에 약제를 사용한다. 과거부터 과민반응의 해소를 위해 불소가 사용되었다. 불소는 상아세관봉쇄제로 작용하여 장치에 불소를 적용함으로써 과민반응의 해소 및 예방에 도움이 된다. 좀 더 적극적인 치료로 3~5% potassium nitrate를 미백 전 또는 후에 10~30분간 미백장치에 적용할 수 있다.[34,35]

질산칼륨은 치아를 통해서 치수까지 도달되어 신경전달을 억제함으로써 많은 환자에게 과민반응을 현저히 감소시킨다. 최근에 시판되는 미백제와 과민반응용 치약에는 질산칼륨이 포함되어 있다.

미백을 하기 전 질산칼륨이 포함되어 있는 치약으로 2주간 양치를 하고, 미백이 진행되는 동안에도 계속적으로 질산칼륨 치약을 사용하면 미백으로 인한 과민반응의 감소가 보고되었다.[36] 질산칼륨 치약은 저렴하고 쉽게 구입 가능하기 때문에 환자가 시기를 적절하게 조절하여 과민반응을 예방하고 치료할 수 있는 가장 간단한 방법이다.

과민반응의 발생이 우려되는 환자에서는 다음과 같은 방법을 사용한다.

1. 치태 및 치석 조절 후 2주를 기다리고 미백을 시작한다.
2. 부드러운 재질로 미백장치를 제작하고(예, Soft Tray, Ultradent) 장치의 형태도 잘 선택한다. 레저보아가 있는 물결모양형의 장치가 과민반응 발생의 예방에는 가장 우수하고, 레저보아가 없는 직선모양형의 장치는 착용감이 가장 좋다.
3. 미백시작 2주 전부터 환자에게 부드러운 칫솔과 질산칼륨포함 치약을 사용하도록 하며, 미백 중에도 계속 같은 방법으로 칫솔질을 하게 한다.
4. 하루 또는 이틀 동안 밤에 미백장치만 착용하도록 하여 미백장치의 적합성, 착용감과 환자의 습관 등을 평가한다.
5. 질산칼륨포함 치약을 미백장치에 넣은 후 하루 또는 이틀 동안 밤에 착용하여 어느 정도의 압박감을 경험하게 하며, 신경의 반응 또한 감소하게 한다. 치약의 구성성분으로 잇몸의 자극이 발생하면 전문적으로 시판되는 질산칼륨/불소 과민반응억제 제품을 사용하도록 한다.

6. 질산칼륨/불소를 포함하는 저 농도(예, 10% 과산화요소)의 미백제를 낮에 몇 시간 또는 밤에 사용하여 치료를 시작한다.
7. 질산칼륨이 포함된 과민반응억제 제품을 장치에 적용하여 10~30분간 착용한다.
8. 미백제와 과민반응억제 제품을 번갈아 사용하거나, 과민반응이 지속될 경우 격일로 미백을 한다(예, 2~3일간 미백하고, 하루 또는 이틀 쉰다).
9. 탄산음료, 과일쥬스, 백포도주와 요구르트와 같은 산성음료를 피하도록 한다.

환자에게 미백에 대해 상담하는 방법

심미치과에서 가장 어색한 상황 중 하나는 환자에게 특정한 치료를 하면 더 예뻐 보일 것이라고 말하는 것이다. 이런 상황은 특별히 미백에서 많이 나타난다. 치과의사는 미백이 비교적 저렴하고 간단한 치료이기 때문에 누구나 하얀 치아를 희망한다고 착각하는 경우도 있다. 환자에게 미백으로 하얀 치아를 얻도록 권유하는 것은 현재는 치아가 어두워서 보기가 안 좋다고 오해를 일으킬 수도 있다. 가능하면 미백에 대해 특별히 관심이 없는 환자에게도 미백으로 인한 장점들을 잘 소개하고, 치과에서 여러 치료방법을 제공한다는 사실을 잘 전달하도록 한다. 치과 병력 질문지에 치아 색상에 대한 관심과 과거에 미백을 시도한 경험이 있는지에 관한 질문을 포함시키는 것이 좋은 접근방법이다. 이와 같은 간접적인 접근방법으로 환자에게 큰 부담을 주지 않는 상태에서, 치아색상에 대해 한번 더 생각하게 할 수 있다. 검진 시 환자에게 현재의 미소와 치아에 만족하는지 직접 묻는 방법도 있다. 이와 같은 질문은 치아색상을 직접적으로 언급하지 않지만, 환자에게 자신의 의견을 표시할 수 있도록 좋은 기회를 제공한다. 질문지를 작성할 필요가 없는 구환도 많기 때문에 치과에 여러 포스터 또는 안내 팜플렛을 배치하여 환자의 관심을 높이고 미백에 대한 문의를 유도하는 방법도 있다. 미국치과의사협회(ADA)와 많은 제조회사들이 팜플렛을 제공하고 있으며, 진료실에 배치용으로 또는 우편 발송용으로 사용할 수 있다. 치과에서 가능한 모든 치료방법에 대해 환자에게 정확한 정보를 제공하는 것은 매우 중요하다. 환자의 대부분은 심미적인 이유로 스케일링을 주기적으로 받는다. 이들은 치약, 칫솔질 방법과 기타 심미치료에 대해 자주 문의하기 때문에 미백에 대한 정보를 공유하는 좋은 기회가 된다. 미백으로 치아가 하얗게 되면 훨씬 더 잘 생길 수 있는지에 대한 문의도 나올 수 있다. 이 질문에 답변하기 위한 좋은 지침은 치아의 색상과 눈의 흰자위의 색상이다. 이상적으로는 치아의 색상과 흰자위의 색상이 일치해야 한다. 치아의 색상이 눈의 흰자위에 비해 너무 밝은 경우에는 오히려 부자연스러울 수도 있다. 하지만, 치아의 색상이 더 어두울 경우에는 미백으로 환자의 외모가 개선될 수 있다(그림 1-23). 눈의 흰자위는 환자마다 다르기 때문에 일반적 셰이드 탭보다 훨씬 더 신뢰성이 있는 기준점이다. 또한, 환자가 직접 거울을 보면서 치아색상이 눈의 흰자위 색상에 근접되어가는 과정을 확인할 수 있기 때문에 매우 실질적이고 치아가 너무 과도하게 밝아지는 것을 예방할 수도 있다.

시기적으로는 심미수복치료가 요구되는 환자에게 미백에 대해 언급하는 것이 가장 적합하다. 수복재료의 색상을 선택하기 전에 여러 미백방법에 대해 알리는 것이 중요하다(그림 1-24). 환자가 미백을 희망하지 않을 경우에는 챠트에 내용을 기록하고 서명을 받도록 한다. 때로는 수복치료 후 자연치아와의

FIG 1-23

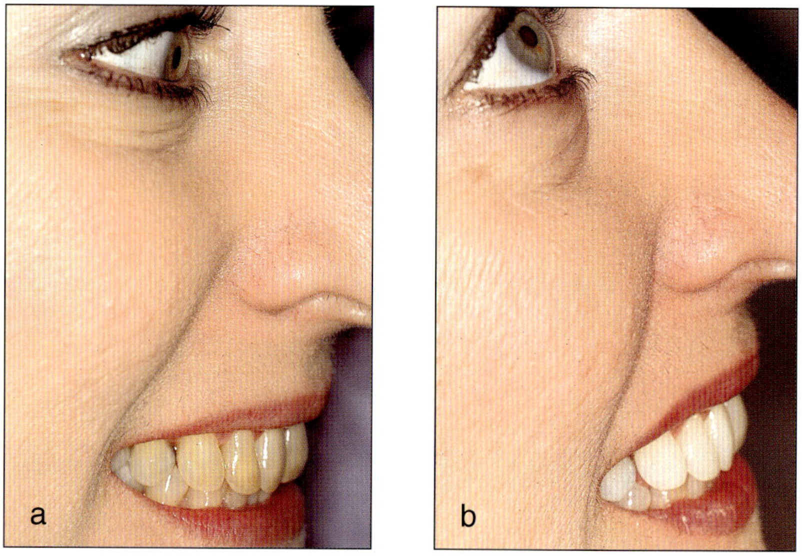

(a) 치료 전, 환자의 치아 색상은 눈의 흰자위보다 매우 어두웠다. *(b)* 치료 후, 치아색상과 눈의 흰자위 색상이 비슷해지면서 훨씬 더 자연스러워 보인다.

FIG 1-24

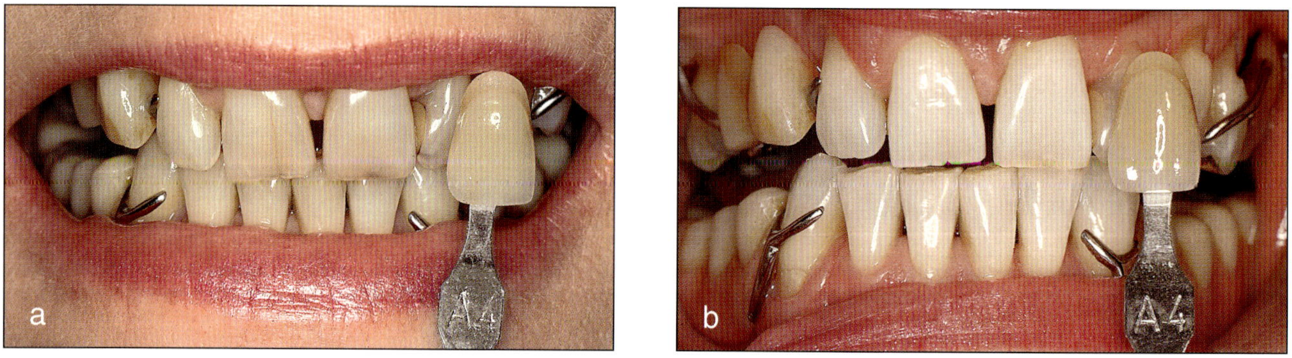

(a) 부분틀니를 다시 치료하기 전에 치아색상을 먼저 밝게 하길 희망하여 내원한 환자. *(b)* 미백 후 치아색상은 현저히 개선되었고, 이어지는 부분틀니의 색상도 더 심미적으로 치료 가능하다.

색상조화를 위해 미백을 하는 경우도 있다(제6장 참조). 이미 언급했듯이 미백치료를 상담할 때에는 미백으로 얻을 수 있는 장점을 설명하고 미백의 한계 또한 정확하게 전달해야 하며, 현재 구강 내에 있는 수복물은 미백 후 교체해야 한다고 언급해야 한다. 많은 경우에 미백을 함으로써 모든 심미문제가 해결되는 것으로 오해할 수 있다. 심지어 잇몸의 위치, 불량한 수복물 등도 미백으로 개선된다고 생각한다. 따라서 심미영역에 있는 치아의 문제점과 기존의 수복물을 표시하여 환자에게 기록으로 보여주는 것이 큰 도움이 된다(부록 B 참조). 성공적 미백치료를 위해서는 환자의 현실적인 기대가 필수적이다.

요약

치아미백은 정확한 검사와 진단을 한 후 변색의 원인에 맞추어 가장 적절한 미백제를 사용하여 합리적인 치료비용으로 전문가의 조절 하에 시행하는 것이 가장 적합하다. 10% 과산화요소를 미백장치와 함께 사용하는 방법이 가장 안전하고 저렴한 방법이다. 하지만, 환자의 생활방식, 선호도, 경제적 능력과 다른 한계점들을 고려하여 미백방법이 최종적으로 결정된다. 미백방법에 따른 비용과 위험부담과 장점을 설명하고 치료동의서를 작성한 후 치료를 시작하도록 한다.

참고문헌

1. Haywood VB, Leonard RH, Nelson CF, Brunson WD. Effectiveness, side effects and long-term status of nightguard vital bleaching. J Am Dent Assoc 1994;125:1219–1226.
2. Leonard RH Jr. Long-term treatment results with nightguard vital bleaching. Compend Contin Educ Dent 2003;24:364–374.
3. Leonard RH Jr. Nightguard vital bleaching: Dark stains and long-term results. Compend Contin Educ Dent Suppl 2000;(28): S18–S27.
4. Ritter AV, Leonard RH, St Georges AJ, Caplan DJ, Haywood VB. Safety and stability of nightguard vital bleaching: 9 to 12 years post-treatment. J Esthet Restor Dent 2002;14:275–285.
5. Li Y. The safety of peroxide-containing at-home tooth whiteners. Compend Contin Educ Dent 2003;24:384–389.
6. Haywood VB. History, safety, and effectiveness of current bleaching techniques and applications of the nightguard vital bleaching technique. Quintessence Int 1992;23:471–488.
7. Food and Drug Administration, Department of Health and Human Services. Oral health care drug products for over-the-counter human use: Tentative final monograph; notice of proposed rulemaking. Fed Regist 1988;53:2436–2461.
8. World Health Organization, International Agency for Research on Cancer. Allyl Compounds, Aldehydes, Epoxides and Peroxides, volume 36, IARC Monographs on the Evaluation of Carcinogenic Risks to Humans. Lyon, France: IARC, 1985:285–314.
9. Siew C, American Dental Association. ADA guidelines for the acceptance of tooth-whitening products. Compend Contin Educ Dent Suppl 2000;Jun:S44–S47.
10. Schantz SP. Head and neck cancer incidence trends in young Americans, 1973–1997, with a special analysis for tongue cancer. Arch Otolaryngol Head Neck Surg 2002;128:268–274.
11. Marshall MV, Kuhn JO, Torrey CF, Fischman SL, Cancro LP. Hamster cheek pouch bioassay of dentifrices containing hydrogen peroxide and baking soda. J Am Coll Toxicol 1996;15(1):45–61.
12. European Commission, Scientific Committee on Consumer Products. Opinion on hydrogen peroxide in tooth whitening products [SCCP/0844/04]. Available at: http://ec.europa.eu. Accessed 15 Nov 2006.
13. Leonard RH Jr, Eagle JC, Garland GE, Matthews KP, Rudd AL, Phillips C. Nightguard vital bleaching and its effect on enamel surface morphology. J Esthet Restor Dent 2001;13:132–139.
14. Attin T, Muller T, Patyk A, Lennon AM. Influence of different bleaching systems on fracture toughness and hardness of enamel. Oper Dent 2004;29(2):188–195.
15. Lewinstein I, Fuhrer N, Churaru N, Cardash H. Effect of different peroxide bleaching regimens and subsequent fluorideation on the hardness of human enamel and dentin. J Prosthet Dent 2004;92:337–342.
16. Araujo EM, Baratoero M, Vieira LCC, Ritter AV. In situ effect of 10% carbamide peroxide on microhardness of human enamel:

Function of time. J Esthet Restor Dent 2003;15(3):166–174.
17. Spalding M, Taverira LADA, Assis GFDA. Scanning electron microscopy study of dental enamel surface exposed to 35% hydrogen peroxide: Alone, with saliva, and with 10% carbamide peroxide. J Esthet Restor Dent 2003;15:154–164.
18. Watanabe MM, Rodrigues JA, Marchi GM, Ambrosano GMB. In vitro cariostatic effect of whitening toothpastes in human dental enamel—Microhardness evaluation. Quintessence Int 2005;36:467–473.
19. McCracken MS, Haywood VB. Demineralization effects of 10 percent carbamide peroxide. J Dent 1996;24:395–398.
20. McCracken MS, Haywood VB, Deaton TG. Demineralization effects of 10% carbamide peroxide and cola on enamel [abstract 896]. J Dent Res 1993;72(special issue):215.
21. Leonard RH Jr, Bentley C, Eagle JC, Garland GE, Knight MC, Phillips C. Nightguard vital bleaching: A long-term study on efficacy, shade retention, side effects, and patients' perceptions. J Esthet Restor Dent 2001;13:357–369.
22. Patzer GL. The Power and Paradox of Physical Attractiveness. Boca Raton, FL: BrownWalker, 2006.
23. Leonard RH Jr, Austin SM, Haywood VB, Bentley CD. Change in pH of plaque and 10% carbamide peroxide during nightguard vital bleaching. Quintessence Int 1994;25:819–823.
24. Leonard RH Jr, Bentley CD, Haywood VB. Salivary pH changes during 10% carbamide peroxide bleaching. Quintessence Int 1994;25:547–550.
25. Bentley CD, Leonard R, Crawford JJ. Effect of whitening agents containing carbamide peroxide on cariogenic bacteria. J Esthet Dent 2000;12:33–37.
26. Firestone AR, Schmid R, Muhlemann HR. Effect of topical application of urea peroxide on caries incidence and plaque accumulation in rats. Caries Res 1982;16:112–117.
27. Powell LV, Bales DJ. Tooth bleaching: Its effect on oral tissues. J Am Dent Assoc 1991;122(11):50–54.
28. Miles PG, Pontier JP, Bahiraei D, Close J. The effect of carbamide peroxide bleach on the tensile bond strength of ceramic brackets: an in vitro study. Am J Orthod Dentofacial Orthop 1994; 106:371–375.
29. Tanner JC, Smith BL, Rueggerberg FA, Haywood VB. Effect of dentist-prescribed home bleaching on orthodontic bracket retention [abstract 1359]. J Dent Res 2001;80(special issue):205.
30. Leonard RH Jr, Garland GE, Eagle JC, Caplan DJ. Safety issues when using a 16% carbamide peroxide whitening solution. J Esthet Restor Dent 2002;14:358–367.
31. Haywood VB, Leonard RH, Nelson CF, Brunson WD. Effectiveness, side effects and long-term status of nightguard vital bleaching. J Am Dent Assoc 1994;125:1219–1226.
32. Pohjola RM, Browning WD, Hackman ST, Myers ML, Downey MC. Sensitivity and tooth whitening agents. J Esthet Restor Dent 2002;14:85–91.
33. Jorgensen MG, Carroll WB. Incidence of tooth sensitivity after home whitening treatment. J Am Dent Assoc 2002;133: 1076–1082.
34. Haywood VB, Caughman WF, Frazier KB, Myers ML. Tray delivery of potassium nitrate–fluoride to reduce bleaching sensitivity. Quintessence Int 2001;32:105–109.
35. Leonard RH Jr, Smith LR, Garland GE, Caplan DJ. Densensitizing agent efficacy during whitening in an at-risk population. J Esthet Restor Dent 2004;16:49–55.
36. Haywood VB, Cordero R, Wright K, et al. Brushing with a potassium nitrate dentifrice to reduce bleaching sensitivity. J Clin Dent 2005;16:17–22.

일반적 치아변색 2

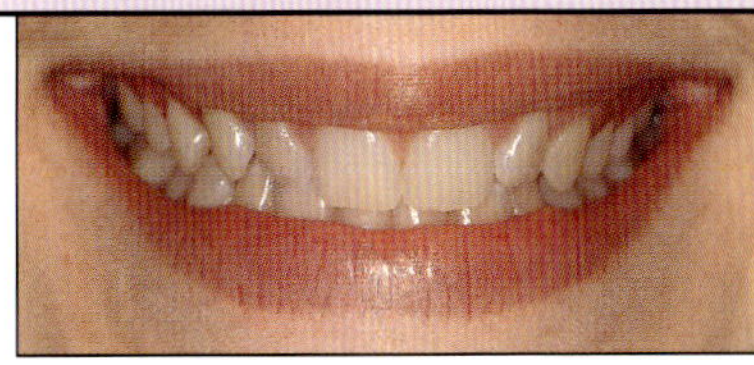

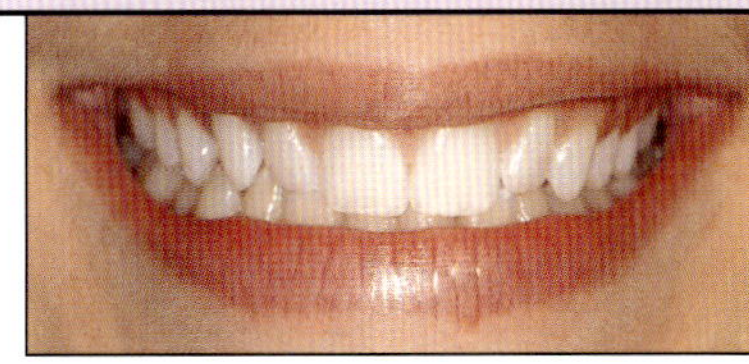

치아변색은 일반적으로 유전, 고령, 식습관과 니코틴에 의한 것으로 치아에 균일하게 분포된 노랑 · 갈색 변색으로 나타난다. 이와 같은 요인과 색상계열에 의한 변색은 10% 과산화요소를 이용한 자가미백으로 3일에서부터 6주에 이르기까지 성공적으로 미백된다. 대부분의 경우 절단부가 치경부보다 조금 밝은 상태로 자연스럽게 미백된다. 보편적인 범위에서 벗어나는 경우와(예, 테트라싸이클린 변색, 부분적 치아변색, 단일치아 변색) 수복치료도 함께 요구되는 증례는 다음 장에서 더 상세하게 논의된다.

유전

치아의 색상은 개인차가 매우 크다. 맹출하면서부터 매우 노랗게 변색된 상태로 하얀 유치와 큰 대조를 보이는 경우도 있다. 이와 같은 상황은 혼합치열기에 두드러지게 관찰된다. 치아의 투과성과 상아질의 미백가능성으로 유전적 황니도 미백이 가능하다.

인접 측절치에 비해 견치가 반 단계 더 어두운 경우도 흔히 볼 수 있다. 때로는 견치가 인접치아보다 너무 어두워서 전체적인 심미균형을 상실하는 경우도 있다. 이처럼 변색된 견치는 자가미백으로 효과적으로 치료 가능하다. 유전적 요인으로 변색된 치아도 미백이 가능하다는 것은 치아의 내적 색상 또한 변형 가능하다는 것을 보여준다.

고령

나이가 증가함에 따라서 치아는 외적인 착색에 많이 노출되고 내부에서는 이차상아질의 축적으로 인해 색상이 더 어두워진다. 따라서 어두워 보이는 치아는 고령과 연관되며, 사람을 더 늙어 보이게 한다. 45세의 환자가 미백을 하면 10년 더 젊어 보이는 것으로 추정된다. 수명이 길어지고 보다 더 건강하게 보이고 싶은 욕구가 증가되면서 미백에 대한 수요도 증가하고 있다.

식습관

치아는 식음료에 의해 변색된다. 일반적으로 커피, 차, 적포도주와 색상이 짙은 음료가 착색을 일으킨다. 이와 같은 착색은 미백의 좋은 적응증이 된다. 환자가 미백 후에도 착색을 일으키는 음료를 계속 마시는 경우에는 변색이 다시 초래되지만, "터치업"으로 쉽게 제거할 수 있다. 미백 중에 착색이 강한 음료를 중단하는 환자도 있지만 필수는 아니다. 커피의 경우에도 미백의 속도를 조금 감소시킬 수 있지만 큰 영향을 미치지 않는다.

니코틴

니코틴 착색은 점성이 강한 외적인 변색으로 시작된다. 시간이 경과함에 따라 니코틴 착색은 치아 내부로 흡수되어 치아를 아주 어둡게 변색시킨다. 니코틴 변색은 일반적인 갈색변색보다 훨씬 더 치료하기 어려우며, 자가미백으로 1~3개월 소요된다. 하지만, 치료결과는 아주 양호하며 아름다운 미소를 유지하기 위해 흡연을 중단하는 경우도 많이 보게 된다.

다음 증례들에서 보이듯이 미백의 결과는 개인마다 상이하다. 따라서 미백의 예후를 결정하는 것은 매우 어렵다. 하지만, 다양한 요인에 의한 변색에서도 많은 경우에 좋은 결과를 얻을 수 있다.

CASE 1-3 유전적 요인에 의한 변색

CASE 1

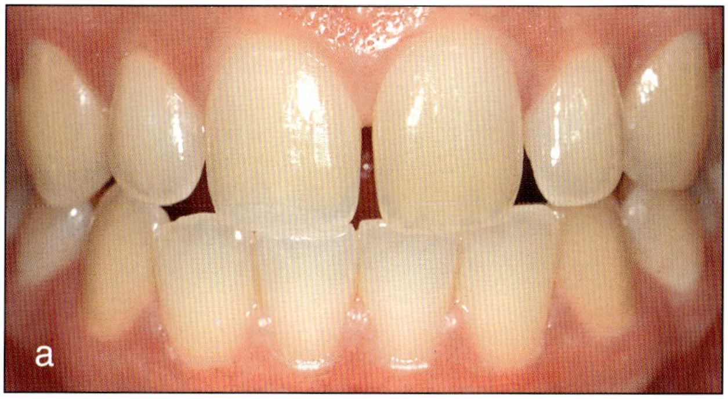

(a) 유전적 요인에 의한 황니로 부자연스러운 모습을 나타낸다.

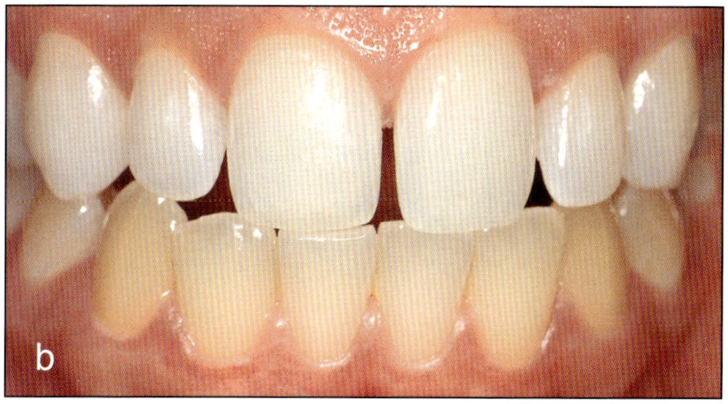

(b) 10% 과산화요소를 이용한 자가미백 후, 색상이 훨씬 더 자연스러워 보인다.

CASE 2

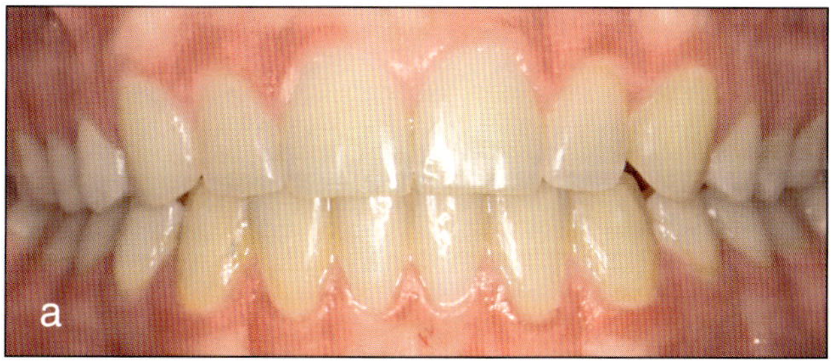

(a) 영구치의 맹출 때부터 색상이 어두웠던 16세 소녀는 교정치료를 받은 후 배열은 개선되었지만, 치아색상으로 인해 전체적인 심미성이 떨어진다.

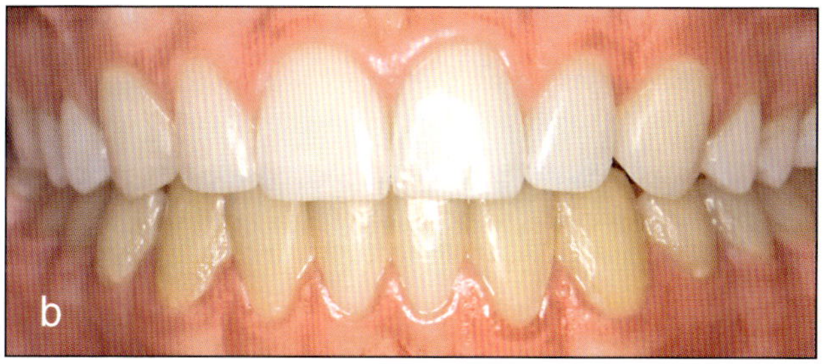

(b) 자가미백의 결과는 매우 드라마틱하며 환자의 이미지 형성에도 긍정적인 영향을 준다.

CASE 3

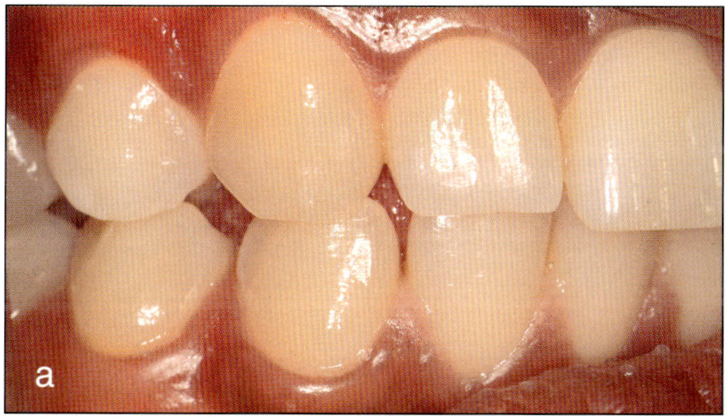

(a) 인접치아보다 색상이 어두운 견치는 일반적으로 유전적인 요인에 의한 것이다.

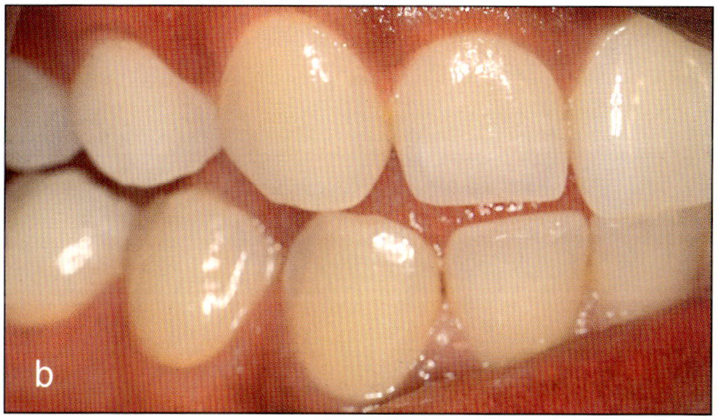

(b) 자가미백 후, 견치의 색상도 전체적으로 조화된다.

CASE 4-6 고령에 의한 변색

CASE 4

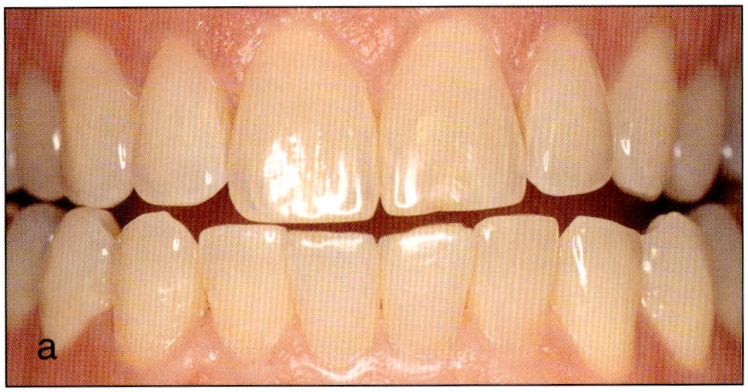

(a) 외적인 착색제에 장기적으로 노출되고 부가적으로 이차상아질이 축적되면서, 나이가 들면서 치아는 어두워진다.

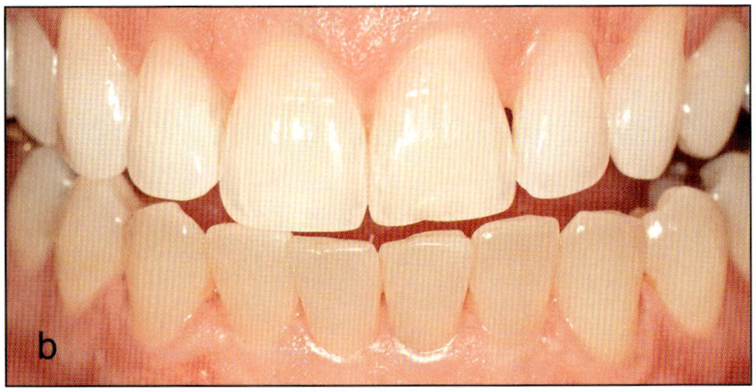

(b) 자가미백으로 색상이 밝아지면서 대체적으로 10년은 젊어 보인다.

CASE 5

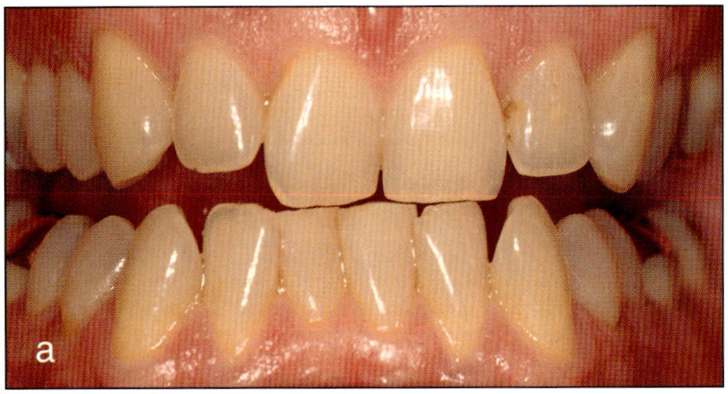

(a) 기능적으로는 양호했지만 색상이 매우 어두워 보이는 중년 환자의 치아 소견.

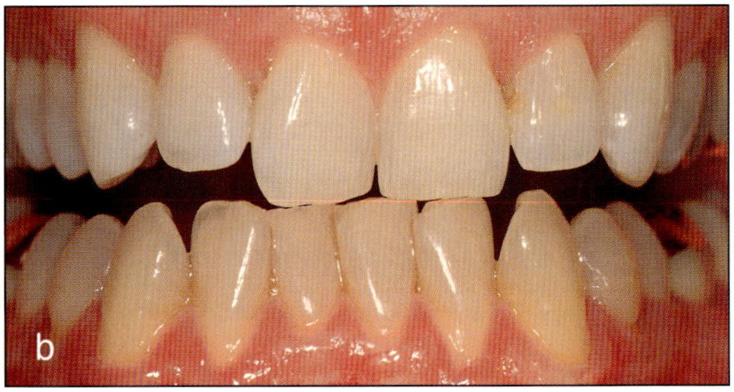

(b) 자가미백 후 자연스러운 색상이 보다 젊은 미소를 만들었다.

CASE 6

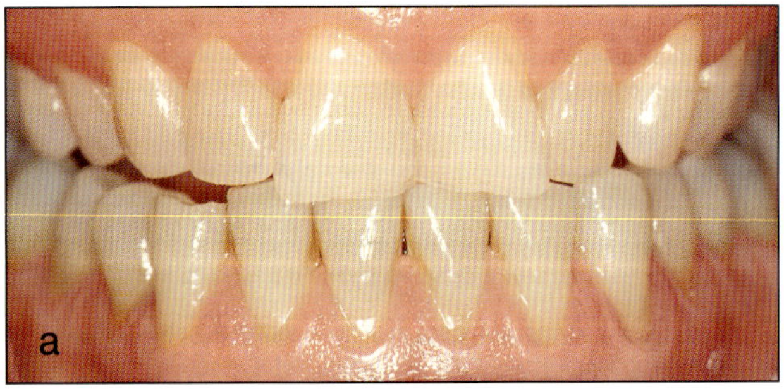

(a) 나이가 들면서 어두워진 치아는 전체적인 인상에도 영향을 준다.

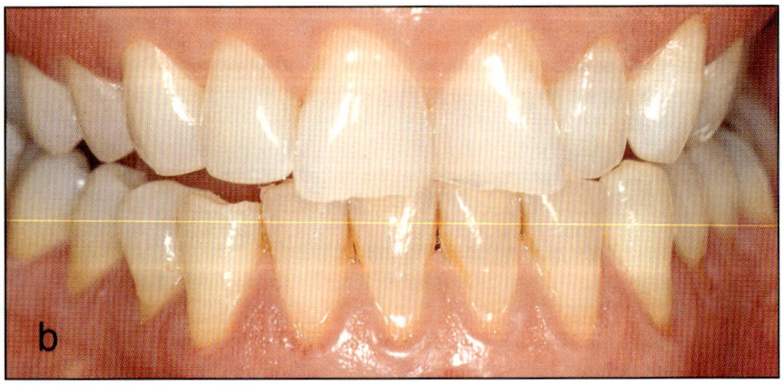

(b) 자가미백으로 얻어진 젊은 미소.

CASE 7, 8 니코틴에 의한 변색

CASE 7

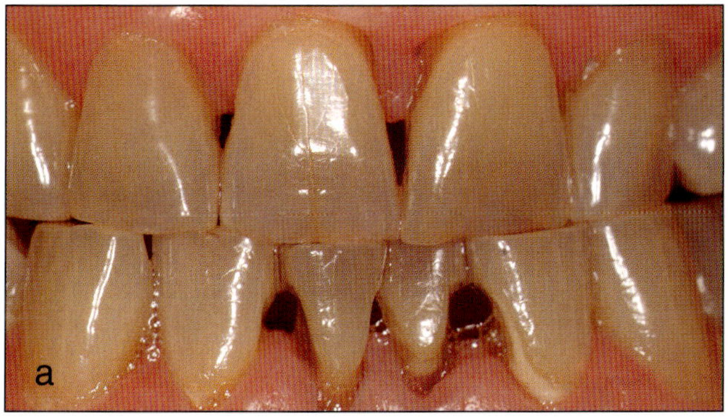

(a) 10년 넘게 파이프를 즐기던 환자의 변색된 치아는 실제 나이보다 훨씬 더 늙어 보이게 한다.

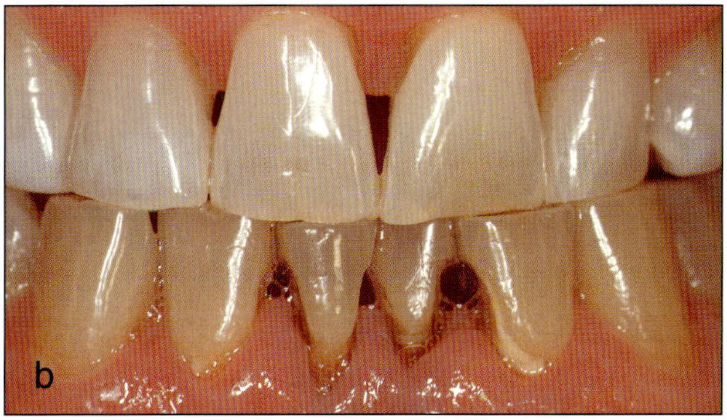

(b) 10% 과산화요소로 매일 밤 자가미백을 하여 상악의 착색을 제거할 수 있었다.

CASE 8

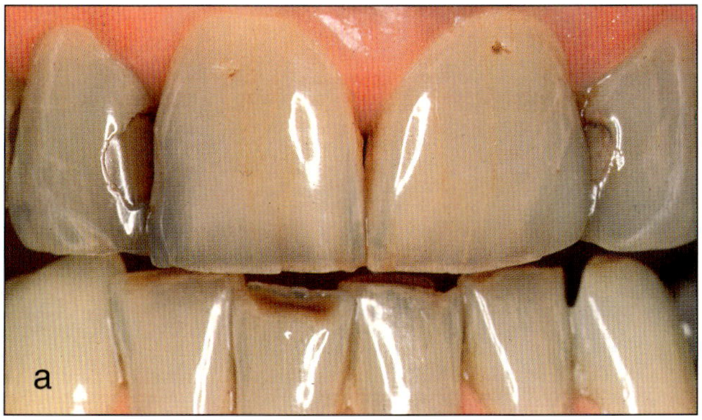

(a) 변색된 수복물 주위로 강한 니코틴 착색이 관찰된다.

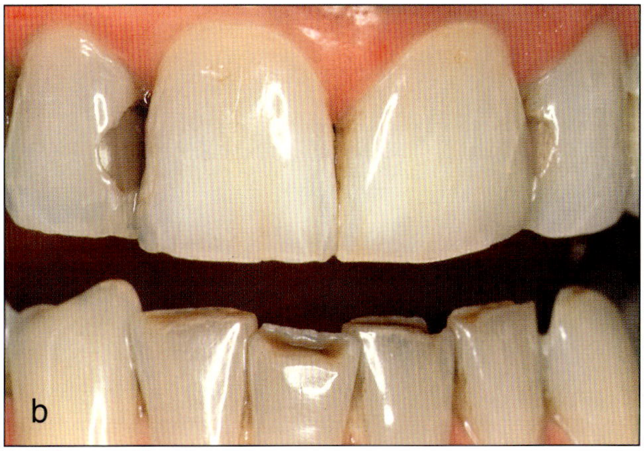

(b) 6주의 자가미백 후, 착색은 제거되었지만 수복물의 교체도 요구된다.

CASE 9–19 탁월한 미백결과

CASE 9

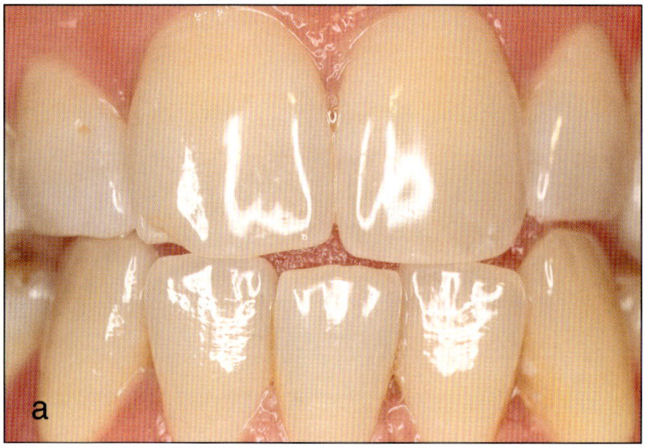

(a) 중절치의 치경부에 짙은 갈색 변색이 보인다.

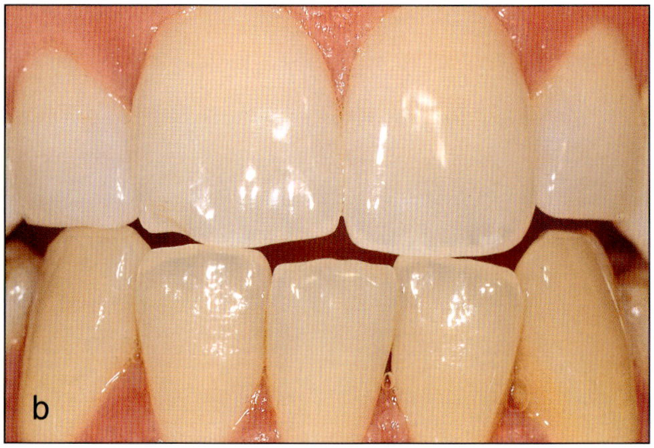

(b) 자가미백으로 갈색 변색이 제거되어 더 심미적이고 자연스러운 미소를 얻는다.

CASE 10

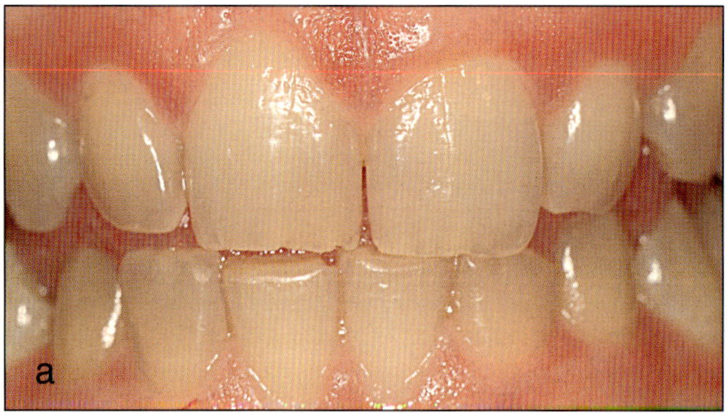

(a) 불규칙한 황색 변색이 환자를 더 늙어 보이게 한다.

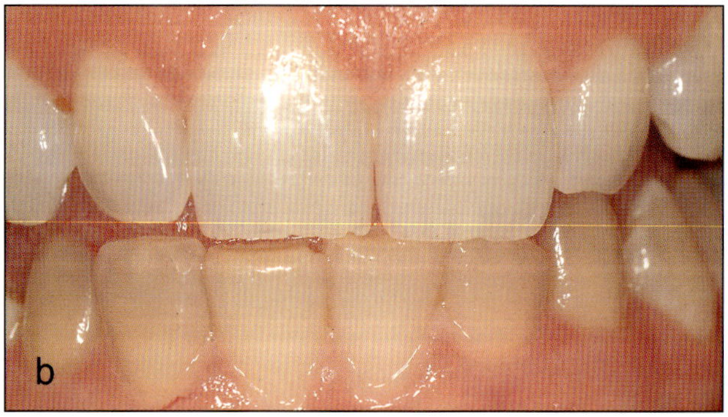

(b) 자가미백으로 균일하게 색상이 밝아지고 더 자연스러운 모습을 나타낸다.

CASE 11

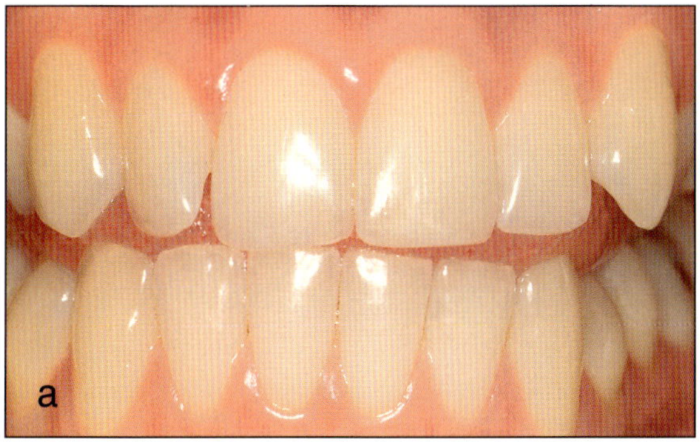

(a) 치아는 어두운 편이 아니었지만 환자는 새하얀 치아를 희망했다. 견치가 인접치아에 비해 어두운 것도 확인할 수 있다.

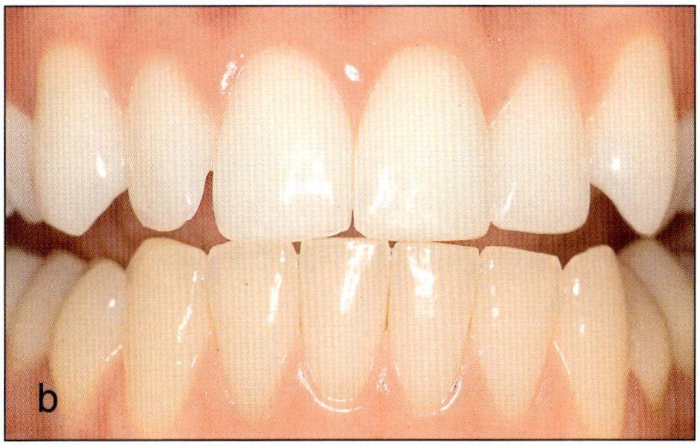

(b) 자가미백으로 치아가 많이 밝아졌고 견치도 인접치아와 조화된다.

CASE 12

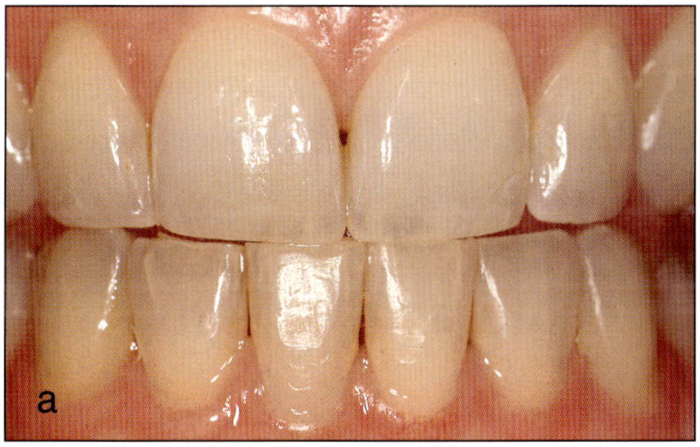

(a) 환자는 절단부의 변색이 치경부보다 더 두드러지게 나타났다.

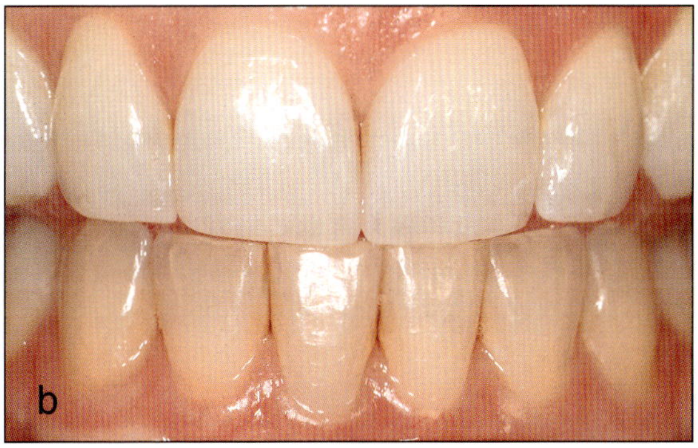

(b) 자가미백 후, 치아가 밝아지고 색상이 더 균일하고 자연스럽다.

CASE 13

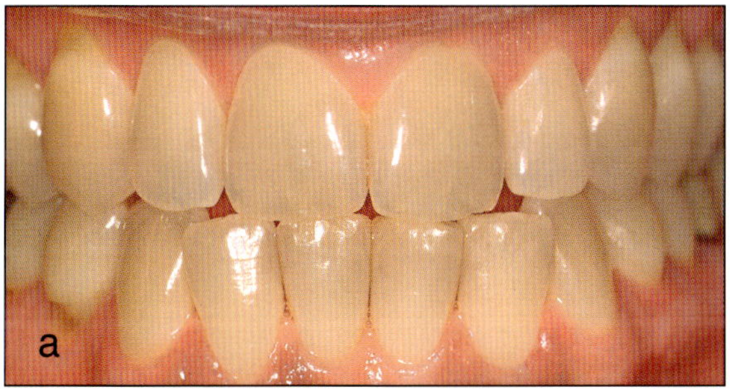

(a) 치아배열은 가지런한 반면 색상은 너무 어둡다.

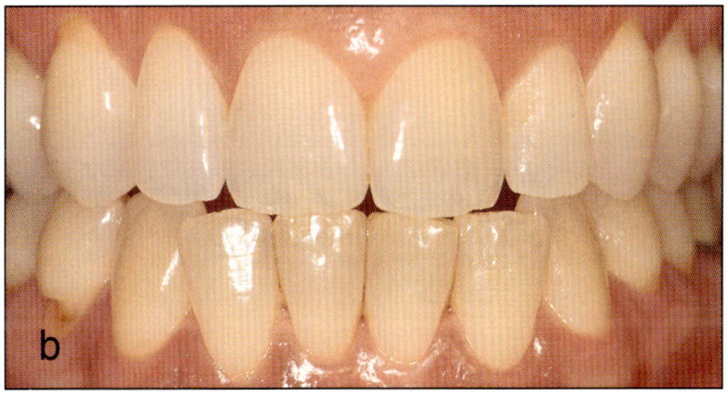

(b) 자가미백으로 환자의 미소는 개선되고 색상의 분포도 자연스럽다.

CASE 14

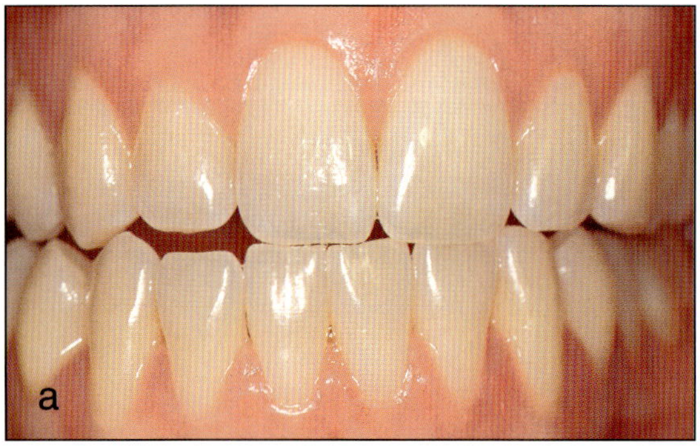

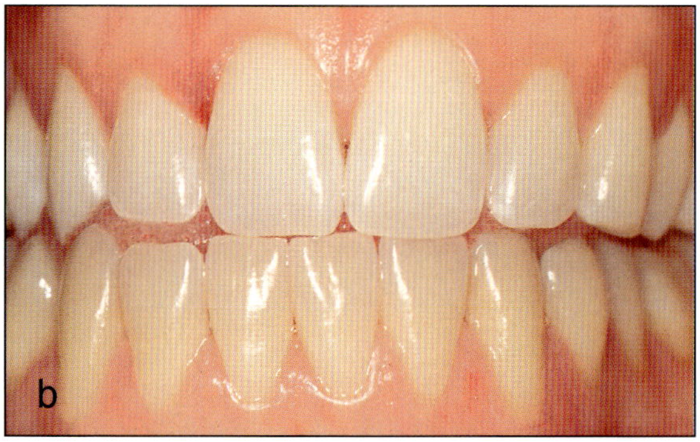

(a) 치료 전의 색상은 옅은 황색으로 자가미백의 좋은 적응증이 된다.

(b) 자가미백 후, 치경부는 절단부보다 조금 더 어두우며, 자연스러운 색상분포를 보인다.

CASE 15

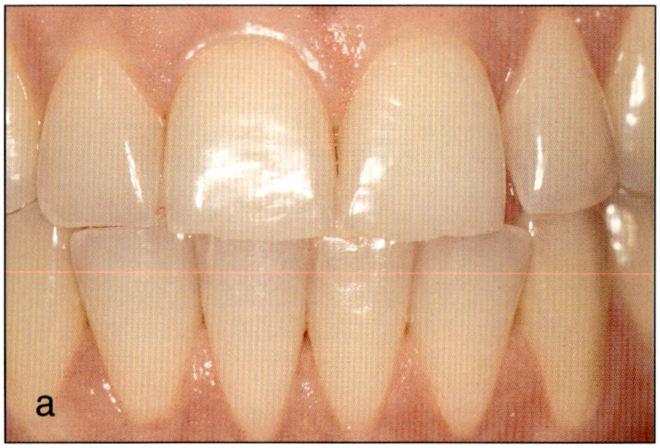

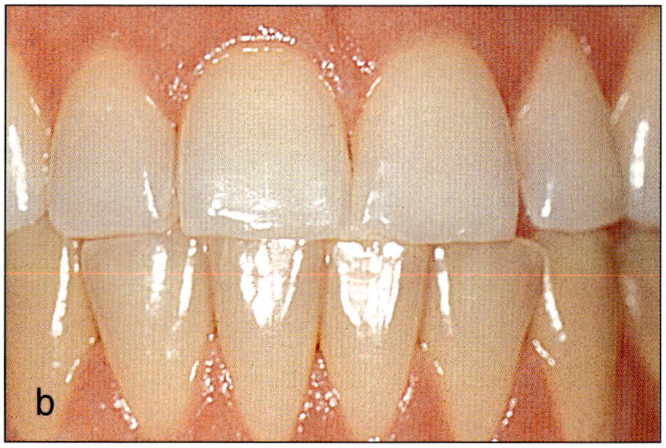

(a) 치아는 다소 평면적이고 둔탁한 모습을 나타낸다.

(b) 자가미백 후, 광택이 생기고 좀 더 입체성이 살아난다.

CASE 16

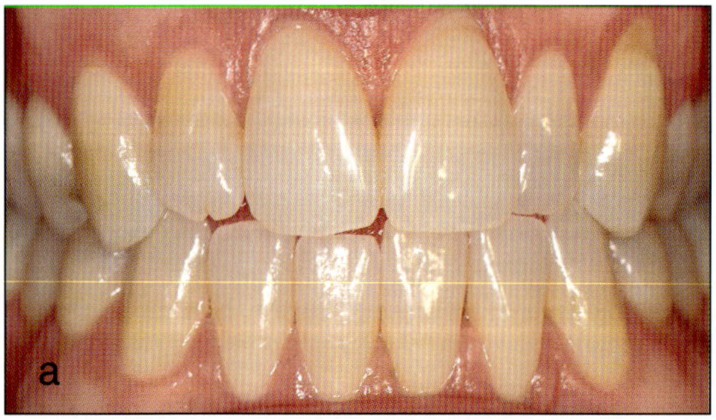

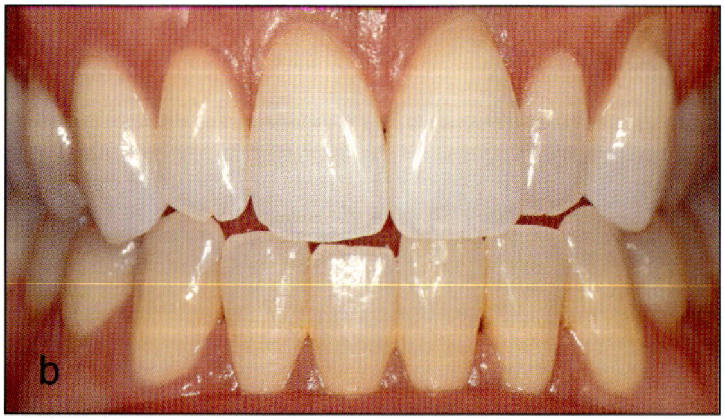

(a) 중절치에 비해 측절치와 견치의 색상이 어둡고 좌측 치아의 치은 퇴축이 보인다.

(b) 치아의 색상은 개선되었지만 노출된 치근의 색상은 변함없다.

CASE 17

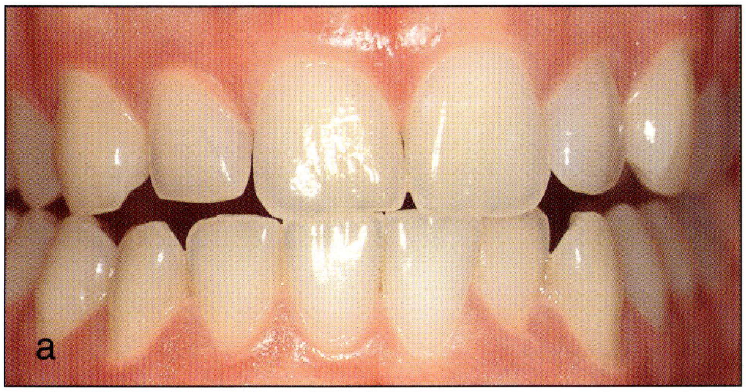

(a) 전체적으로 균일하게 변색된 치아에서 중절치의 절단부만 강하게 변색되어 있다.

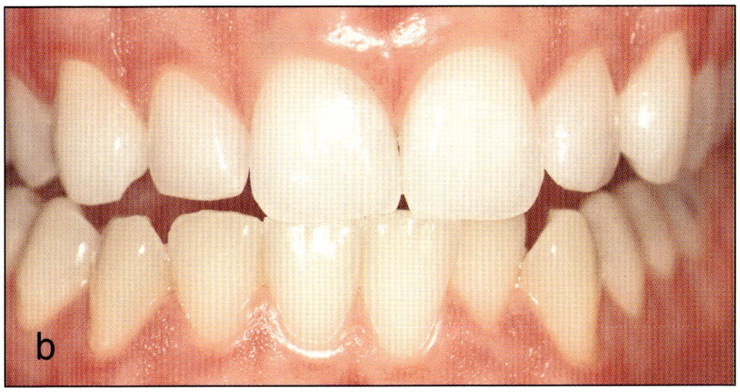

(b) 자가미백으로 훨씬 더 매력적인 치아색상을 얻었다.

CASE 18

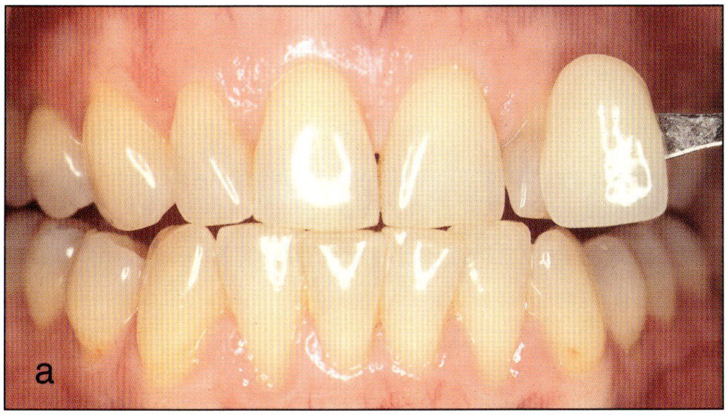

(a) 치아의 형태는 양호하지만 색상이 너무 어둡다.

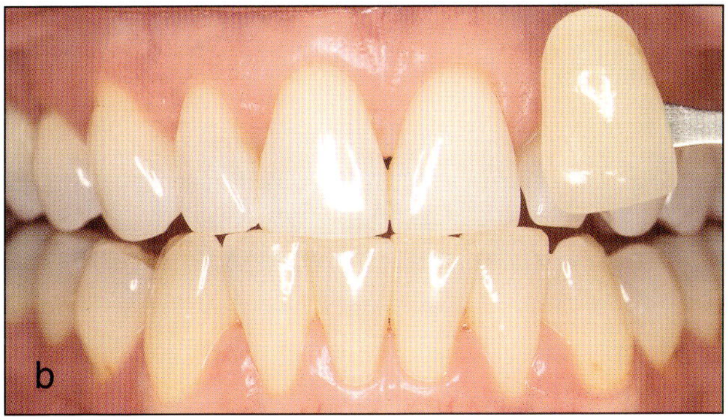

(b) 치료 전과 같은 셰이드 탭으로 비교했을 때 치아가 많이 밝아진 것을 확인할 수 있다.

CASE 19

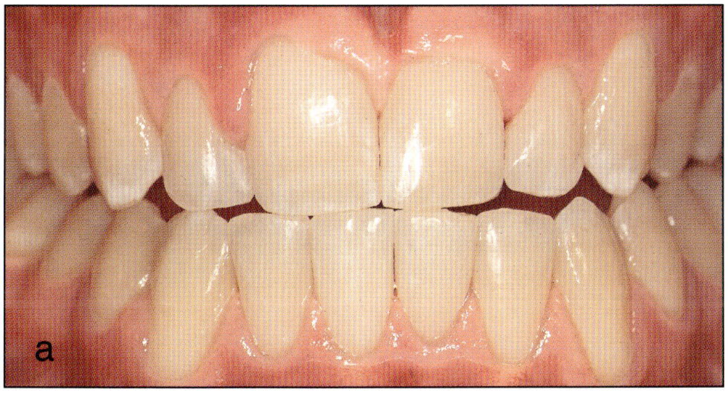

(a) 불규칙한 갈색 변색으로 치아의 하얀 반점들이 더욱 더 강조된다.

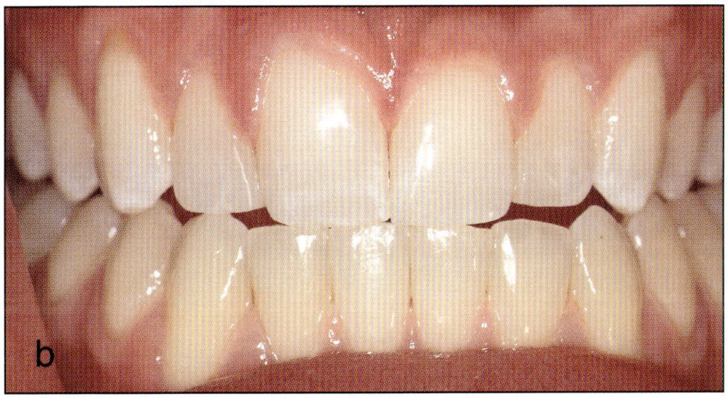

(b) 자가미백으로 색상이 밝아질 뿐만 아니라 하얀 반점도 덜 두드러져 보인다.

CASE 20–28 개선되었지만 이상적이지 못한 미백결과

CASE 21

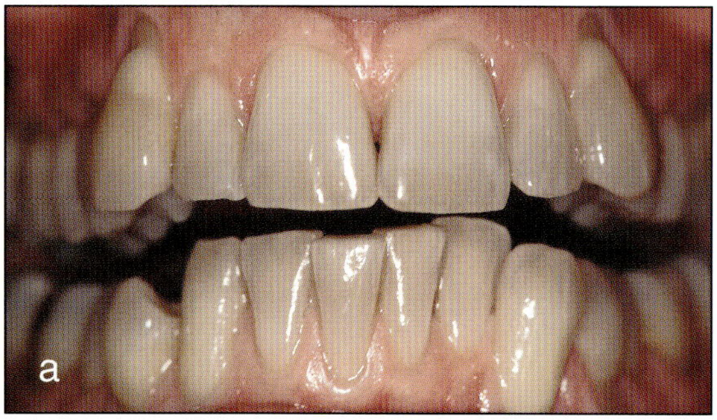

(a) 회색 계열의 치아로 미백이 어려운 경우에 해당한다.

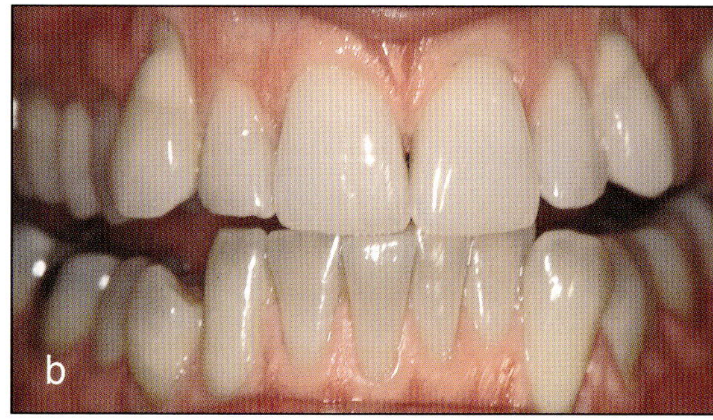

(b) 자가미백 후, 치아는 밝아졌지만 하얗지 않다.

CASE 21

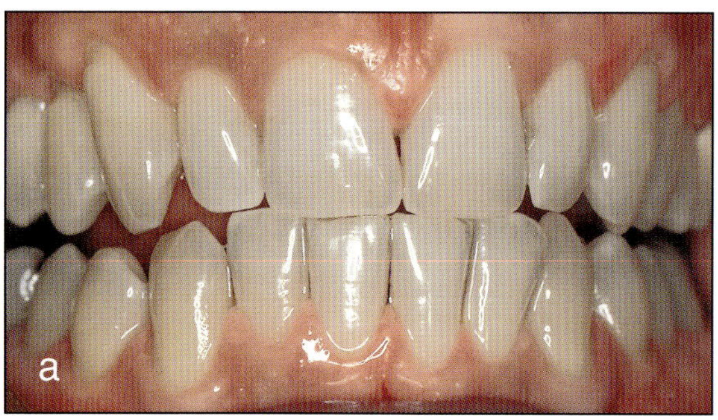

(a) 회색조가 있는 치아.

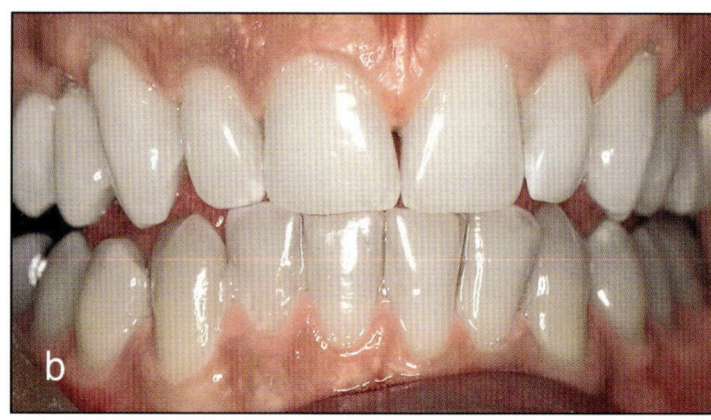

(b) 미백 후, 치아는 밝아졌지만 하얗게 되지 않았다.

CASE 22

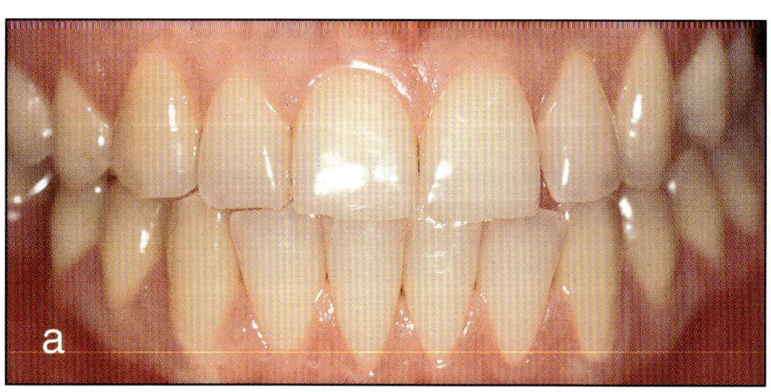

(a) 전체적으로 황색을 나타내고 견치는 특히 어두워 보이는 치아는 아름다운 미소를 저해하는 요인으로 작용한다.

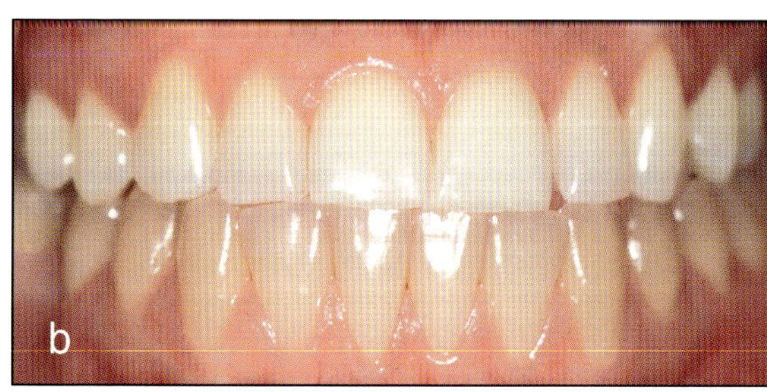

(b) 미백 후, 색상이 훨씬 더 보기 좋다.

CASE 23

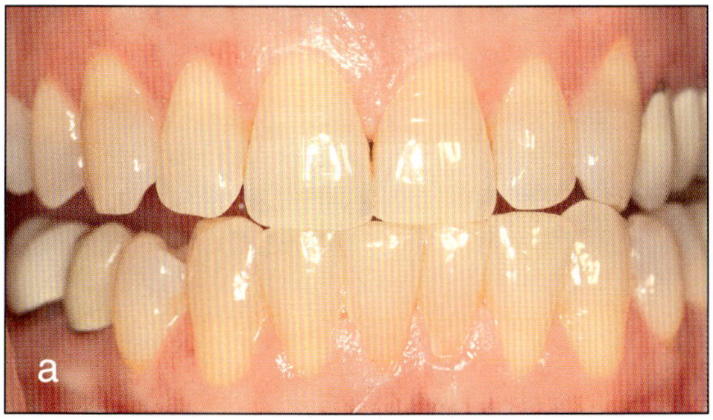

(a) 황색 · 회색 계열의 변색을 보이는 치아.

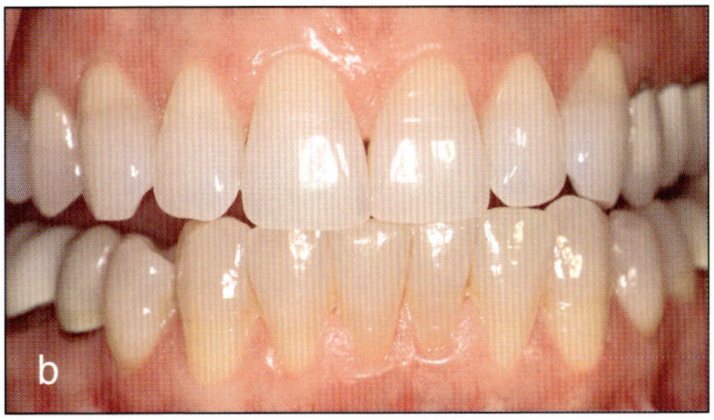

(b) 6주간 자가미백 후, 황색은 많이 옅어졌지만 회색은 잔존한다. 미백 기간을 연장함으로써 더 좋은 결과를 기대할 수 있다.

CASE 24

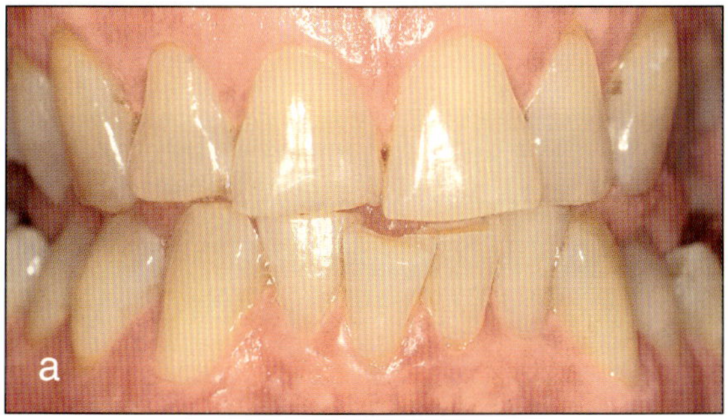

(a) 황색 · 회색 계열의 변색은 미백이 완전히 이루어지지 않는 경우가 많다.

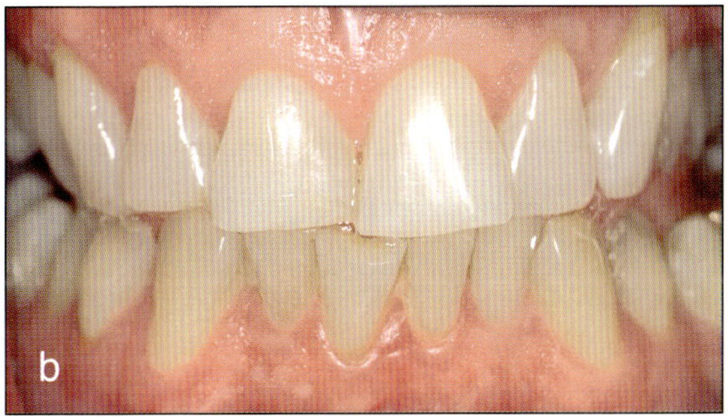

(b) 미백 후, 치아는 많이 밝아졌지만, 아주 새하얗게 미백되지는 않았다. 실제로 어느 정도까지 밝아질 수 있는지 예측하기가 불가능하다.

CASE 25

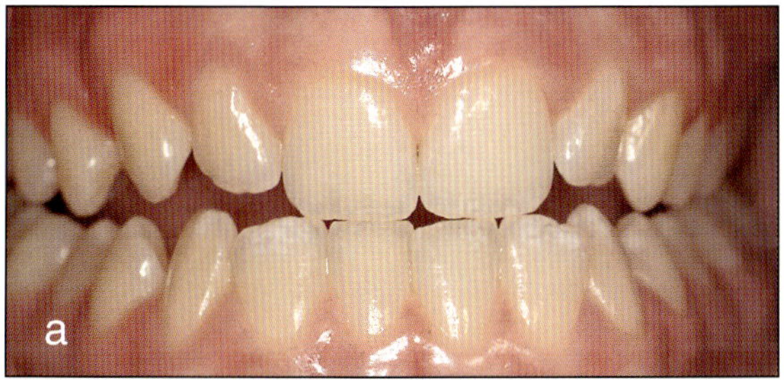

(a) 변색의 정도가 심하지 않은 치아의 소견.

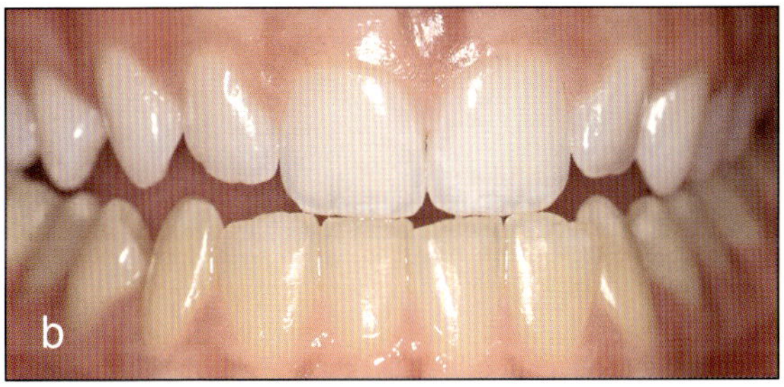

(b) 미백 후, 치아는 더 밝아졌고 더 깨끗해 보이지만 약간의 갈색 변색은 잔존한다.

CASE 26

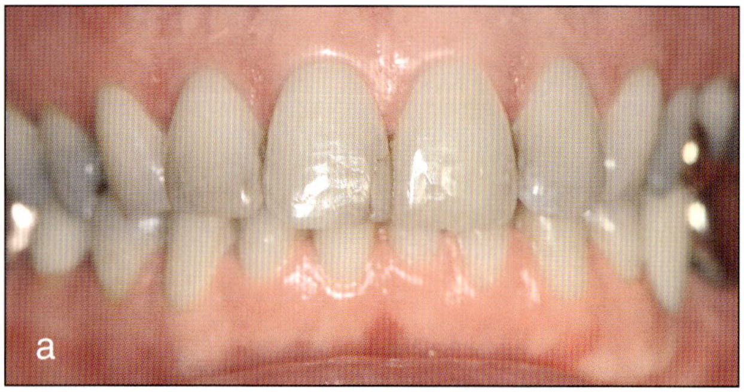

(*a*) 회색 · 갈색 변색은 완전히 미백하기 어려운 것으로 예상된다.

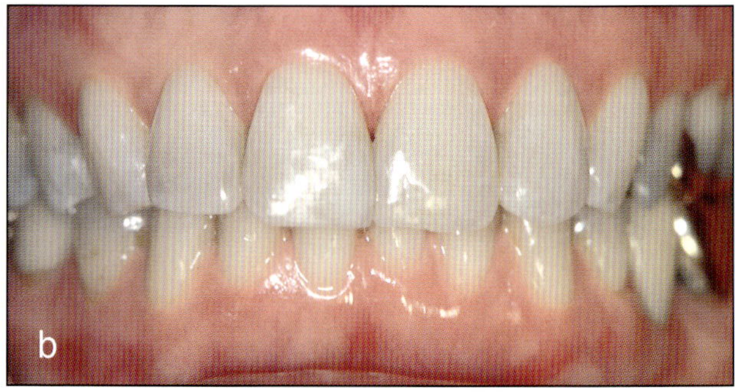

(*b*) 미백 후, 치아는 밝아졌지만 이상적인 치료결과는 아니다.

CASE 27

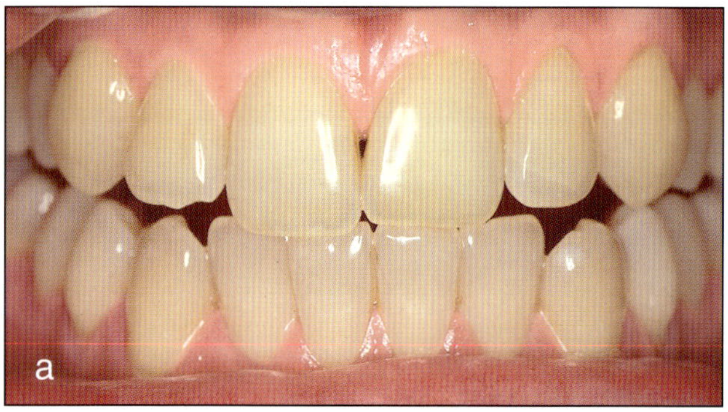

(*a*) 상악 치아가 하악보다 어두워서 부자연스럽게 보인다.

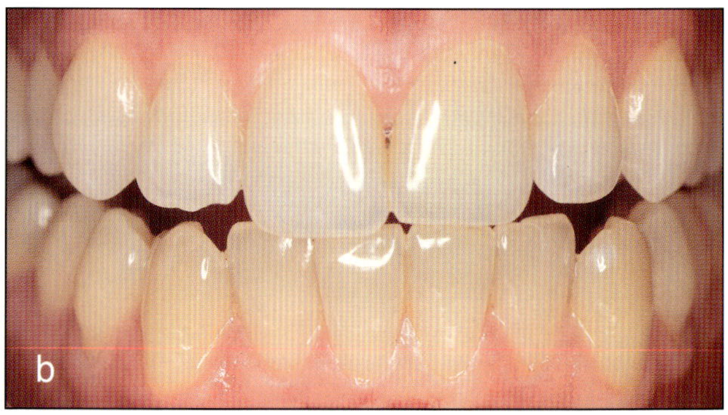

(*b*) 미백 후, 상악 치아가 더 밝아졌다. 일반적으로 하악을 미백할 경우 상악의 치아 색상에 맞추어지거나 조금 더 어두운 상태로 마무리된다.

CASE 28

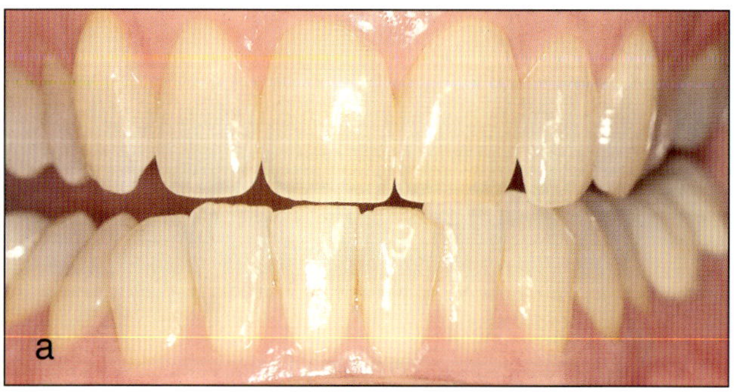

(*a*) 상악 중절치가 유난히 어두워서 전체적인 심미를 저하시킨다.

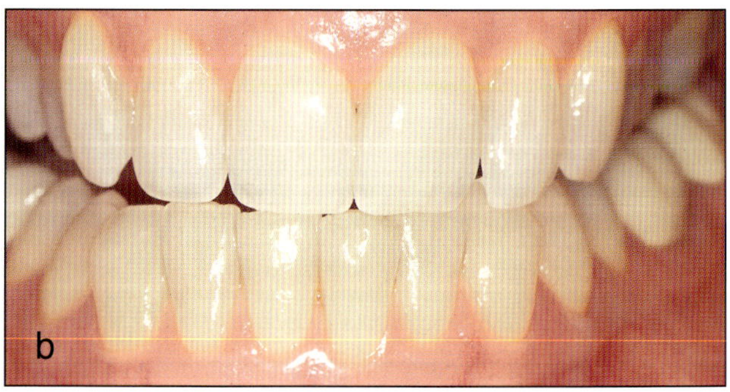

(*b*) 미백 후 균일한 색상분포가 심미성을 더 증가시킨다.

국소적 치아변색 3

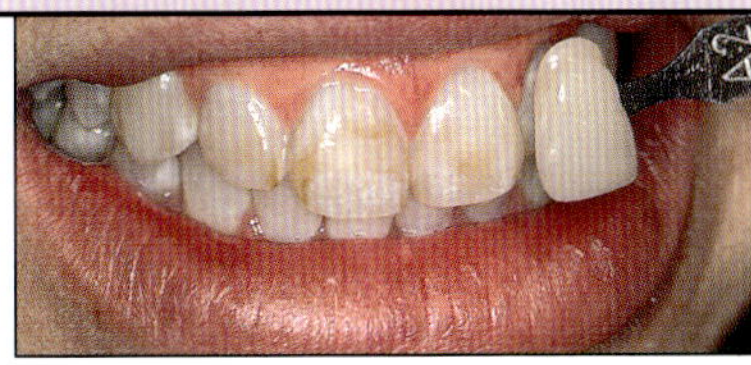

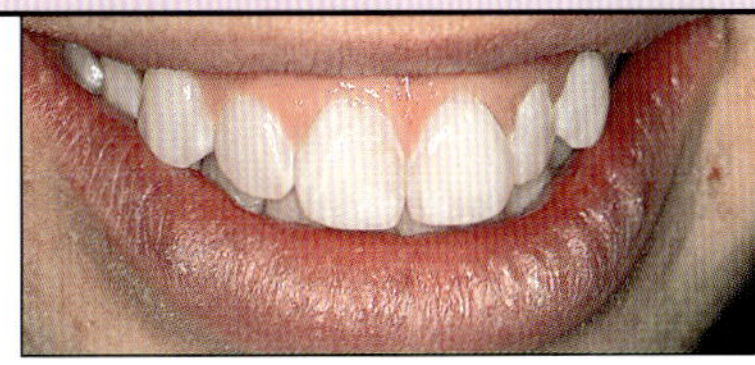

국소적 치아변색의 요인은 다양하다. 과도한 불소섭취 또는 일반 수돗물의 불소함유량이 너무 많은 경우에는 갈색 또는 하얀 불소반점이 발생할 수 있다.

국소적 갈색변색은 idiopathic 할 수도 있으며, 치아의 발생과정 중에 일어난 외상에 기인할 수도 있다. 갈색변색은 미백할 경우 80%의 성공률을 보이며, 일반적으로 매일 밤 자가미백 시 2~6주가 소요된다.

부분적 하얀 반점은 미백으로 제거되지 않지만, 치아가 밝아짐으로써 일반적으로 덜 두드러져 보인다.

대부분의 임상가들은 하얀 · 갈색 반점의 치료를 위해 자가미백보다 앞서 시행된 미세연마와 더 친숙하다. 미세연마술식은 러버댐 격리 하에 불화염과 퍼미스를 저속 핸드피스로 사용하여 표층 법랑질과 결손부위를 제거하는 술식이다. 이 술식은 5초 단위로 12~26㎛의 법랑질을 제거한다.

또 다른 연마술식은 거식연마술(macroabrasion)로 고속 카르바이드 버를 이용해서 법랑질을 제거하는 술식이다. 마무리 시에는 폴리싱 기구 또는 페이스트를 사용하여 법랑질 표면의 광택을 재현한다.

갈색 · 하얀착색을 위해서는 연마술식보다 더 보존적인 미백이 첫 치료 안으로 선택되어야 한다. 하지만, 하얀 변색이 치아 전반에 분포되어 불규칙한 표면이 관찰될 때는 연마술식을 먼저 시행하여 매끈한 표면을 얻도록 한다. 대부분의 경우에는 치아가 연마술식 후 더 노랗게 되어 미백이 이어지는 경우가 많다.

국소적 갈색변색은 매일 밤에 시행하는 자가미백으로 추가 치료 없이도 양호한 장기적 결과가 보고되었다.

CASE 1, 2 갈색과 하얀 착색

갈색과 하얀 착색의 보존적인 치료를 위해 자가미백의 사용이 미세 연마술보다 먼저 고려되어야 한다. 법랑질의 표면이 광택이 있고 건전한 경우에는 갈색 착색과 하얀 반점의 제거를 위해 자가미백이 첫 치료 안이 되어야 한다. 자가미백은 불소가 많이 함유된 법랑질 층을 제거하지 않으며, 치아의 모양이나 미세 선들의 변화를 일으키지 않는다.

자가미백으로 착색이 제거되지 않는 경우에는 미세 연마술의 시행이 이어질 수도 있다. 하얀 반점의 개수가 많고 치아에 전체적으로 이완된 경우에는 미백을 먼저 시행하여 치아를 밝게 한다. 하얀 반점은 제거되지 않더라도 치아가 더 밝아짐으로써 반점이 덜 두드러져 보일 수도 있다.

CASE 1

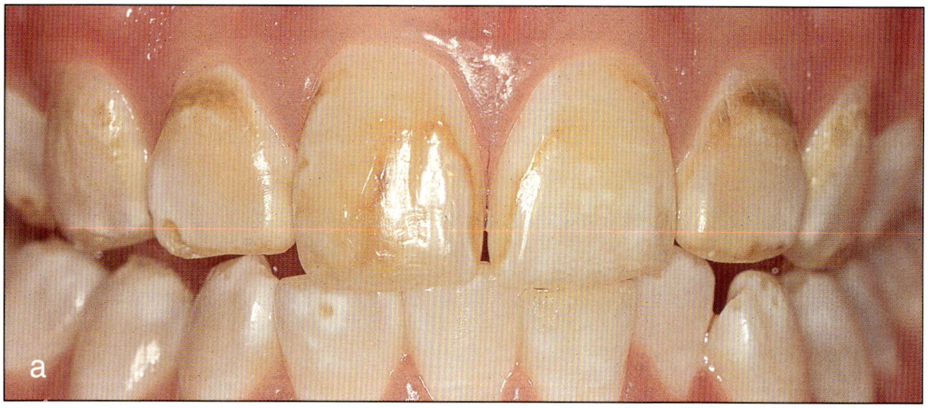

(a) 젊은 남자 환자에서 발견된 불소증으로 인한 강한 갈색과 하얀 변색.

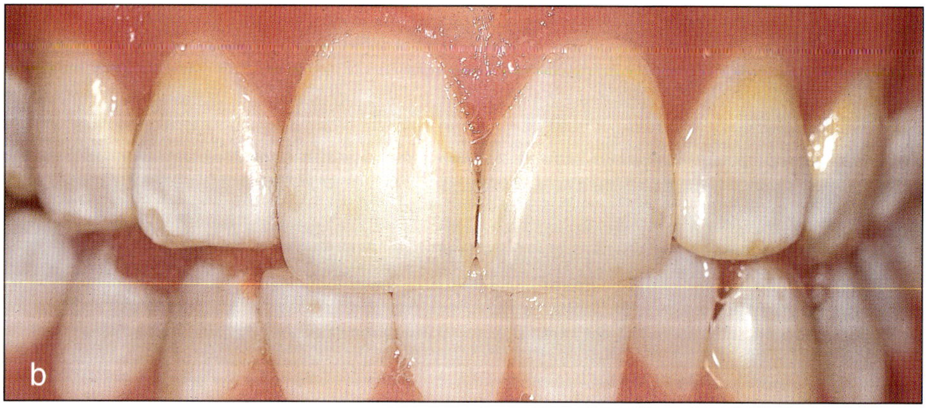

(b) 10% 과산화요소를 이용한 자가미백 후, 갈색 변색이 잘 치료되었다. 부가적으로 치아가 밝아짐으로써 하얀반점은 덜 두드러져 보인다.

CASE 2

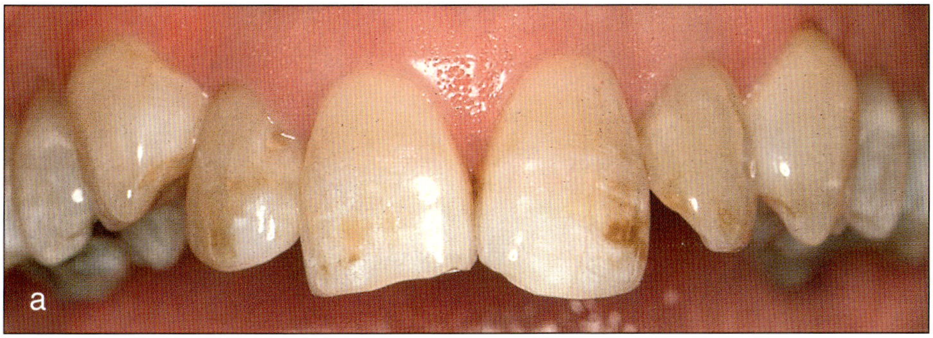

(a) 고령의 여자 환자의 상악 전치에서 보이는 갈색과 하얀 변색.

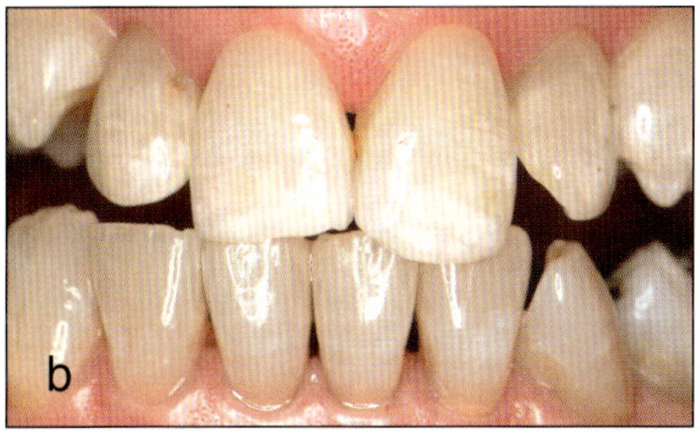

(b) 10% 과산화요소를 이용한 자가미백 후, 갈색 변색은 잘 제거되었고, 치아도 밝아져서 하얀반점과 자연스럽게 조화된다.

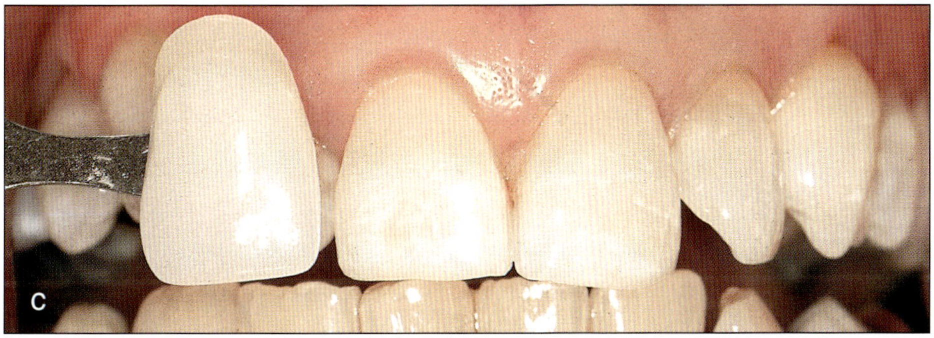

(c) 치료 후 3년 째의 소견. 미백 후 전치의 심미성을 증진시키기 위해 치아의 미세한 삭제가 이루어졌다. 그 동안, 터치-업이 미백이 시행되지 않았는데도 미백효과는 잘 유지되고 있었다.

CASE 3, 4 갈색 변색의 미백 후 장기적인 치료결과

CASE 4

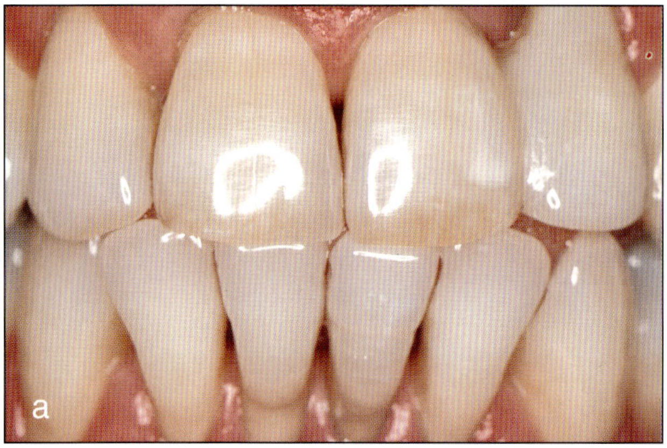

(a) 어른 환자의 전치부에서 발견된 갈색 변색.

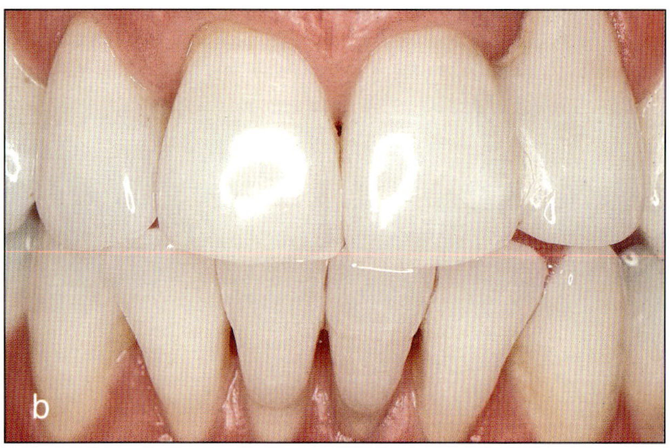

(b) 갈색 변색은 6주간의 자가미백으로 제거되었다.

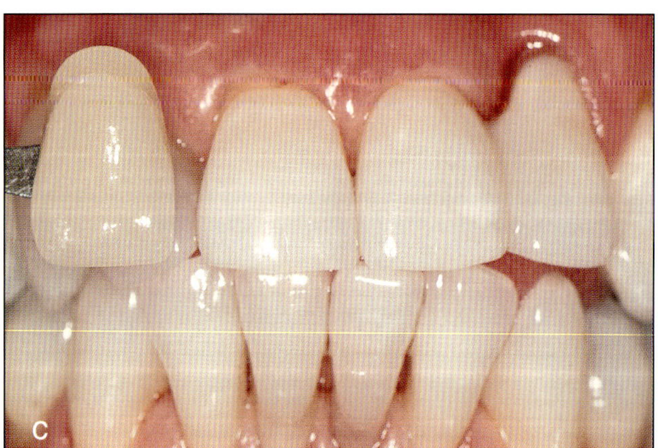

(c) 미백시행 3년 후, 갈색 변색의 재발은 없었다.

CASE 4

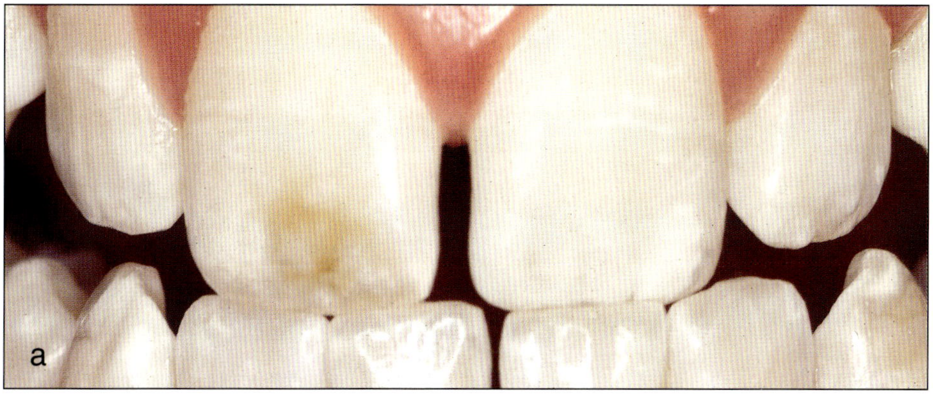

(a) 14세 남자 환자에서 원인 모르는 갈색 변색이 관찰된다. 원인은 영구치의 형성 과정 중에 유치에 가해진 외상으로 추측할 수도 있다.

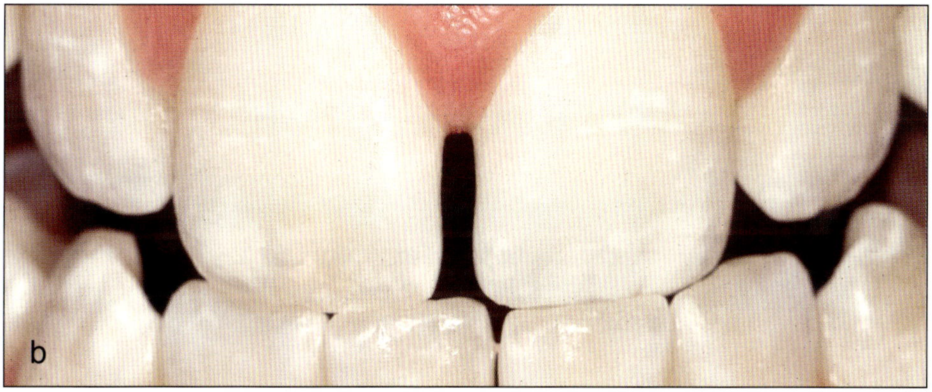

(b) 10% 과산화요소겔로 6주간 자가미백 후 변색이 깨끗하게 제거되었다.

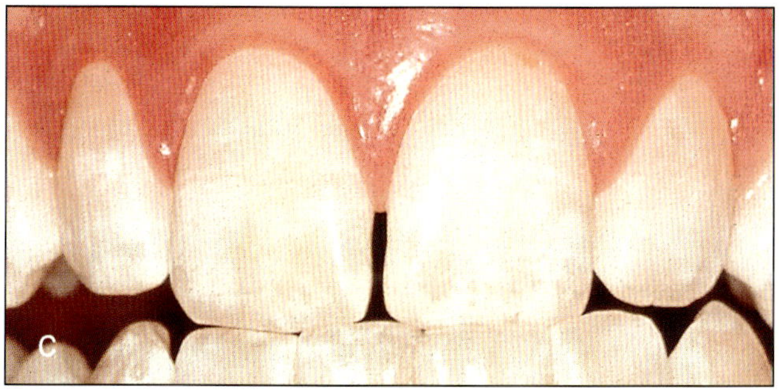

(c) 미백 3년 후. 그 동안 다른 치료나 터치-업 없이도 갈색 변색의 재발은 나타나지 않았다.

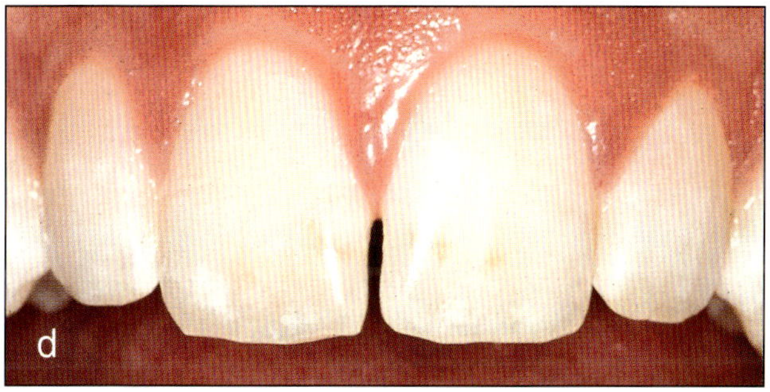

(d) 미백 10년 후. 갈색 변색의 제거는 경우에 따라서는 영구적일 수도 있다.

CASE 5 원인 모르는 갈색 변색의 신속한 제거

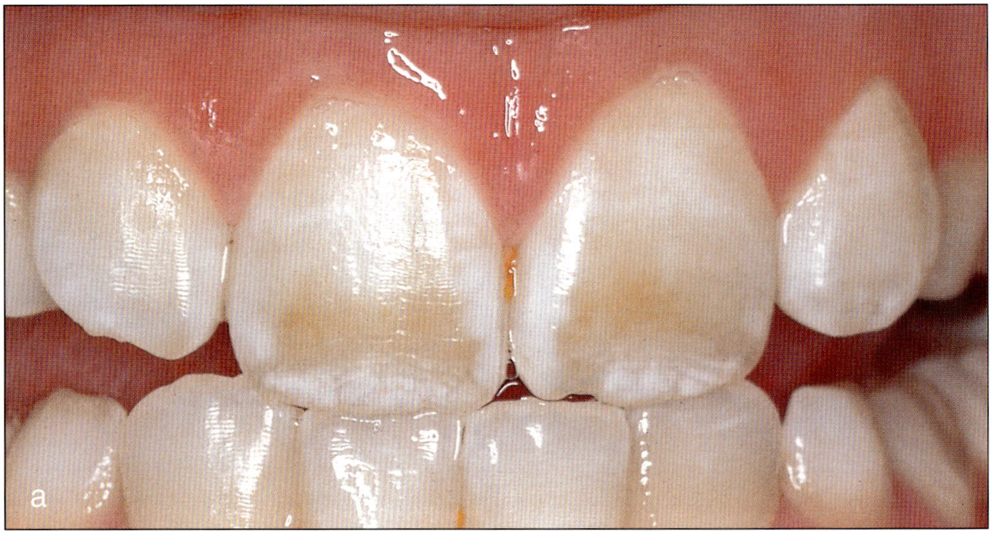

(*a*) 10세 남자 환자에서 보이는 상악 중절치의 갈색 변색.

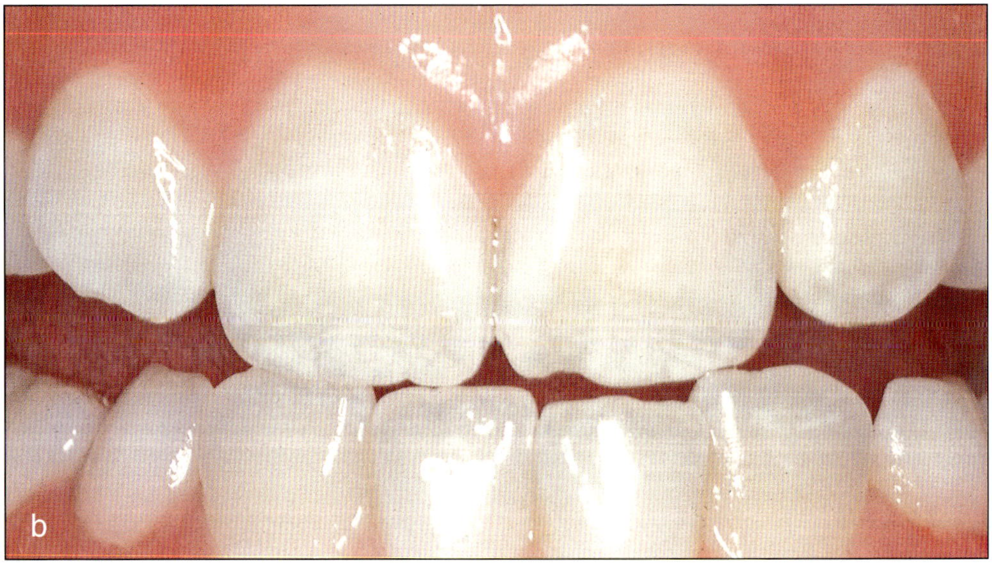

(*b*) 10% 과산화요소겔 자가미백으로 단 1주일 만에 갈색 변색이 제거되었다. 재발이 이루어져도 같은 방법으로 쉽게 다시 제거가 가능하다.

CASE 6 수돗물에 포함된 고농도의 철분에 의한 치아와 수복물의 갈색 변색

미백은 가장 일반적인 컴퍼짓 또는 도재 심미수복재료에는 거의 영향이 없다. 즉, 색상과 강도에 영향을 주지 않는다. 과거에 수복된 치아를 미백할 때 두드러지게 나타나는 현상은 치아가 밝아져서 수복재료는 상대적으로 어둡게 보여서 재치료가 요구되는 것이다. 미백을 할 때 상당한 양의 산소가 치아 내로 유리되지만, 수복물의 결합강도는 저하되지 않기 때문에 수복치아의 미백은 금기증에 해당되지 않는다. 하지만, 치질에 산소가 포화된 표면은 컴퍼짓 레진의 중합을 억제하기 대문에 수복치료를 시작할 때 주의가 요구된다.

수복치료를 2주간 연기하면 이와 같은 현상이 사라지며, 또한 치아 색상이 안정될 때까지 기다리는 효과까지 얻을 수 있다.

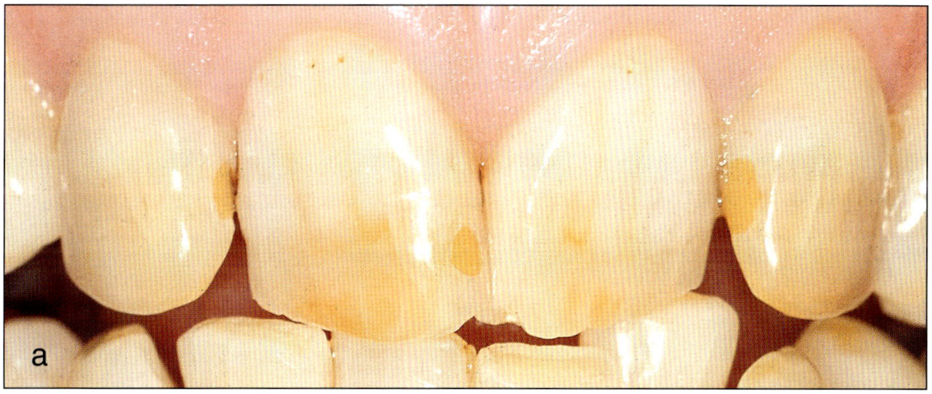

(a) 상악 전치부의 치아와 수복재료의 갈색 변색은 환자의 주거지에서 나타난 수돗물의 철분함량에 기인한 것이다.

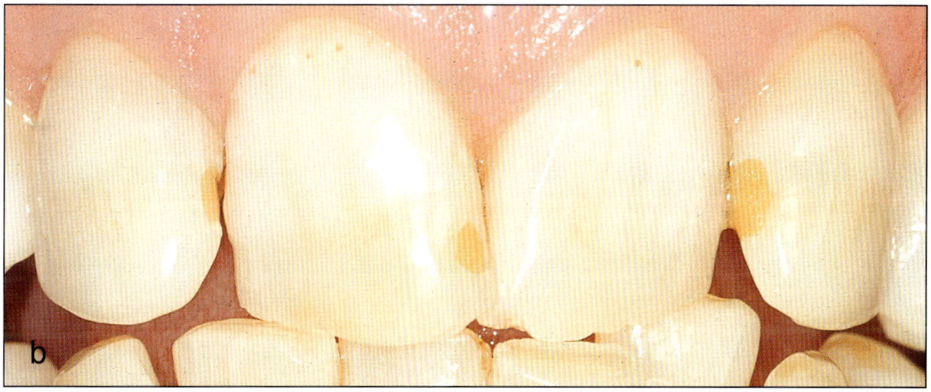

(b) 10% 과산화요소 자가미백을 6주간 시행 후 치아는 많이 밝아졌지만, 수복물의 색상은 변하지 않았다.

CASE 7-9 하얀 변색

CASE 7

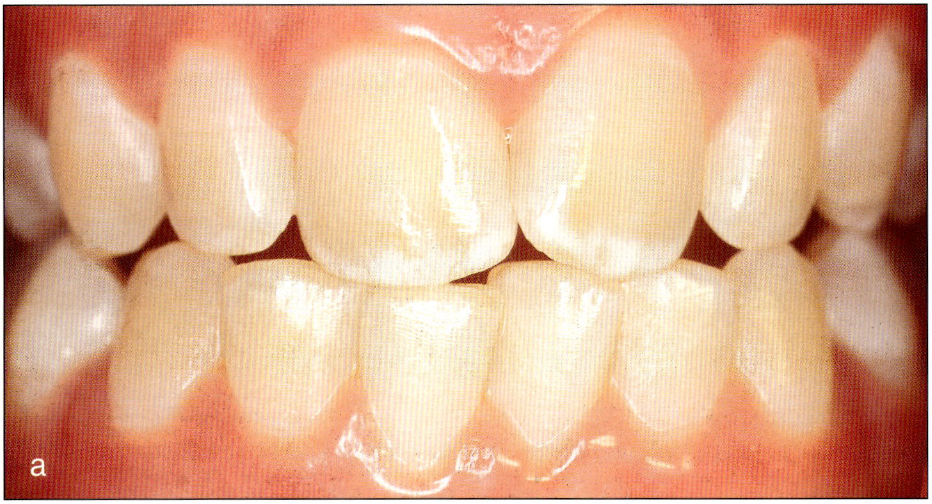

(a) 16세 여자 환자로 치아색상은 경미하게 변색되어 있고, 절단부의 하얀 변색(눈 모자라고도 함)이 관찰된다.

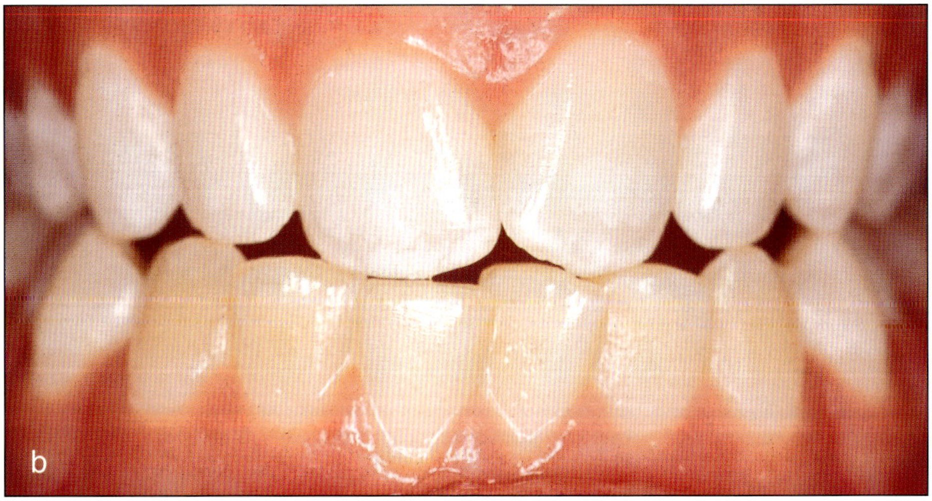

(b) 자가미백 후 색상이 밝아짐으로써 하얀 변색이 덜 두드러져 보인다.

CASE 8

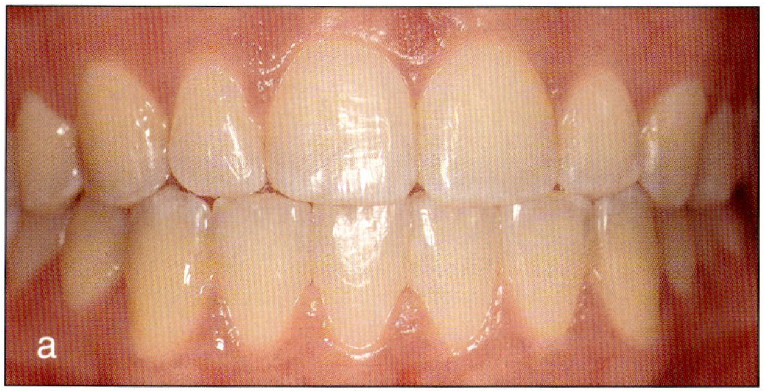

(a) 절단부의 색상이 전체 치아 색상보다 더 밝다.

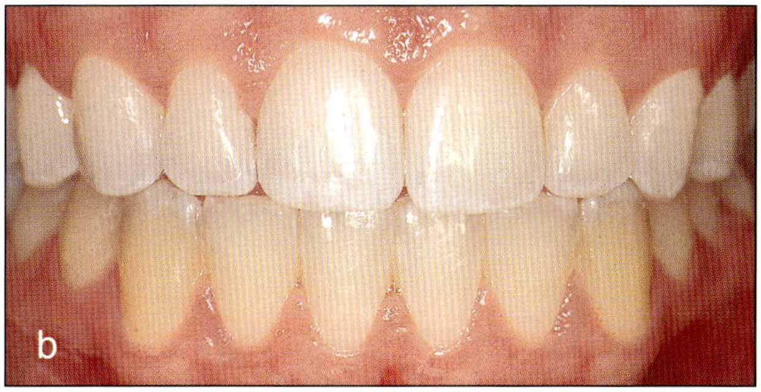

(b) 치아 색상이 훨씬 더 균일해졌다.

CASE 9

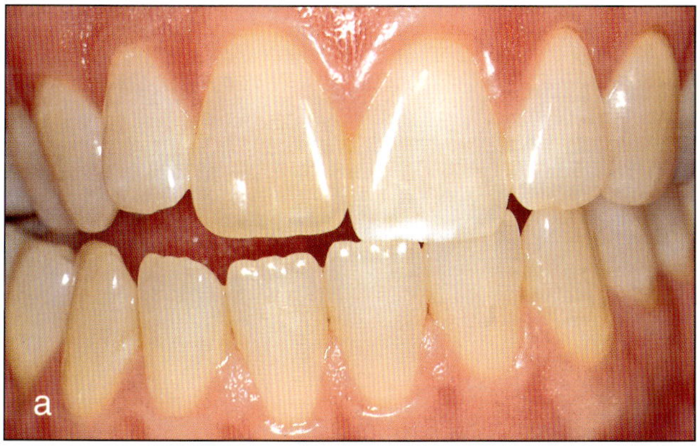

(a) 환자는 상악 좌측 중절치의 하얀 반점으로 고민하고 있다.

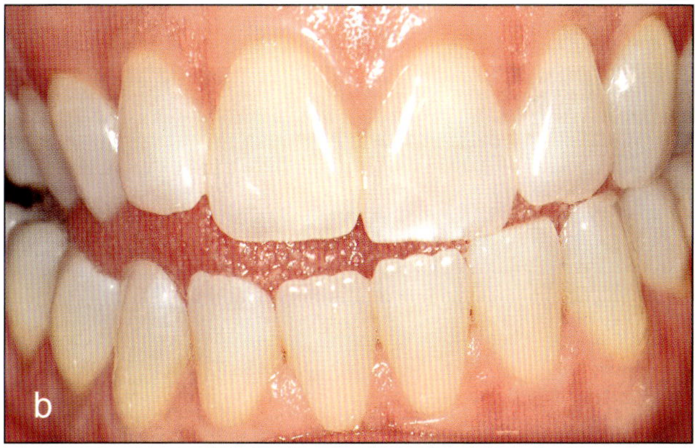

(b) 3개월간 자가미백 후 치아가 많이 밝아졌고, 하얀 반점도 거의 안 보이게 되었다. 치아 색상이 개선된 이후에는 치아 배열에 대한 상담도 받게 되었다. 즉, 미백이 성공적으로 이루어진 이후에는 다른 심미치료에 대한 관심도 증가하게 된다.

CASE 10 갈색과 하얀 변색을 보이는 테트라싸이클린 변색치를 연마와 미백으로 치료한 증례

하얀 변색은 경우에 따라서는 매우 강하게 나타나며, 치아를 미백하더라도 좋은 결과를 기대하기 어려운 경우가 있다. 이런 경우에는 하얀 반점 또는 변색 부위를 삭제해서 제거하는 방법도 생각해볼 수 있다. 이 때 하얀 변색이 표면에 국한되었는지 아니면 깊이 침투되어있어 제거 후에 컴퍼짓 수복물이 요구되는지 구분하기란 매우 어렵다. 경우에 따라서는 절단부에서 깊이가 짐작되는 경우도 있다. 이 증례에서는 절단부에 경미한 파절이 변색의 깊이를 예상하게 한다. 변색이 표면에 국한된 경우에는 미백을 하기 전에 표면을 연마하는 것도 안전하다.

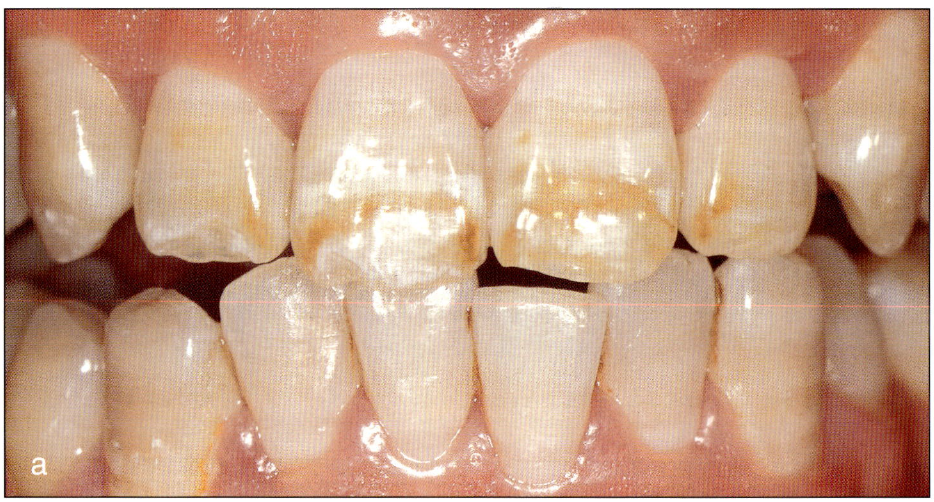

(a) 갈색과 하얀 변색을 보이는 테트라싸이클린 변색치.

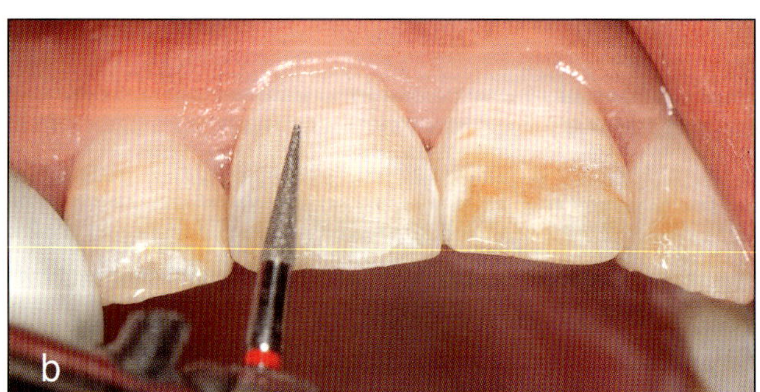

(b) 미세한 다이아몬드로 하얀 변색을 조심스럽게 제거한다.

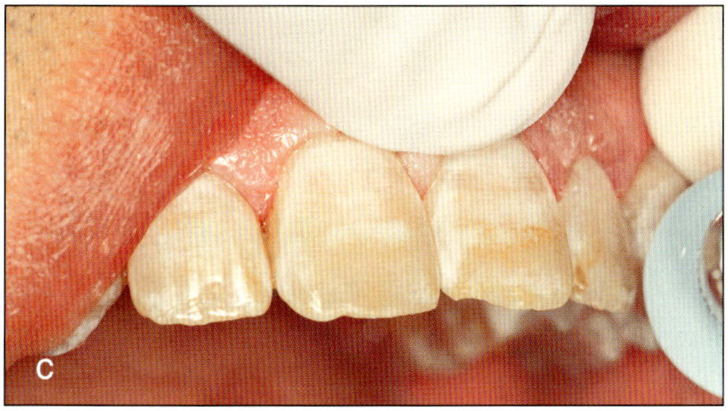

(c) 여러 개의 폴리싱 디스크를 이용해서 법랑질을 마무리한다.

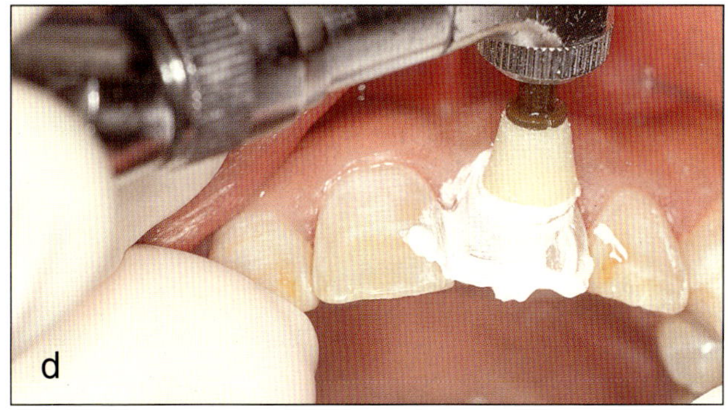

(d) 마지막 단계에서는 폴리싱 페이스트를 사용해서 인접치아와 유사한 정도의 표면이 얻어지도록 한다.

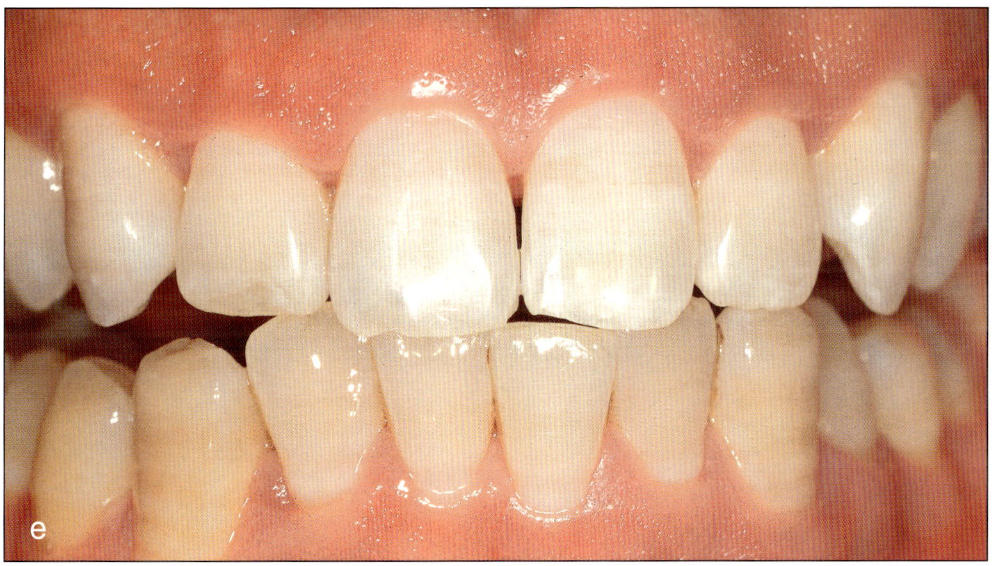

(e) 자가미백을 몇 개월 사용 후 치아가 깨끗하게 밝아졌다.

CASE 11 하얀 변색을 미백, 연마 및 컴퍼짓 레진으로 수복한 증례

미백 후에도 하얀반점이 명료할 때는 연마를 시행할 수 있다. 하지만, 환자에게는 연마 후에 추가로 컴퍼짓 수복물이 요구될 수 있다고 설명한다. 미백을 먼저 시행하는 이유는 연마 후에 컴퍼짓의 색상을 미백된 치아에 맞출 수 있기 때문이다. 따라서 연마의 시행은 미백 2주 후에 시행하는 것이 가장 적합하다. 미백 직후의 결합 강도는 약 25% 감소하기 때문에 색상이 안정되고 결합 강도가 회복될 수 있도록 2주 기다린다.

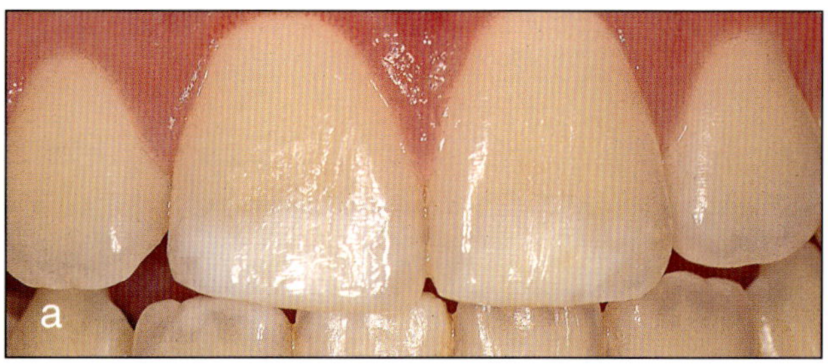

(a) 16세 남자 환자에서 상악 중절치의 절단부에 하얀 반점이 보인다.

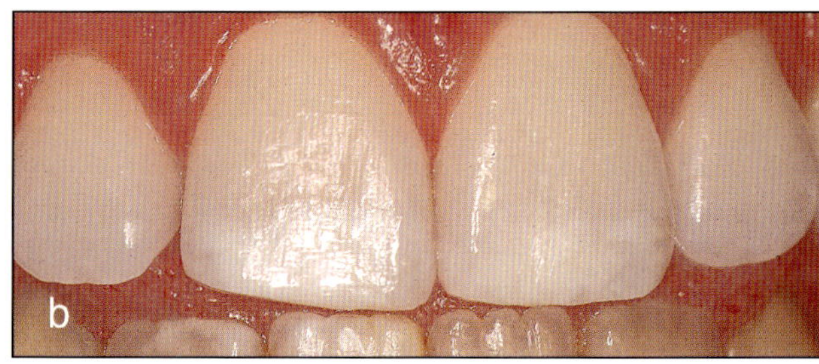

(b) 10% 과산화요소 자가미백을 4주간 시행 후 하얀 반점은 덜 두드러져 보이지만 여전히 잔존한다.

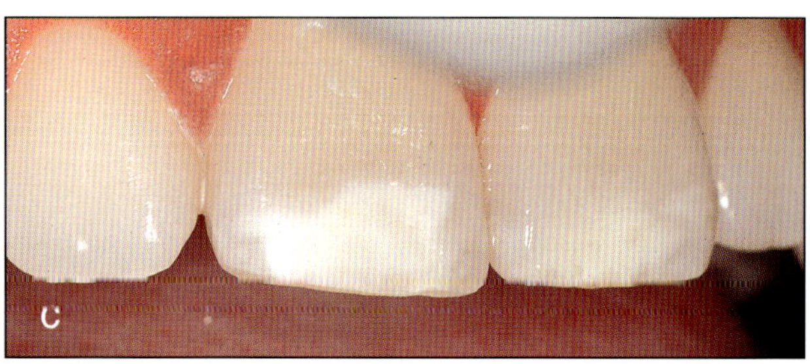

(c) 남아있는 변색의 제거를 위해서 연마를 시행했지만 하얀 반점이 깊은 부위에서는 더 악화되었다. 이 시점에서 변색을 완전히 제거하여 컴퍼짓으로 수복하기로 결정하였다.

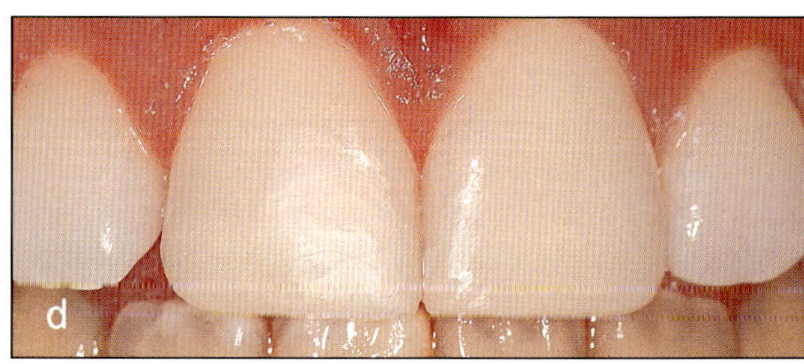

(d) 미백, 연마 및 컴퍼짓 수복 후의 최종 결과. 미백 후 색상이 안정되고 결합 강도가 회복되기 위해서는 2주가 소요된다. 따라서 연마는 항상 미백 후에 시행하는 것이 권장된다.

CASE 12 다른 심미치료의 동기부여를 위한 부분적 변색의 치료

광범위한 치료가 요구되는 환자가 예상되는 치료결과를 상상하기 어려울 때가 많다. 일반적으로는 가장 심각하게 생각되는 주소, 예를 들어 단일치아의 변색 또는 국소적 변색만 인식하고, 교정치료 또는 다른 수복치료로 얻을 수 있는 결과를 모르는 경우가 더 많다. 미백은 주소를 해결해줌으로써 다른 문제에 대한 인식을 도와주며 궁극적인 치료 목표에 도달할 수 있게 해준다. 초기의 미백치료로 얻은 미소의 개선은 부가적인 치료의 결과 또한 상상할 수 있게 한다.

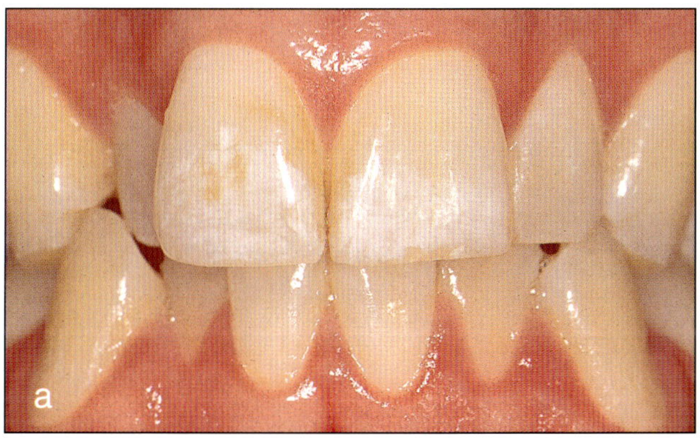

(a) 환자는 여러 개의 심미문제가 있었지만, 전치부의 하얀 · 갈색 변색의 치료만을 희망하였다. 중절치의 절단부의 파절은 하얀 반점이 표면에만 국한되어 있는 것을 보여주었다. 따라서 미백 전에 연마로 하얀 변색을 제거할 수 있다는 것을 예측할 수 있었다.

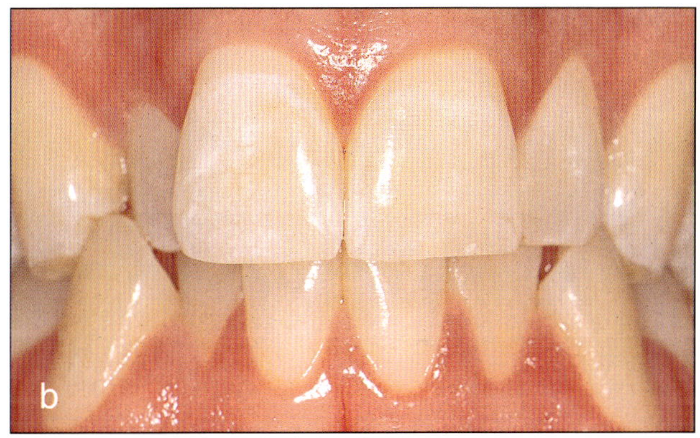

(b) 하얀 반점이 제거되었다.

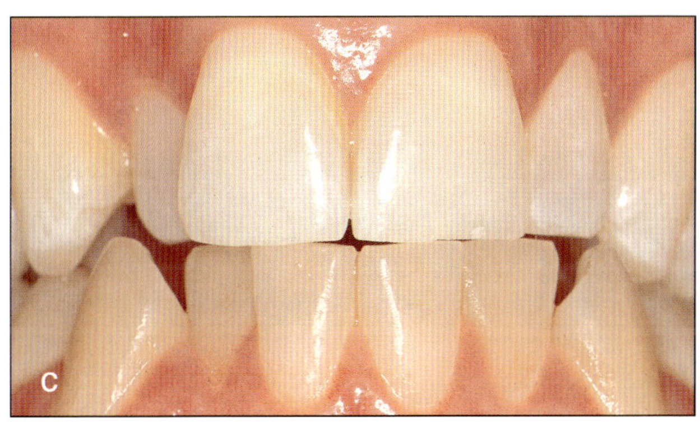

(c) 갈색 변색은 미백으로 제거되었으며, 이 시점에서 환자는 치아의 배열과 교합에 대한 문제점도 인식하기 시작했다.

CASE 13 교정치료와 관련된 갈색과 하얀색의 변색

혼합치열기에 있는 어린이들은 특히 치아와 미소에 민감하기 때문에 원만한 대인관계와 사회성을 키우기 위해 외모는 매우 큰 비중을 차지한다. 매력적인 치아는 특히 청소년에게 중요하기 때문에, 이 연령대에서 미백에 대한 문의가 매우 높다. 미백은 일반적으로 교정치료 후에 시행되며, 교정유지장치를 응용해서 사용할 수 있다.

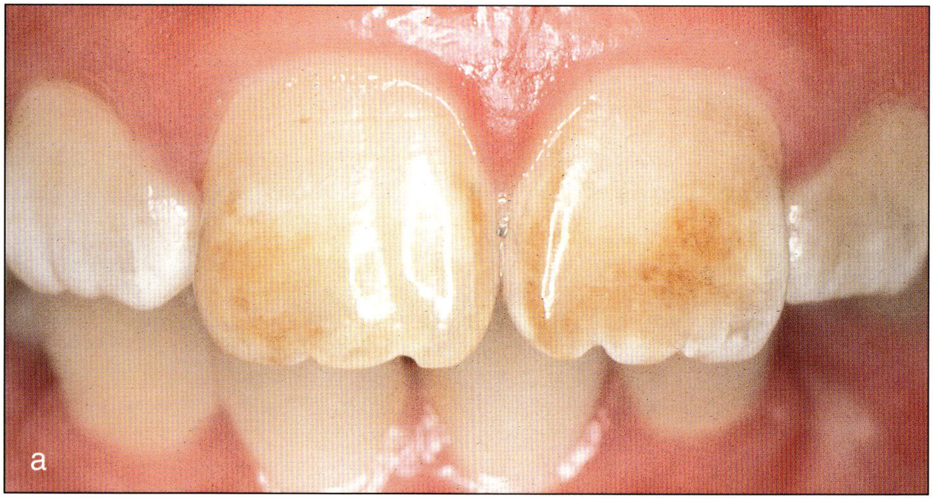

(a) 10세의 여자 환자에서 맹출하는 중절치의 갈색과 하얀 변색을 볼 수 있다.

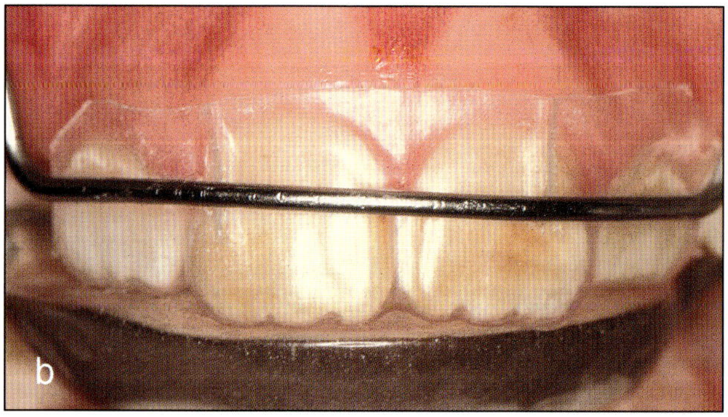

(b) 교정유지장치를 응용해서 10% 과산화요소 자가미백을 시행한다. 자가미백장치와 교정유지장치를 번갈아 가면서 착용하는 방법도 있다.

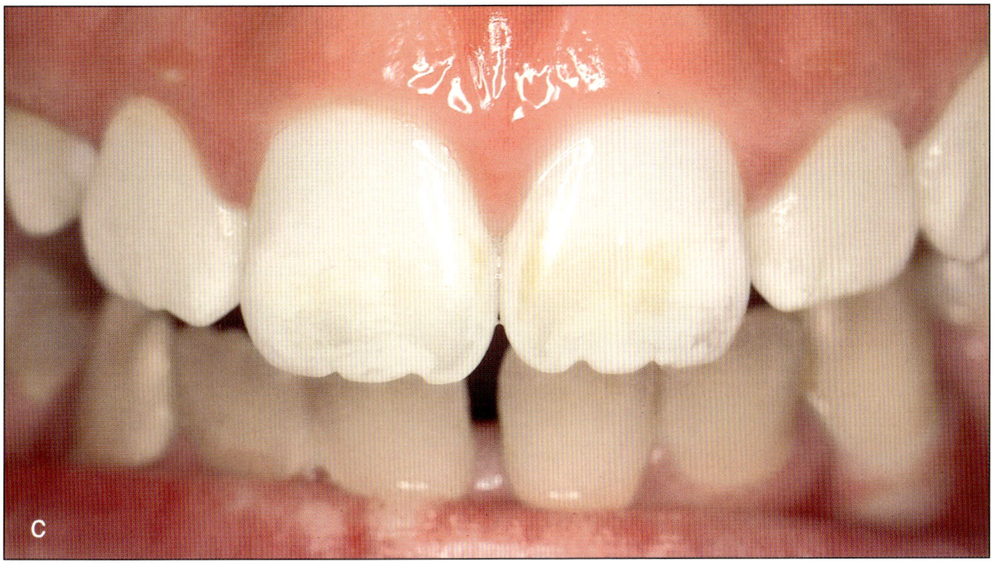

(c) 6주간의 자가미백 후 대부분의 갈색 변색은 제거되었고, 하얀 변색도 치아가 밝아짐으로써 덜 두드러져 보인다.

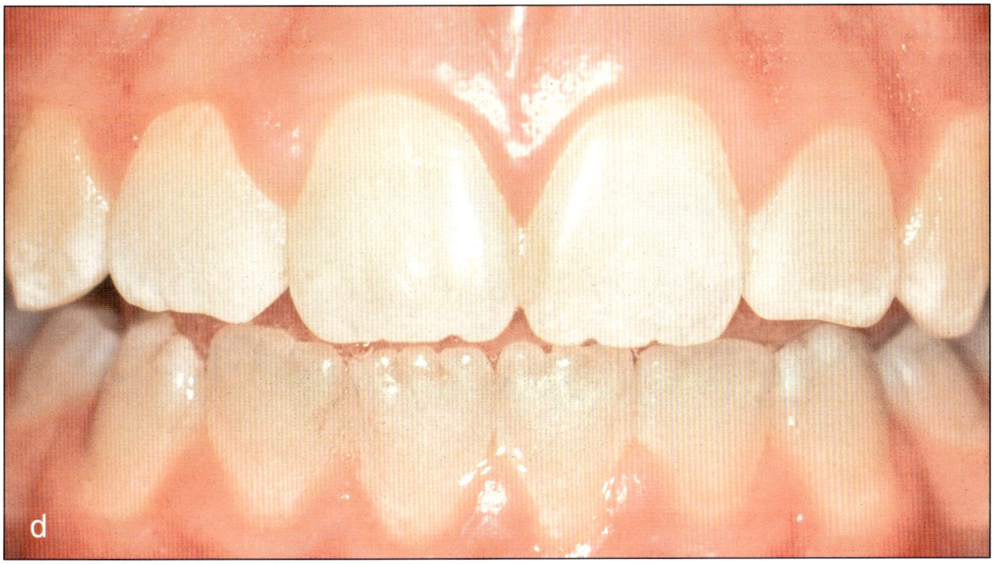

(d) 미백 3년 후에도 추가치료 없이도 완전히 맹출한 측절치에 경계선이 나타나지 않는다. 미백하지 않은 하악 치아들은 미백의 지속성을 보여준다.

CASE 14 갈색 불소증 변색의 신속한 치료를 위한 전문가 미백

미백장치를 착용해야 하는 번거로움 때문에 자가미백보다 전문가미백을 선호하는 환자가 더 많다. 한 번의 전문가미백이 같은 결과를 보여줄 것이라고 오해하는 경우도 많다. 하지만, 일반적으로 자가미백과 유사한 결과를 얻기 위해서는 최소한 3회의 전문가미백이 요구된다. 1회의 전문가미백의 성공률은 25%에 불과하며, 대부분 미백 전 색상이 어둡지 않은 경우에 국한된다. 또한, 일반적인 상식과는 달리 미백광원의 사용도 미백효과에 큰 영향을 미치지 않는다. 미백광원의 사용 직후 치아가 밝아 보이는 이유는 주로 탈수현상에 의한 것으로 2주 후에는 그 효과가 사라진다.

전문가미백의 효과는 미백제의 농도, 적용시간과 치아가 밝아질 수 있는 고유의 성질에 의해 결정된다.

국소적 갈색 변색을 보이는 환자들도 한 번의 전문가미백으로 모든 문제가 해결될 것이라고 생각한다. 드물게는 가능할 수도 있지만, 일반적으로 여러 번의 전문가미백 또는 추가적 자가미백의 필요성을 환자에게 알리는 것이 중요하다. 이에 따른 추가비용도 설명할 필요가 있다.

잇몸 보호제를 반복적으로 사용해야 하는 번거로움과 안전성에 대한 사항도 고려해야 한다. 전문가미백 시 나타나는 과민반응으로 인해 치료 전 처방 또한 고려해야 한다. 환자에게 이처럼 자가미백과 전문가미백의 차이점, 컴퍼짓 또는 도재 수복의 필요 가능성을 충분히 알린 후에도 환자들은 전문가 미백을 더 선호할 수도 있다.

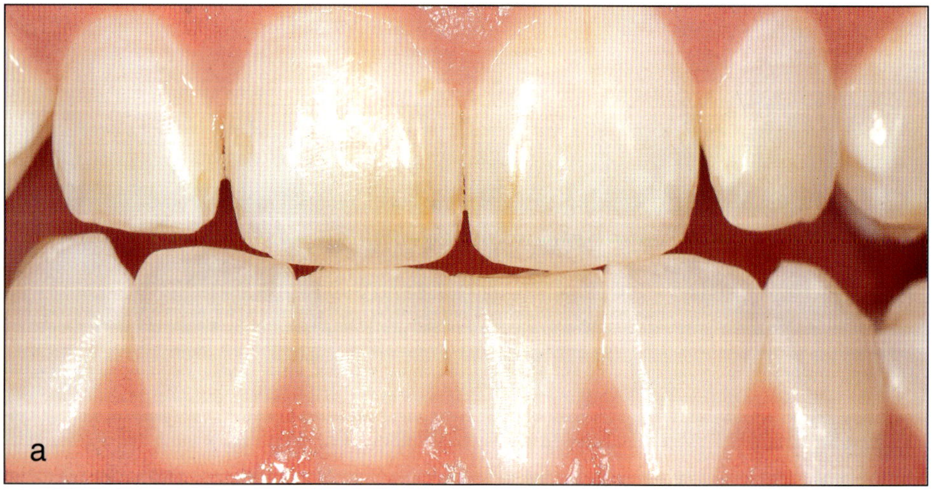

(a) 환자는 중요한 행사를 앞두고 있었기 때문에 갈색 불소 변색을 신속하게 제거하길 희망하였다.

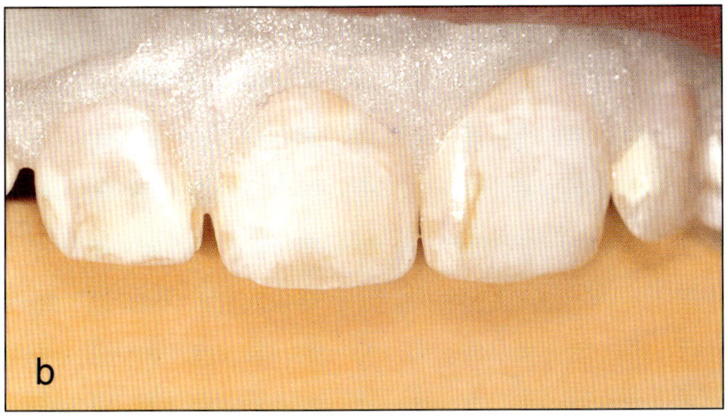

(b) 치은 보호제로 치은을 격리한 후 35% 과산화수소와 광원을 이용한 전문가미백이 시행되었다.

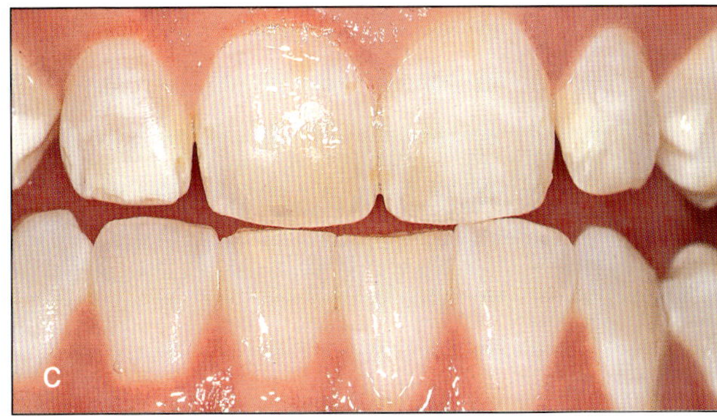

(c) 전문가미백을 3회 시행했는데도 불구하고 갈색 변색은 완전히 제거되지 않았다.

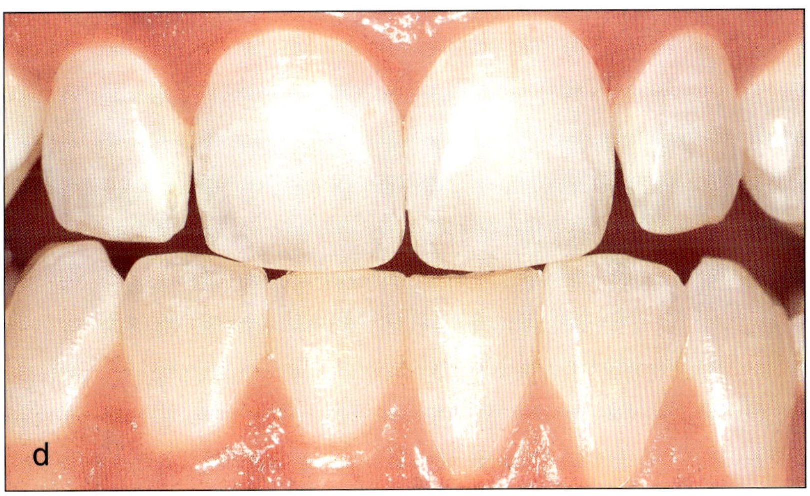

(d) 전문가미백 실패 후, 자가미백을 4주간 시행함으로써 좋은 결과를 얻을 수 있었다.

CASE 15 미백 중에 발생하는 하얀 반점의 일시적 악화 현상

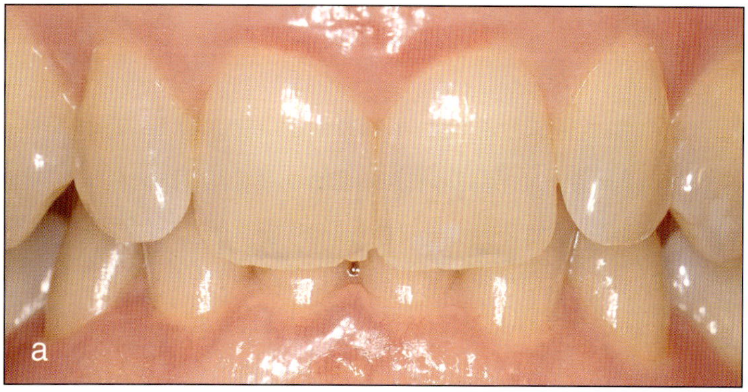

(a) 초기 검사에서 하얀 반점이 절단부에 관찰된다.

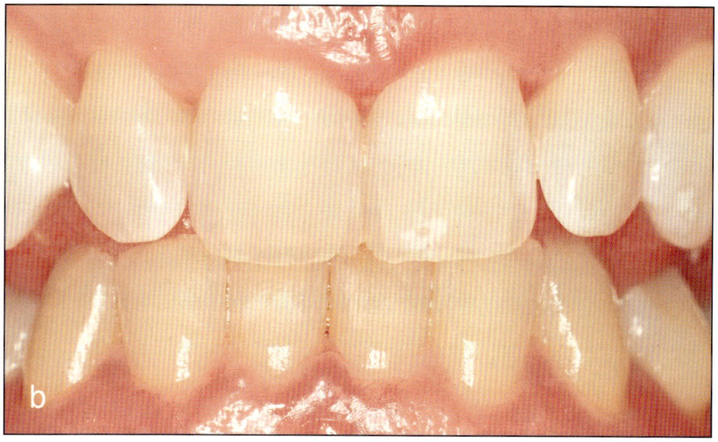

(b) 미백하는 중에 하얀 반점이 더 두드러지게 나타났다. 이 현상은 일반적으로 일시적인 것으로 '얼룩 단계' 라고 흔히 표현된다.

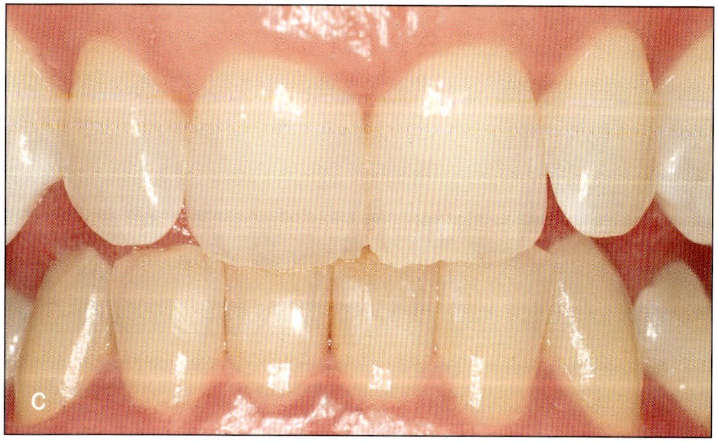

(c) 미백이 완료된 후에는 치아색상이 밝아짐으로써 하얀 반점이 치아색상과 자연스럽게 조화된다.

CASE 16 미백으로 치료가 어려운 하얀 반점

미백으로 하얀 반점 또는 변색이 완전히 제거되지 않더라도 부가적인 치료의 시작단계로 좋은 보존적인 접근방법이 된다. 일반적으로 치아가 밝아지면서 환자는 변색이 완전히 없어지지 않더라도 만족감을 표현하다. 또한, 수복치료가 요구된다 할지라도 치아가 밝아진 상태에서 시행하기 때문에 최종결과가 더 자연스럽고 심미적으로 완성된다.

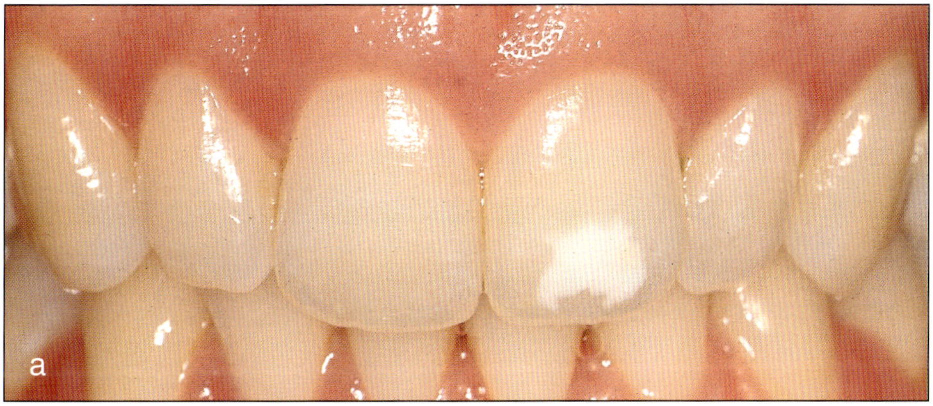

(a) 상악 좌측 중절치에 보이는 하얀 반점은 미백만으로 치료하기에는 어려움이 있다.

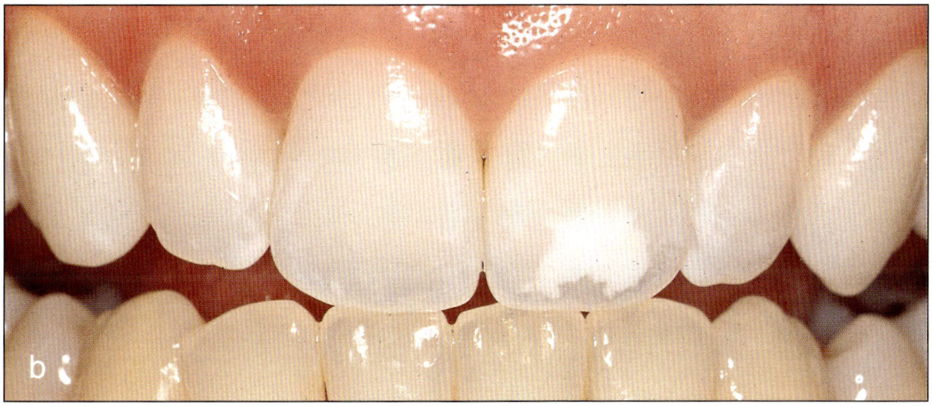

(b) 미백 후, 치아 색상은 많이 밝아졌다. 치아 색상이 안정된 2주 후에는 수복치료의 여부를 환자가 결정하게 된다.

CASE 17 미백으로 치료가 어려운 갈색 변색

갈색 변색의 종류와 환자의 협조도에 의한 요인으로 미백으로 치료가 어려운 갈색 변색도 있다.

일반적으로 6주간 미백을 했는데도 변색이 현저히 잔존하는 경우에 미세연마를 고려한다.

하얀 반점의 치료와 마찬가지로 미백 2주 후에 연마를 시행한다. 연마의 단점은 치아의 삭제가 이루어진다는 점인데, 환자에게는 연마 후 심미수복치료의 가능성을 반드시 알려야 한다.

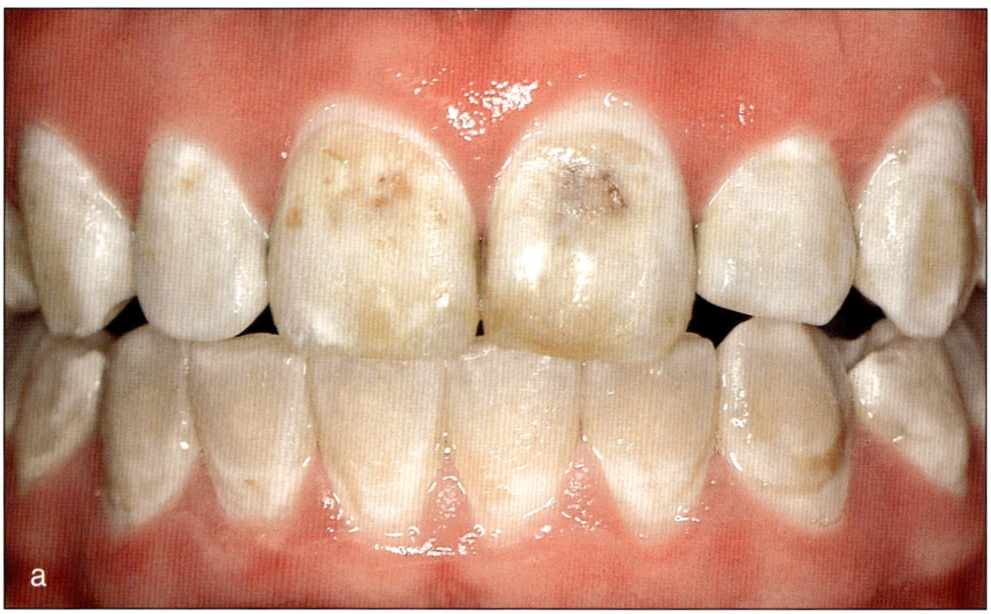

(a) 갈색 변색이 국소적으로 산재되어 치료를 위해 내원한 환자.

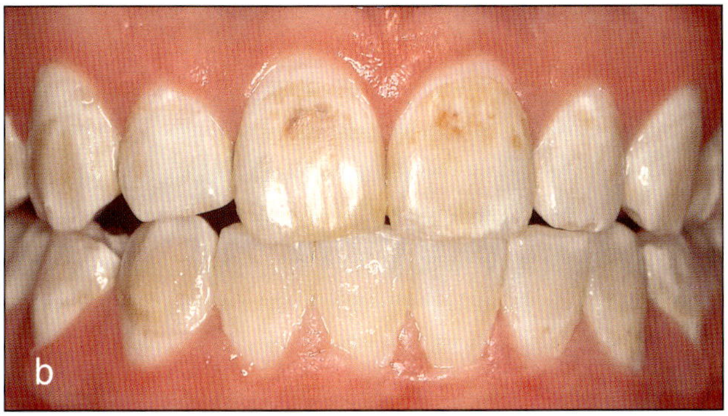

(b) 자가미백 시행 6주 후에도 갈색 변색이 잔존하였다.

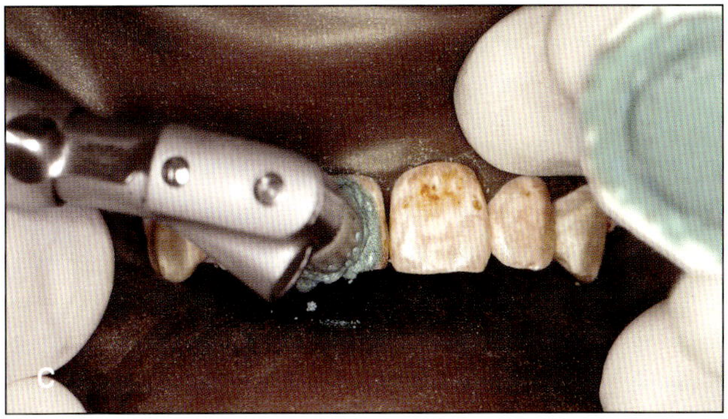

(c) 상악 우측 중절치는 염산을 포함한 퍼미스페이스트로 미세연마가 시행되었고 상악 좌측 중절치는 컴퍼짓 피니싱 버로 미세삭제가 이루어졌다.

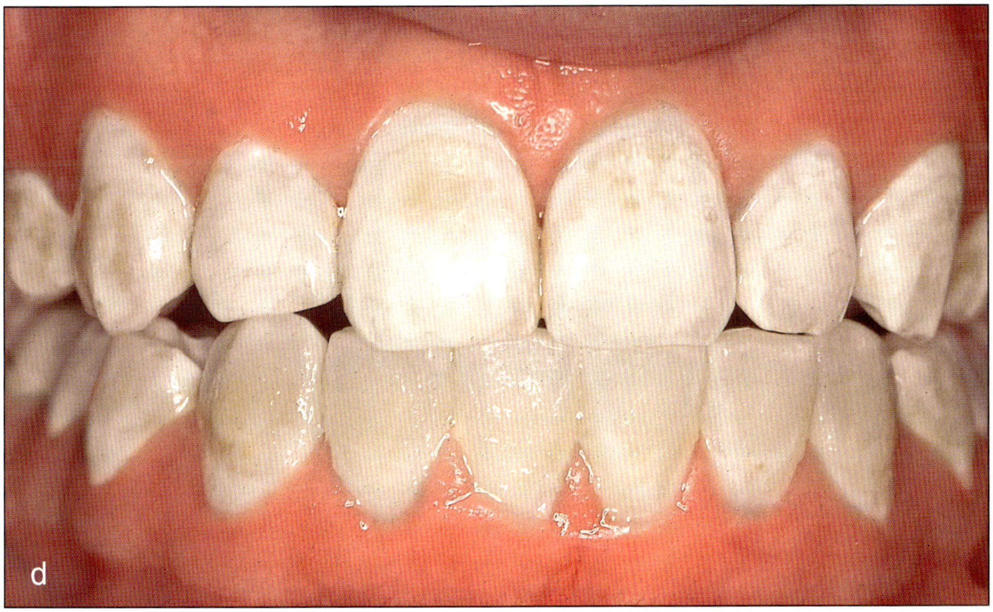

(d) 미백과 미세연마 후, 심미성은 증진되었지만 치아의 형태와 법랑질의 소실이 불가피했다.

테트라싸이클린 변색치 4

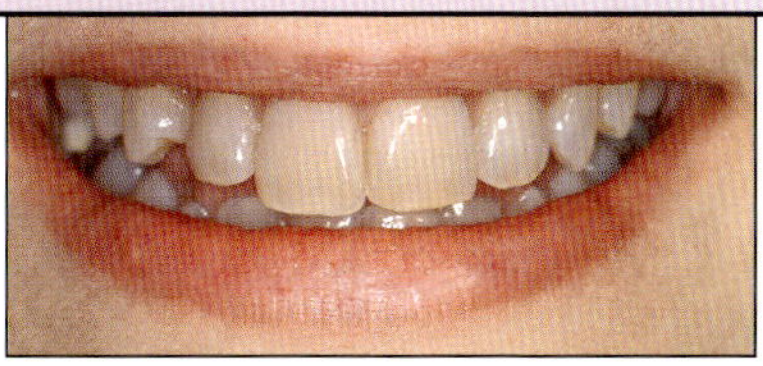
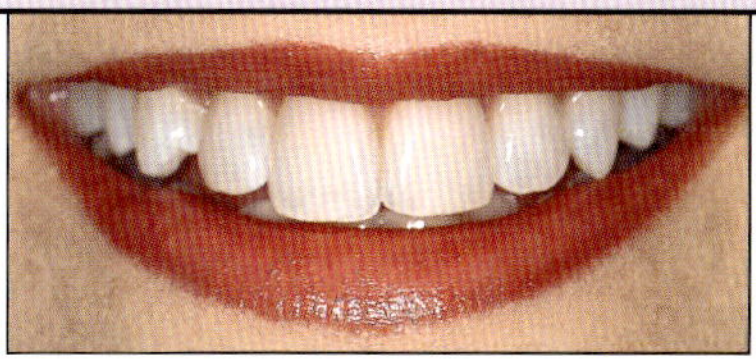

1989년에 소개된 자가미백으로 많은 환자들의 미소를 밝게 할 수 있게 되었다. 하지만, 테트라싸이클린 변색치의 치료는 여전히 좋은 미백결과를 얻기가 힘들다. 테트라싸이클린 변색은 임신 3기 또는 어린이의 치아형성 과정 중에 약을 복용했을 때 발생할 수 있다. 성인에서도 외적 침착 또는 고령과 외상에 의한 이차상아질 형성 중에 내적 침착으로 약물(예, 여드름 치료를 위해 미노싸이클린을 장기간 복용 시)에 의한 변색이 발생한다. 테트라싸이클린의 종류(예, 독시싸이클린, 옥시테트라싸이클린, 미노싸이클린, 클로테트라싸이클린, 데모클로싸이클린)에 따라서 변색의 색상(회색, 청색, 갈색과 노란색)과 정도가 상이하다. 최근의 연구 결과에 의하면 미백기간의 연장으로 테트라싸이클린 변색치의 치료도 가능하게 되었다. 일반적인 변색의 경우에는 미백기간이 2~6주 소요되는 반면, 테트라싸이클린 변색은 만족스러운 결과를 위해 매일 밤 자가미백을 시행하면 1~12개월 소요된다. 치아 전반에 균일하게 분포되어 있거나 치아의 절단부에 집중된 갈색과 노란 계열의 변색은 좋은 적응증이 되지만, 치경부에 집중된 회색과 청색 계열의 변색은 미백이 어렵다. 밴드가 있는 치아는 반응이 다양하기 때문에, 미백 후 밴드를 치료하기 위해 컴퍼짓 레진 치료가 요구되는 경우도 있다. 연구결과에 의하면 10% 과산화요소를 이용하여 6개월간 자가미백을 하여도 치아 또는 치수에도 7.5년 후 리콜 시 위해 작용이 나타나지 않았다. 치료기간의 연장으로 테트라싸이클린 변색이 완전히 없어지는 것은 아니지만, 대부분의 경우 색상의 개선이 나타났다. 회색 변색은 일반적으로 바탕 회색이 유지되면서 조금 더 밝아진다(즉, 하얗게 되기보다는 밝아진다). 테트라싸이클린 변색치에서 장기간의 미백치료를 계획할 때 고려해야 할 여러 요소들이 있다. 첫째는, 변색의 위치가 예후를 결정하는 데 크게 작용한다. 치아는 절단부에서 치경부로 갈수록 더 두꺼워진다. 즉, 미백은 일반적으로 절단부에서 시작하여 치경부로 진행되며, 치경부의 변색이 강한 경우 미백의 예후가 가장 안 좋다. 일반적으로 백악법랑 경계로부터 착색의 위치가 멀수록 미백의 좋은 적응증이다. 하지만 장기간의 미백으로 반드시 성공할 수 있다고 보장하기란 어렵기 때문에 환자의 이해와 협조가 요구된다. 미백 성공의 여부는 시간과 치료비용을 투자해야만 확인할 수 있다. 모든 변색이 상이하게 반응하기 때문에 초기 몇 개월에는 소량의 미백만 보일 수 있다고 이해해야 한다. 장기간의 치료로 과민 반응의 정도도 증가할 수 있다. 따라서 치료시간(밤 시간에서 1~2시간의 낮 시간으로)을 줄이거나 치료횟수(매일에서 격일로)를 감소시키는 방법도 있다. 장기간의 미백 시 과민반응은 불규칙적으로 나타날 수 있으며, 특별한 치료 없이도 없어질 수 있다. 미백을 시작하기 전 또는 미백 중 미백장치에 불소를 적용하여 과민 반응을 예방 또는 해결할 수 있다. 과민반응을 가장 확실하게 해소하는 방법은 미백치료 시작 전에 2주간 질산칼륨을 함유한 치약을 사용하고 미백 중에 요구될 때 미백장치에 질산칼륨을 10~30분간 적용시키는 방법이다. 과산화요소의 농도를 감소시키는 방법도 도움이 된다.

장기간의 미백 시 현실적으로 고려해야 할 요소는 치료비용이다. 일반적인 미백 치료비용보다 수가를 높게 책정하여 시작할 수 있고, 초기 비용을 고정한 상태에서 매달 추가 비용을 정할 수 있다. 후자의 경우에는 전문가미백 시의 추가 비용과 추가되는 미백제를 가산하면 된다. 미백은 색상 개선이 더 이상 나타나지 않을 때, 희망하는 색상이 얻어졌을 때 또는 환자가 치료를 더 이상 진행하고 싶지 않을 때까지 진행된다. 테트라싸이클린 변색치의 치료 기간은 예측하기 어렵기 때문에 이런 접근 방법으로 환자와 치과의사 모두에게 공평한 출구가 생길 것이다.

치경부가 강하게 변색된 경우에는 자가미백보다 포세린 라미네이트 비니어가 더 적합할 수 있다. 그럼에도 불구하고 미백을 먼저 시행한 후 비니어의 필요 여부를 다시 평가한다. 그래도 비니어가 요구되면 치아가 조금 더 밝은 상태에서 치료를 하기 때문에 마스킹의 양을 줄일 수 있고, 조금 더 자연스러운 결과를 위해 더 투명한 비니어를 제작할 수 있다. 미백 후 색상의 개선이 조금도 없는 경우라 할지라도 환자 입장에서는 가장 보존적인 방법을 시도했다는 것 자체로도 위안을 얻을 수 있다. 또한 심미적 미소를 위해서는 포세린 비니어가 가장 적합한 치료라는 것을 편하게 받아들일 수 있다. 미백 후 유지 기간에 대한 연구에서는 대부분의 경우 치아가 밝아졌으며, 10명 중 8명의 환자에서 최소한 1년간 밝기가 유지되었고 7~9년간 장기간 동안 색상이 유지되는 경우도 있었다. 색상이 다시 어두워진 환자들도 미백을 잘 했다고 평가했으며, 다시 같은 결정을 내릴 것이라고 긍정적으로 평가하였다.

테트라싸이클린 복용으로 인한 위해 작용에 대해서는 치과의사와 환자 모두가 인식을 공감하고 있다. 여드름 치료 용도로 복용하는 테트라싸이클린의 파급효과에 대해서는 최근에 보고되었다. 하지만, Rocky Mountain spotted fever와 여드름 치료를 위해서 가장 적합하고 일반적으로 처방되기 때문에 앞으로도 테트라싸이클린 변색치는 계속 발생할 것으로 예상된다. 치아미백은 가장 보존적이며 비교적 저렴한 치료로, 장기간의 치료와 비교적 합리적인 기대치를 가지는 환자에서 가장 좋은 치료 방법 중의 하나이다.

CASE 1 테트라싸이클린 변색치에서 치아미백의 효과

테트라싸이클린 변색치의 장기적 미백치료에 대한 초기의 연구는 밤에 시행하는 자가미백을 10% 과산화요소로 6개월간 시행하였다. 환자의 생활양식, 과민 반응, 색상 변화에 따라 조금 상이하지만, 568~1,213시간, 평균 952시간 동안 밤에 장치가 사용되었다. 7.5년 리콜 시 특이할 위해 작용은 보고되지 않았다.

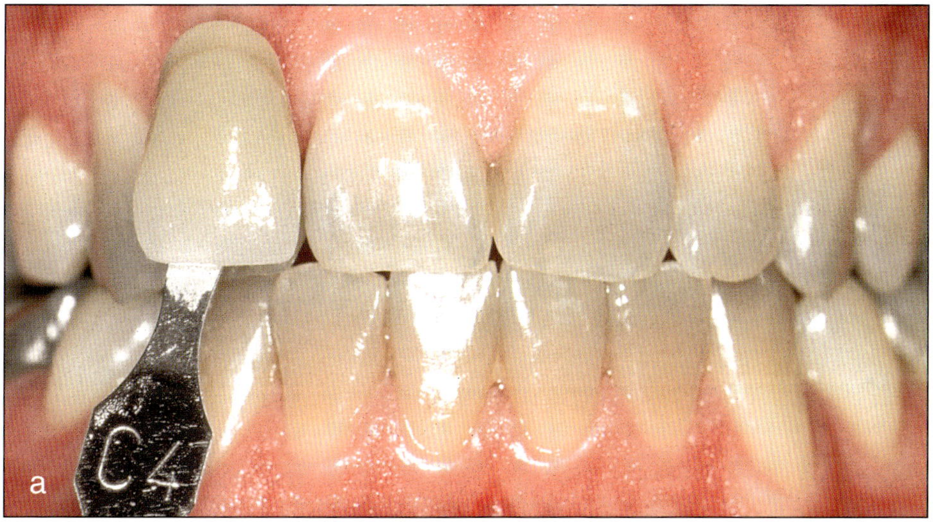

(a) 치아 우식이 없는 환자에서 중등도의 테트라싸이클린 변색이 관찰된다.

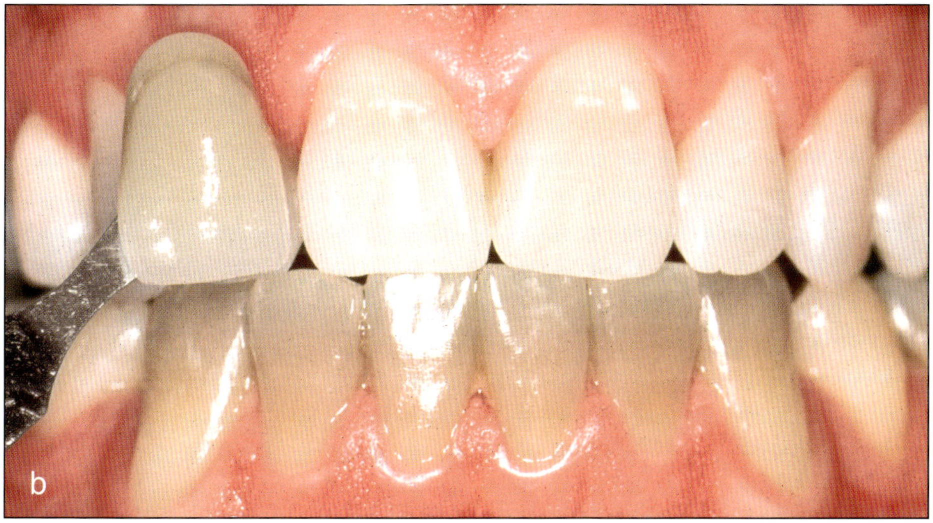

(b) 10% 과산화요소로 6개월간 자가미백을 시행하여 총 720 시간이 소요되었다. 치료 결과는 매우 양호했으며, 환자는 과민 반응도 없었다.

CASE 2 단일악궁의 미백

테트라싸이클린 변색치는 일반적으로 한 악궁부터 미백한다. 미백 과정이 느리고 변화가 잘 안 나타날 수 있기 때문에 미백하지 않은 악궁과의 차이를 계속적으로 보면서 치료 경과의 평가가 더 쉬워지며, 환자에게는 계속적인 동기 유발을 줄 수 있다. 또한, 환자에 따라서는 생활양식과 과민 반응 등에 의하여 정해진 치료 계획을 못 따르는 경우도 있다. 한 악궁만 먼저 치료함으로써 치료비용도 최소화하면서, 치료를 끝까지 진행할지 여부를 결정할 수 있다. 마지막으로, 치아 전체를 미백하는 것보다 한 악궁만 먼저 시행하여 과민 반응도 줄일 수 있다.

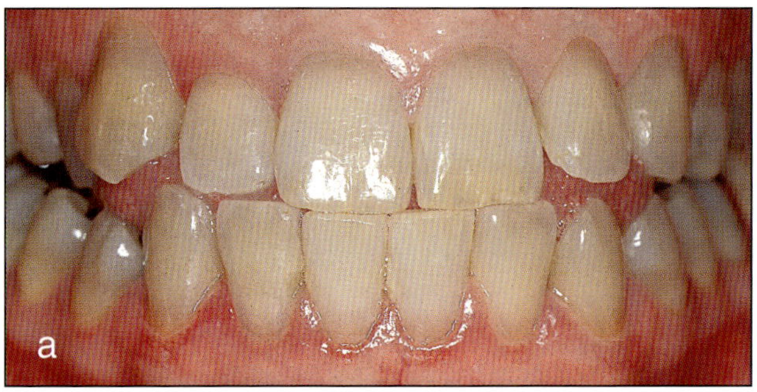

(a) 경미한 테트라싸이클린 변색치를 보이는 환자에서 상악부터 미백하기로 하였다. 일반적으로 웃을 때는 상악 치아가 많이 보이고, 말을 할 때는 하악 치아가 많이 보인다.

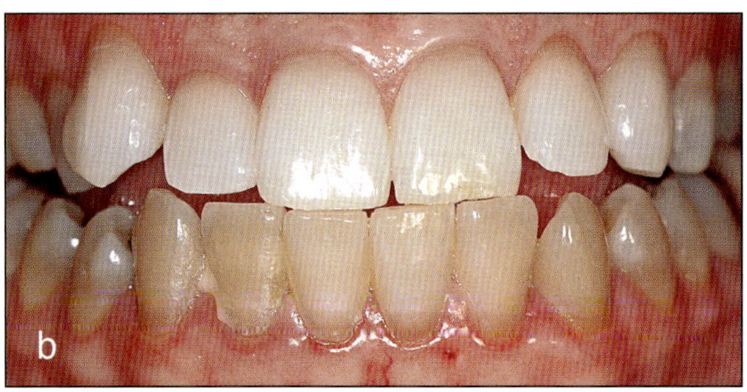

(b) 10% 과산화요소를 이용하여 9개월 간 미백을 한 후 색상 변화가 하악 치아와 비교했을 때 두드러지게 나타난다.

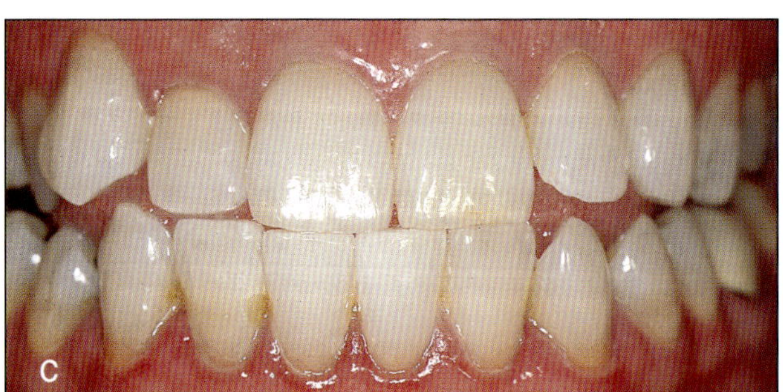

(c) 상악의 성공적인 치료 이후 하악 치아 또한 6개월간의 자가미백으로 좋은 결과를 보였다.

CASE 3 완만한 색상변화를 보이는 테트라싸이클린 변색치

테트라싸이클린 변색치는 복용약물계열에 따라서 색상이 상이하다. 색상에 따라서 미백 속도가 달라질 수 있으며, 회색 계열이 미백하기 가장 어렵다. 미백은 절단부에서 치경부로 진행되는데, 치경부에 위치한 변색이 예후가 가장 안 좋다. 따라서 초기의 색상과 위치에 따라서 상이한 결과가 발생할 수 있다고 환자의 이해를 구하고 기대치를 합리적으로 조절할 필요가 있다.

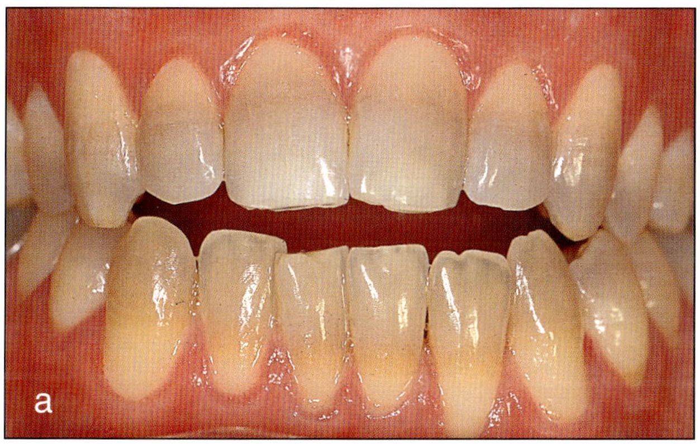

(a) 중앙에 회색 밴드가 두드러지게 보이는 환자의 초진 때의 사진. 미백이 가장 어려운 부위가 중앙에 위치한 회색 밴드일 것이라고 예측된다.

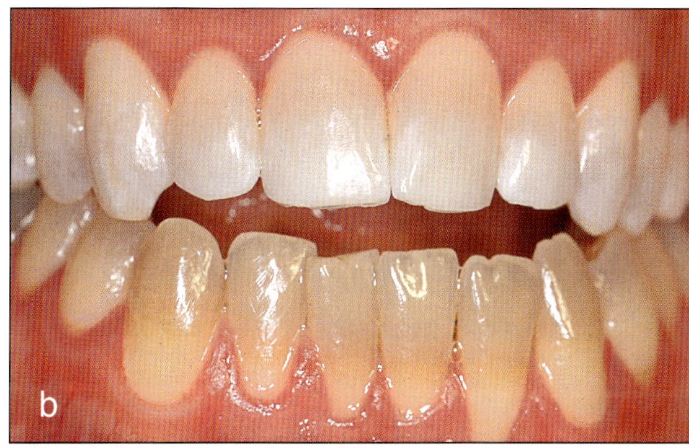

(b) 10% 과산화요소로 1개월간 자가미백 후, 절단부는 미백이 잘 이루어진 반면 밴드는 여전히 보였다.

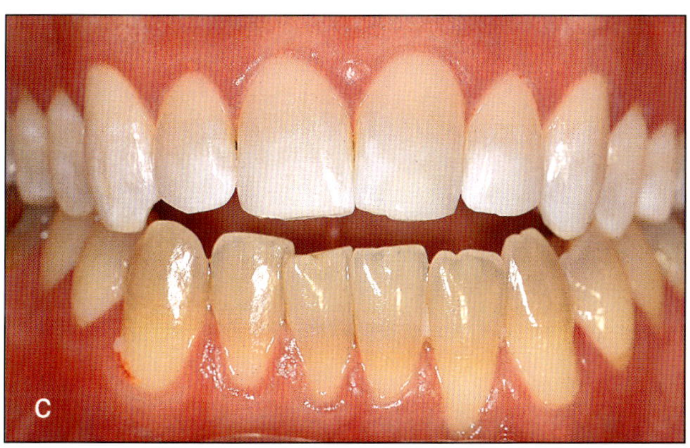

(c) 자가미백 2개월 후, 밴딩은 아직도 잔존한다.

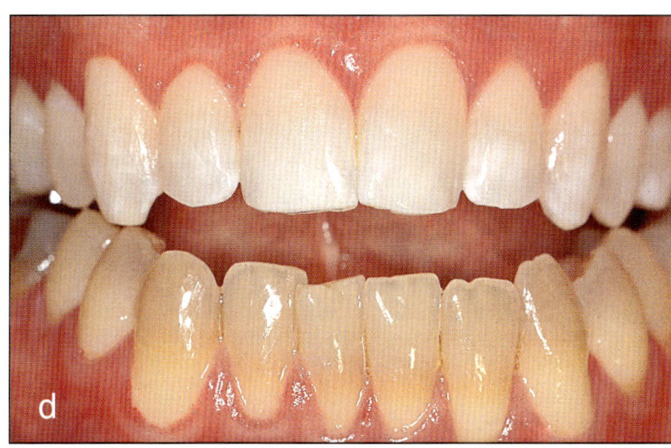

(d) 4개월 간 자가미백 후 밴딩 부위도 현저하게 감소했다. 색상 변화가 천천히 나타났음에도 불구하고, 하악과의 색상 대조가 눈으로 계속 확인 가능하며, 환자는 충분히 장기간의 치료를 감당할 수 있었다.

CASE 4 최상의 미백 결과

치아는 고유의 미백 포화점을 가진다. 이 지점이 도달된 후에는 미백제의 종류와 농도, 적용 시간에 관계없이 더 이상의 미백이 이루어지지 않는다. 테트라싸이클린 변색치에서는 최소한 2개월간 미백을 시행한 후 경과를 평가한다. 미백에 좋은 반응을 보일 경우에는 매월 주기적으로 체크하여 변화를 기록한다. 한 달이 지난 후에도 색상이 더 이상 밝아지지 않는 경우에는 포화점에 도달되었다고 보면 된다.

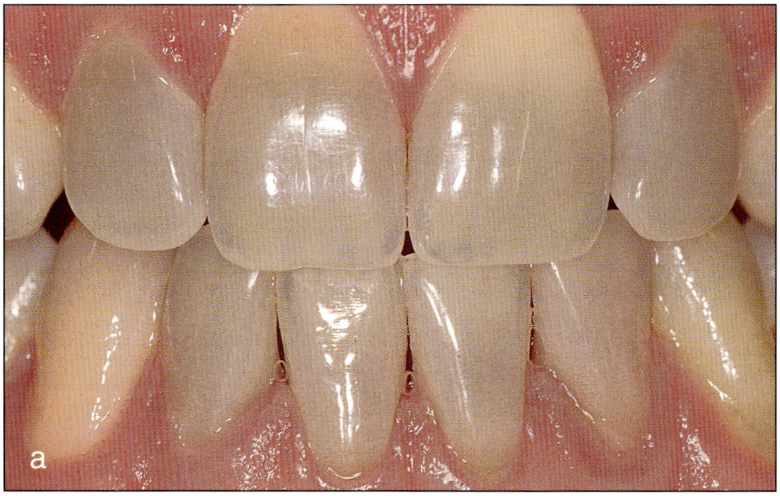

(a) 과거에 비니어 치료를 추천 받았던 테트라싸이클린 변색치를 보인 환자의 구강내 소견.

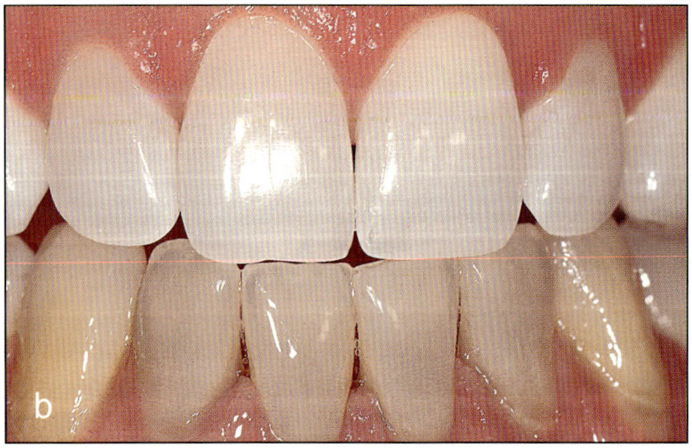

(b) 직선형의 미백 장치와 10% 과산화요소로 매일 밤 4개월 간 미백한 결과 놀라운 결과가 나타났다. 과민 반응과 같은 부작용도 나타나지 않았다.

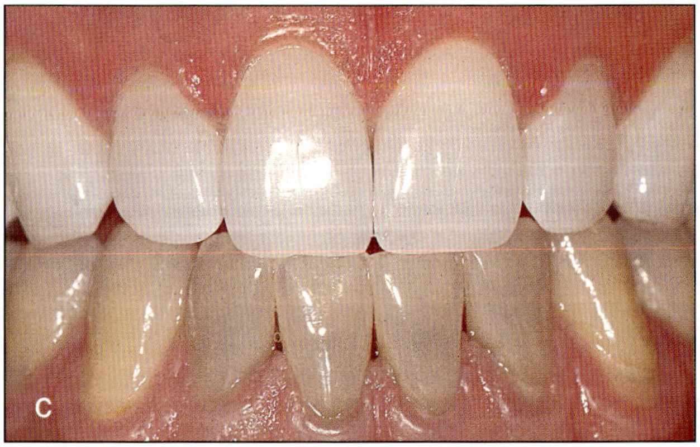

(c) 환자는 최상의 미백 결과를 위해서 6개월간 추가적으로 미백을 시행하였다. 결과는 매우 좋았지만 현저하게 더 밝아지지는 않았다. 이미 4개월 후 미백 포화점에 도달되었기 때문이다.

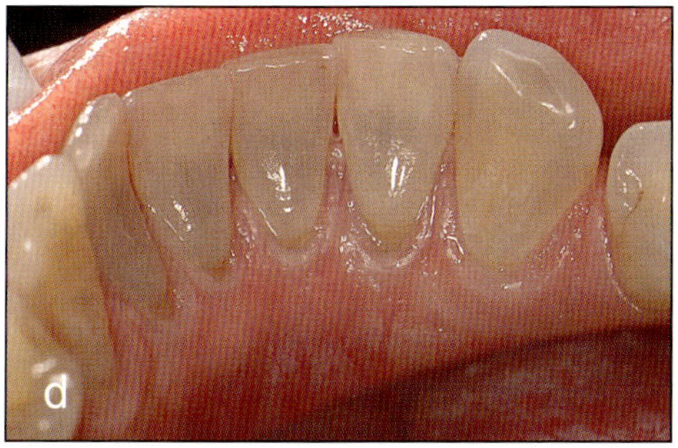

(*d*) 환자의 하악 전치 설측면은 변색의 정도를 잘 나타낸다.

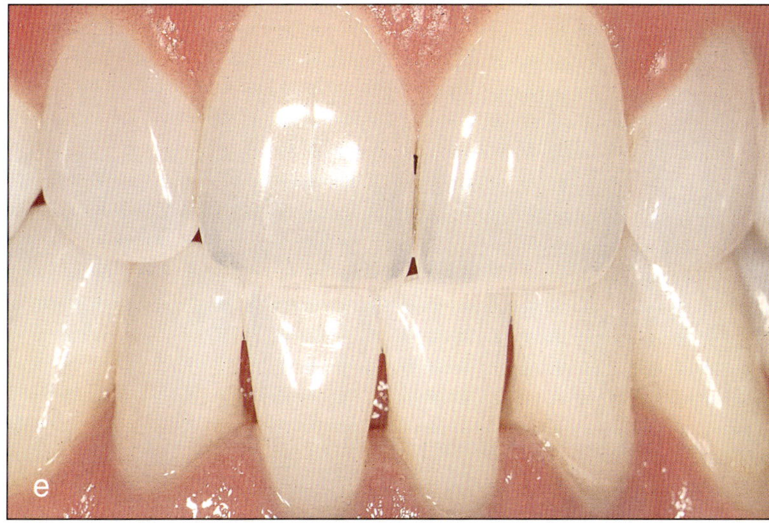

(*e*) 5개월 간 하악의 미백 후 전체적으로 조화가 잘 이루어졌다. 일반적으로 상악보다는 하악 치아의 미백이 더 오래 걸린다. 상악 치아에 비해서는 덜 보이기 때문에 환자 또한 동기 부여가 조금 더 떨어진다.

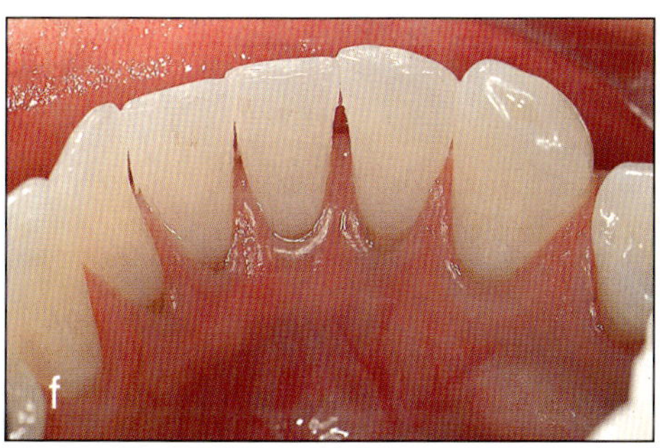

(*f*) 환자의 희망에 의해 추가적으로 5개월 간 더 미백이 이루어졌다.

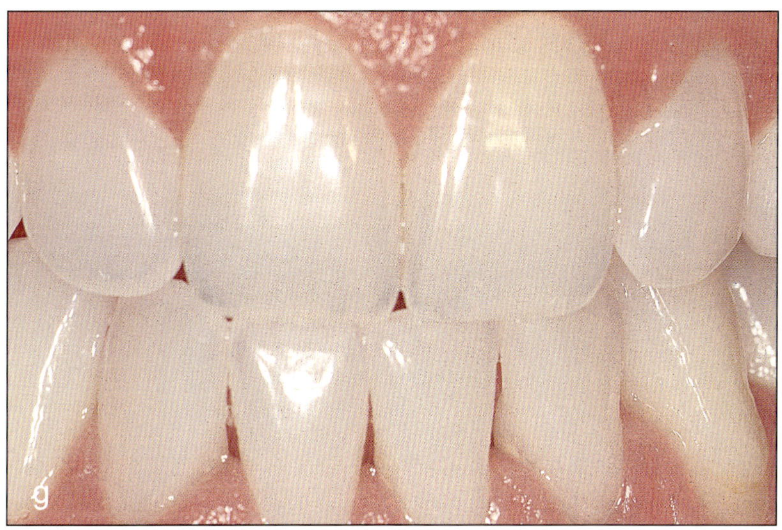

(*g*) 10개월 미백 후, 5개월 간 미백과 배교했을 때 큰 차이가 없었다. 즉, 5개월 후 포화점에 도달되었다고 할 수 있다. 하지만, 결론적으로는 미백 전과 후의 결과는 매우 드라마틱하였다.

CASE 5 절단부의 변색

치경부에 위치한 변색은 다음과 같은 2가지 이유에 의해 미백이 제일 어렵다. (1) 치경부에는 법랑질의 두께가 얇은 반면에 상아질의 두께는 두껍다. (2) 치경부에 미백제를 유지하기가 어렵다(레저보아가 없는 직선형의 미백 장치는 이런 경우 조금 더 유리하다). 일반적으로 절단부가 강하게 변색되어 있고, 치경부의 변색이 경미한 경우가 미백의 예후가 더 좋다.

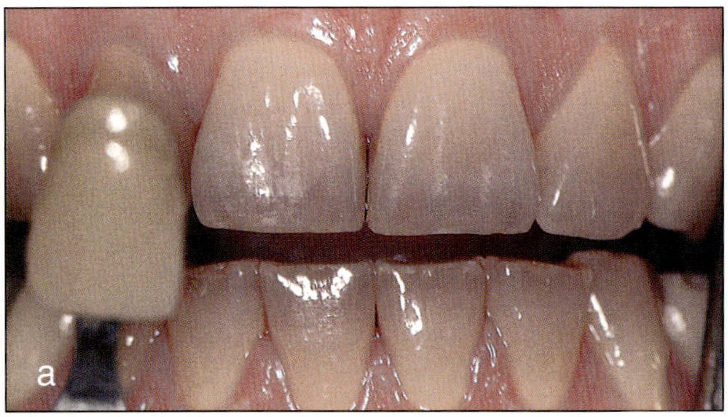

(*a*) 테트라싸이클린 변색이 절단부에 집중되어 있다.

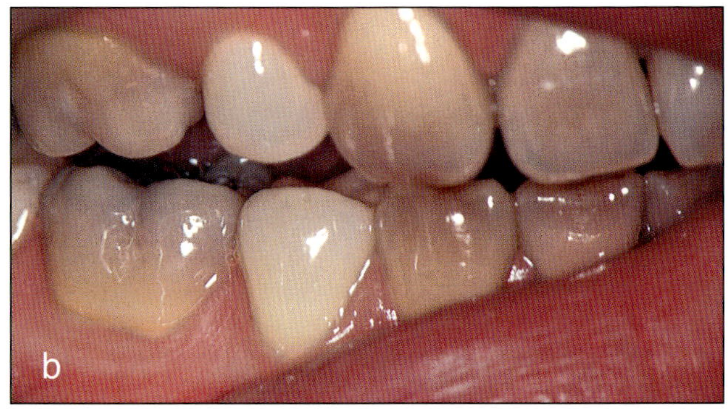

(*b*) 변색되지 않은 소구치는 테트라싸이클린 복용의 중지 후에 형성된 치아로 환자의 자연 치아의 색상을 잘 나타내는 기준이 된다.

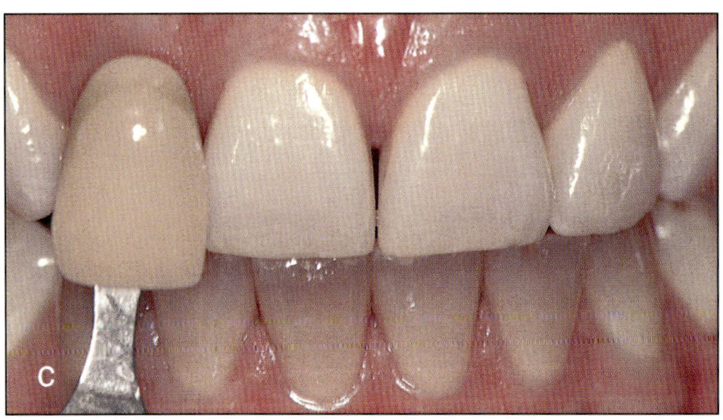

(*c*) 6개월 간 상악 전치의 미백 후 좋은 결과가 나타났다. 절단부의 변색은 치경부의 변색보다 더 좋은 예후를 보인다.

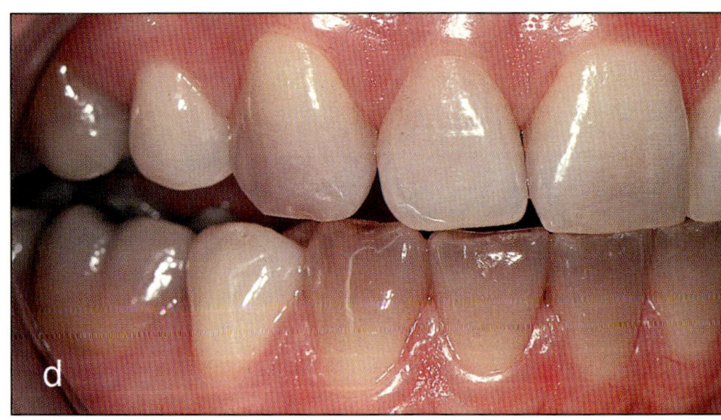

(*d*) 변색되지 않은 소구치에 근접되는 미백 결과가 나왔지만 여전히 조금 더 어두운 색상으로 남아있었다.

CASE 6–13 경미하고 중등도의 변색

테트라싸이클린 변색치의 치료 기간은 변색의 정도가 유사할지라도 매우 상이하다. 경미하고 중등도의 변색을 10% 과산화요소로 치료한 증례에서 치료 기간은 모두가 상이하다. 착색의 종류, 고유의 치아 특성, 환자의 미백 기대치 등에 의해 치료 기간은 조금씩 달라질 수 있다. 치료 기간은 1~12개월로 다양하며 평균적으로 3~4개월 소요된다. 환자의 동기 부여와 치료 경과에 대한 만족도가 최상의 미백 결과에 도달 여부를 크게 좌우한다.

CASE 6

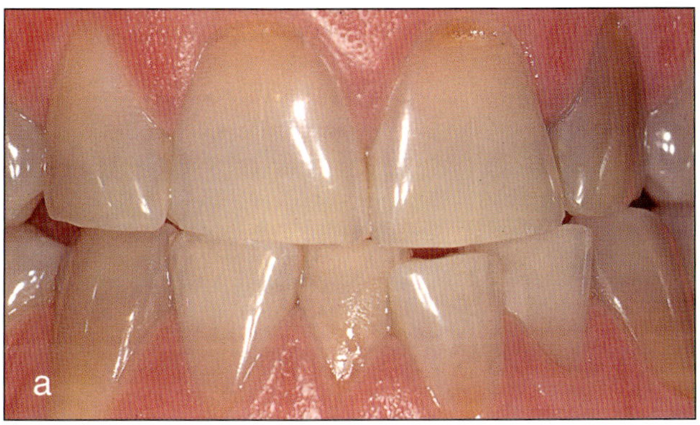

(*a*) 전달부의 변색은 미백의 예후가 양호한 반면 치경부의 변색은 미백이 어려울 것으로 예상된다.

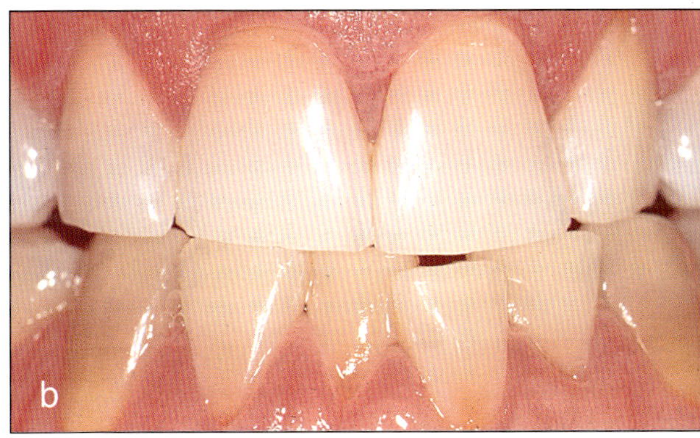

(*b*) 자가미백을 매일 밤 2개월 간 시행한 후의 결과로 환자에게 큰 만족을 주었다. 치경부의 변색은 잔존했지만, 입술에 가려 잘 보이지 않았다.

CASE 7

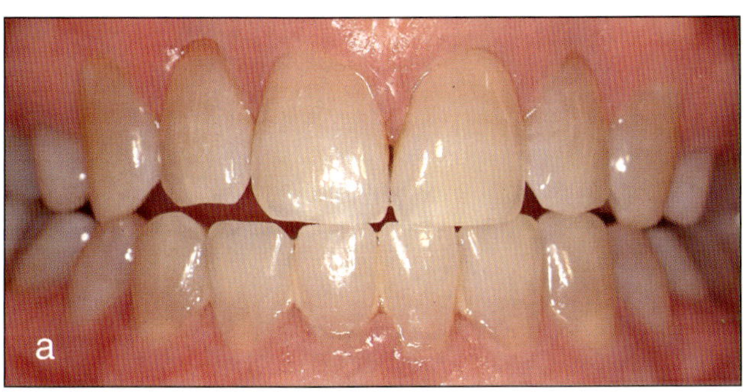

(*a*) 경미한 테트라싸이클린 변색치.

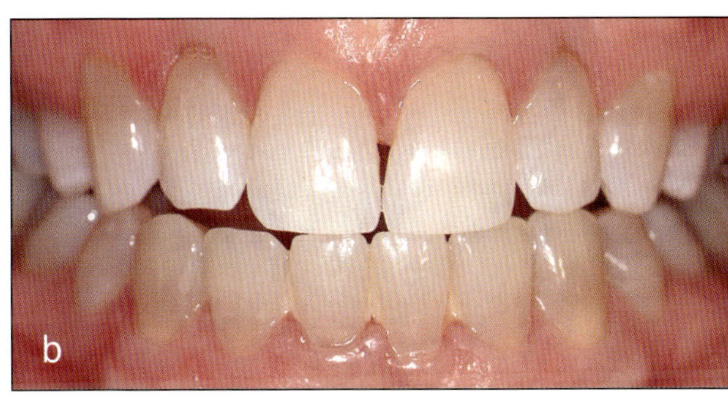

(*b*) 자가미백 2개월 후 치아 색상이 밝아지면서 절단부와 중앙 부위의 치아가 더 투명하게 보인다. 미백 후 치아는 더 투명해질 수도, 더 불투명해질 수도 있다. 어떤 방향으로 변화가 일어나는지는 예측하기 어렵다.

CASE 8

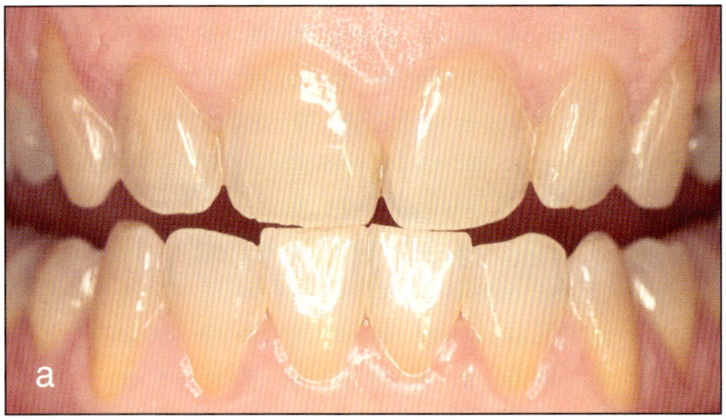

(a) 치경부의 변색이 강하게 보이는 중등도의 테트라싸이클린 변색치.

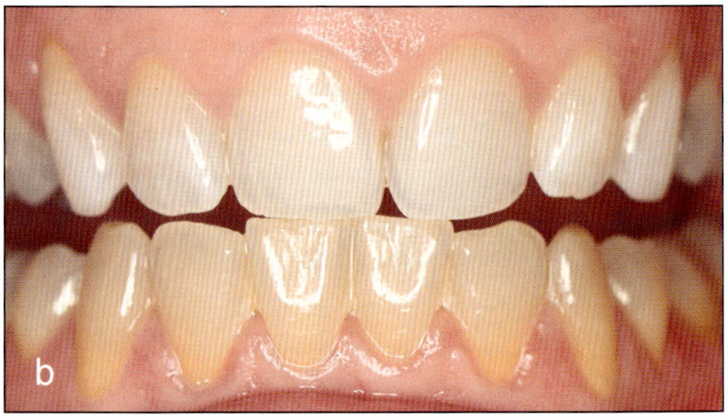

(b) 10% 과산화요소로 매일 밤 3개월 간 미백한 후의 결과로 환자는 만족했지만, 치경부의 변색은 여전히 잔존했다.

CASE 9

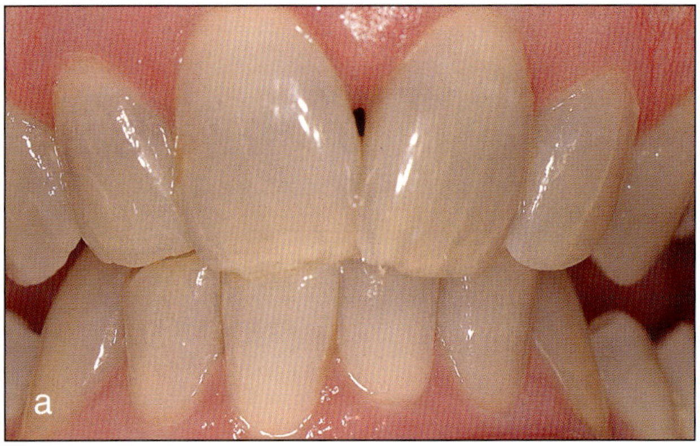

(a) 경미한 테트라싸이클린 변색치.

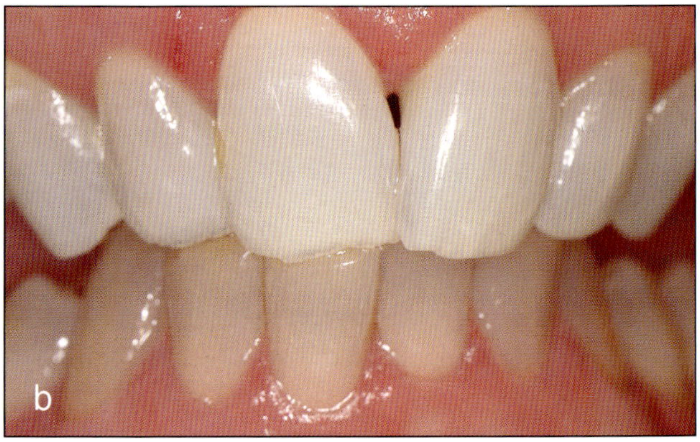

(b) 자가미백을 4개월 간 시행한 후의 결과.

CASE 10

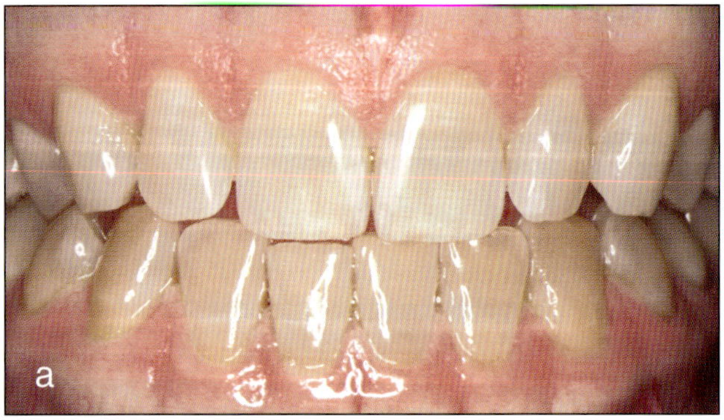

(a) 중등도의 테트라싸이클린 변색치.

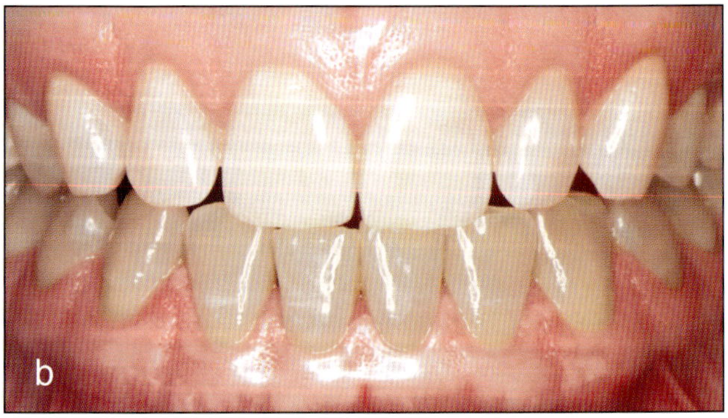

(b) 자가미백을 4개월간 시행한 후의 결과.

CASE 11

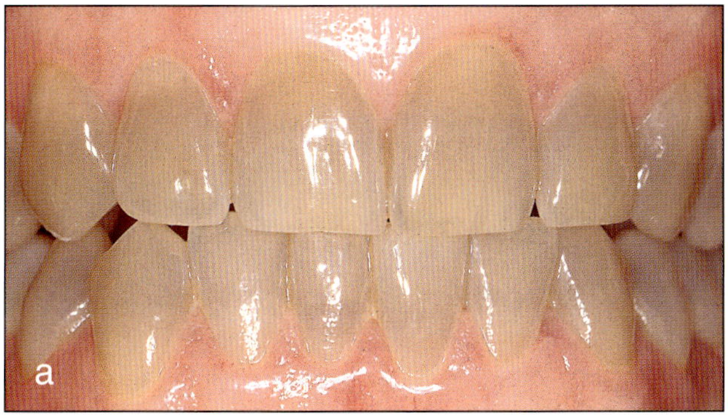

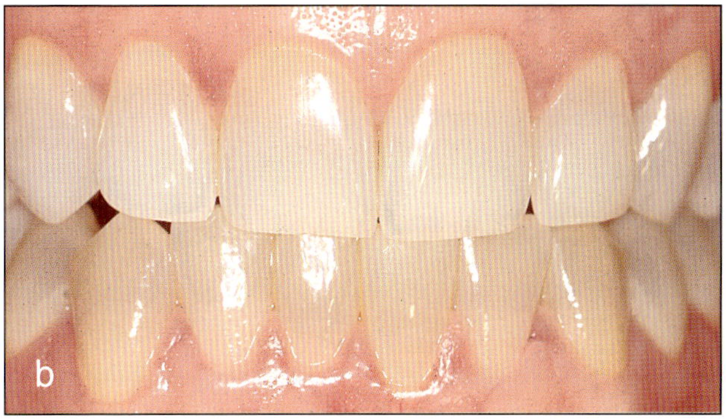

(a) 경미한 테트라싸이클린 변색치.

(b) 상악과 하악을 7개월간 미백한 후의 결과.

CASE 12

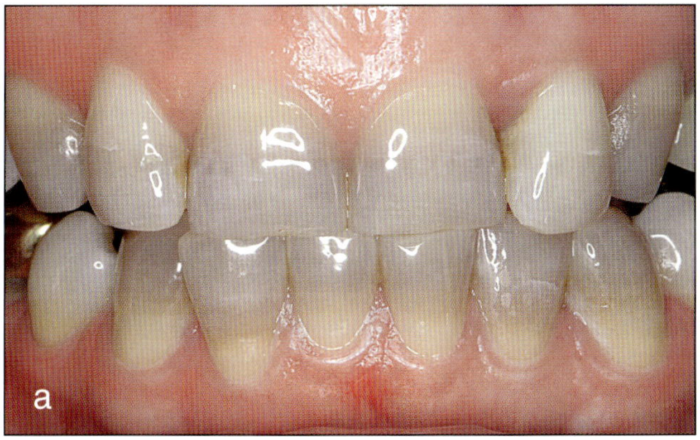

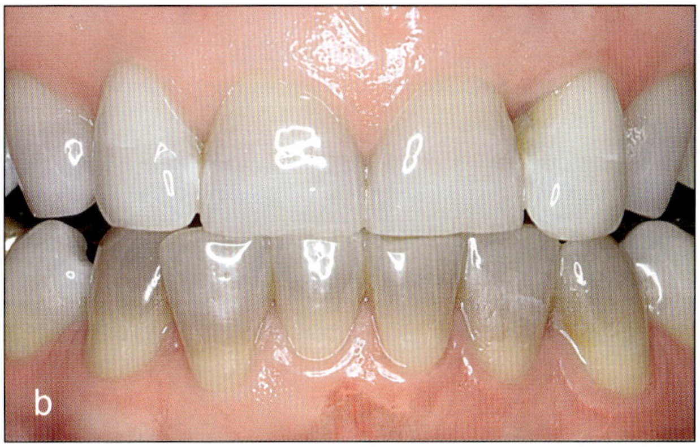

(a) 중등도의 테트라싸이클린 변색치.

(b) 자가미백을 8개월 간 시행한 후의 결과. 환자는 가끔씩 미백을 못했지만, 좋은 결과를 얻을 수 있었다.

CASE 13

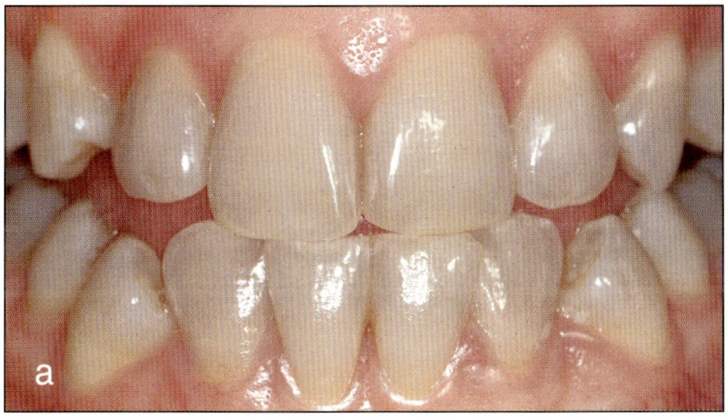

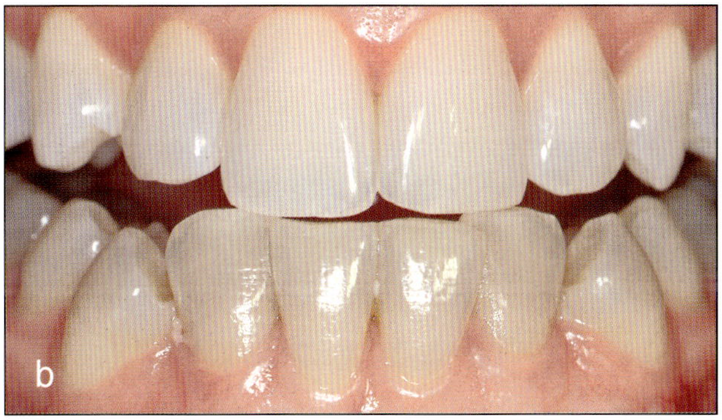

(a) 경미한 테트라싸이클린 변색치.

(b) 상악과 하악을 11개월간 미백한 후의 결과.

CASE 14 과민반응이 있는 환자에서 중등도에서 강한 테트라싸이클린 변색

과민반응의 경력이 있는 환자는 미백 중에도 과민반응이 발생할 가능성이 높다. 이처럼 과민한 치아에서는 연장된 치료 기간을 환자가 잘 감당할 수 있도록 질산칼륨이 포함된 미백제가 개발되었다. 과민 반응을 줄이기 위해서는 매일 하는 미백을 격일로 전환할 수도 있다. 연구 결과에 의하면 미백으로 인해 발생한 과민 반응은 미백 후 사라진다. 7.5년 경과 후, 환자를 내원시킨 연구에서는 특이할 만한 과민 반응이 없었고, 법랑질, 상아질과 치수에도 특이할 만한 손상이 없었다.

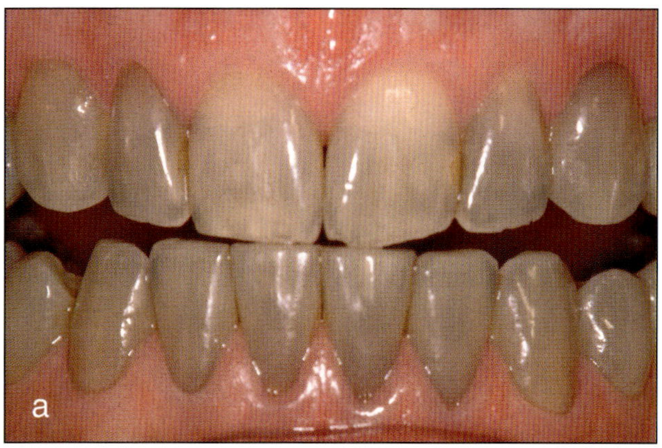

(a) 중등도에서 강한 회색 테트라싸이클린 변색을 보인 환자의 초진 사진으로, 환자는 포세린 비니어 치료를 희망하지 않았고, 치아가 조금만 더 밝아지길 희망하였다.

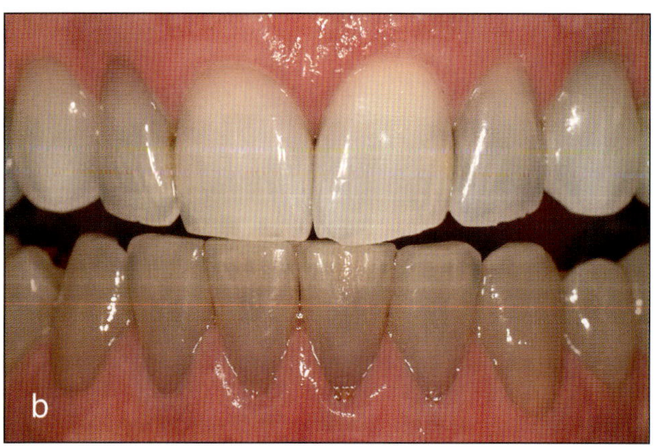

(b) 미백 중 발생한 과민반응으로 인해 미백은 3일 간격으로 시행되었다. 상악을 6개월간(568시간) 치료한 후 회색은 옅게 잔존했지만, 환자는 치료 결과에 매우 만족하였다. 질산칼륨을 이용한 자가미백은 과민 반응을 보이는 환자에서 매우 유용하게 사용할 수 있다. 회색 변색은 일반적으로 "밝아질" 뿐 "하얗게" 되지 않는다.

CASE 15 금이 간 치아에서 중등도에서 강한 테트라싸이클린 변색

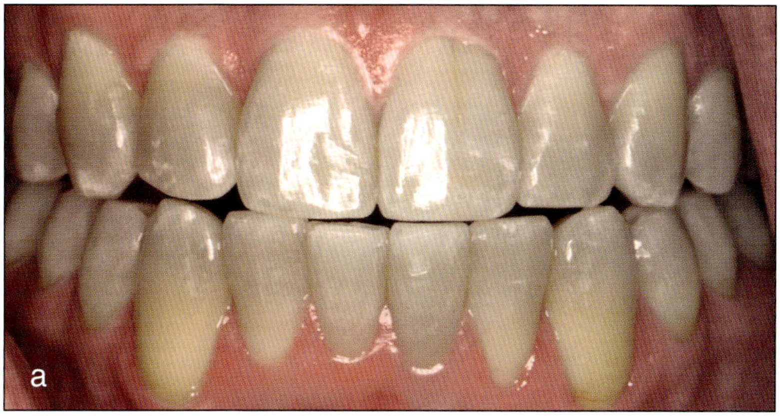

(a) 중등도에서 강한 테트라싸이클린 변색을 보이는 환자에서 상악 좌측 중절치의 미세파절선이 분명하게 보인다.

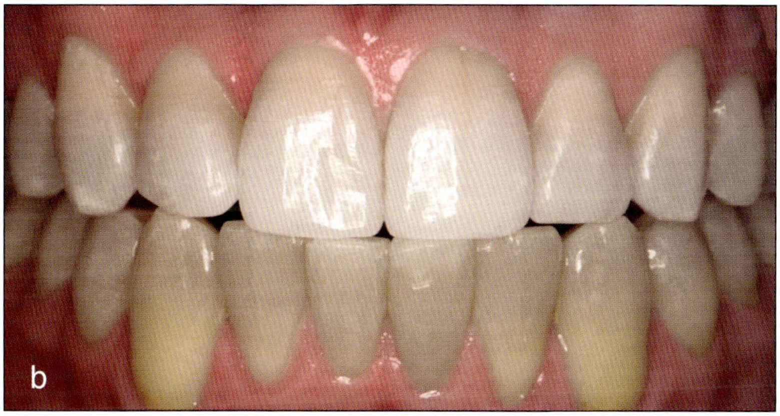

(b) 10% 과산화요소로 매일 밤 7개월 간 상악을 미백한 후의 결과, 미세파절선은 거의 안 보인다.

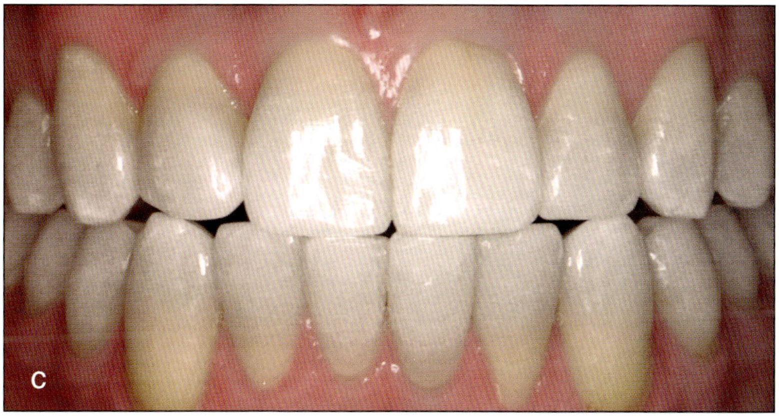

(c) 하악의 미백 후 조화로운 치료 결과가 얻어졌다.

CASE 16, 17 강한 테트라싸이클린 변색치

회색이 짙은 중증의 테트라싸이클린 변색은 미백하기가 매우 어렵다. 하지만 정확한 예후는 치료를 시행해야만 알 수 있다. 과민 반응이 동반된 중증의 변색은 예후가 가장 불량하며, 조심스럽게 접근해야 한다.

CASE 16

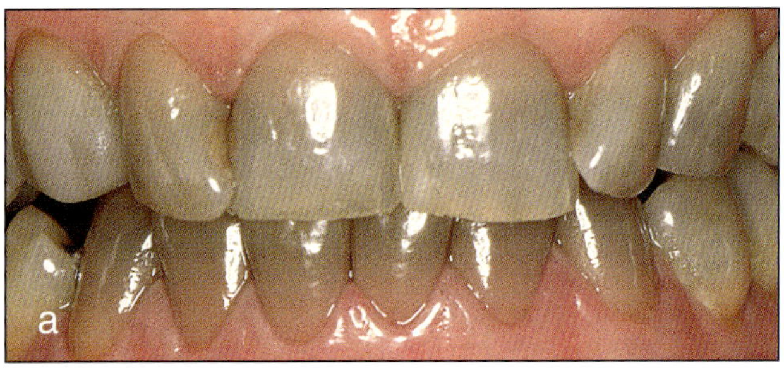

(a) 중앙에 짙은 밴드가 동반된 회색 테트라싸이클린 변색치.

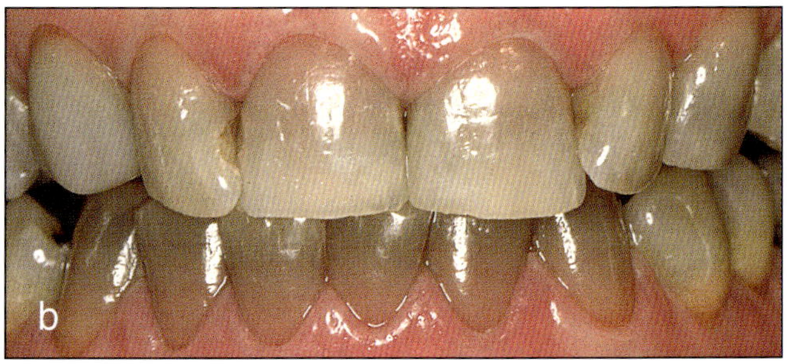

(b) 6주의 미백 후에도 중앙에 있는 띠는 잔존하였다. 전체 색상의 개선도 미약했다. 환자는 이 시점에 치료를 중단하였다.

CASE 17

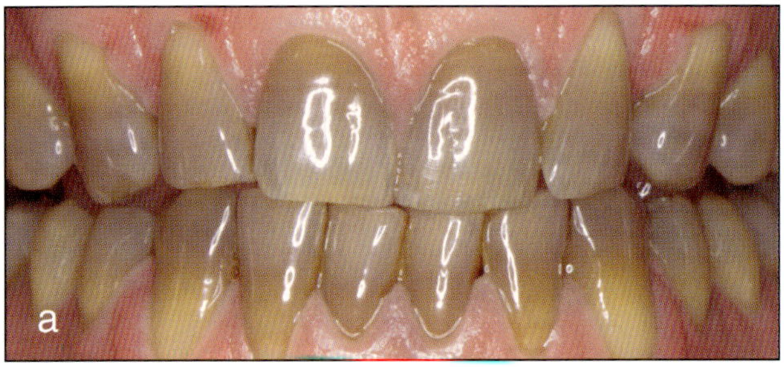

(a) 중증의 테트라싸이클린 변색치.

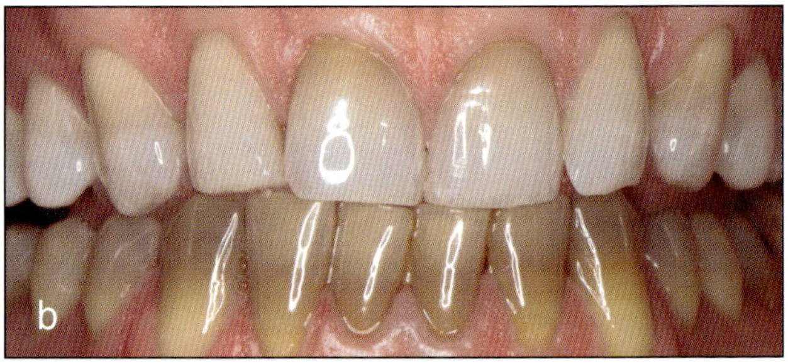

(b) 상악을 8개월 간 미백한 후의 결과로, 환자는 매우 만족하였다.

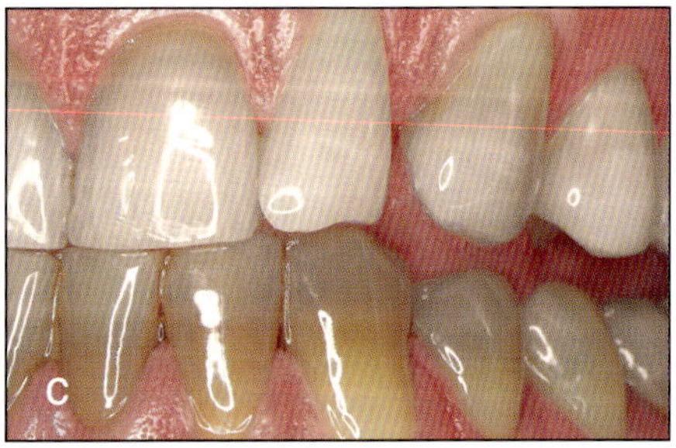

(c) 과민 반응을 예방하기 위해 환자는 미백을 매주 6회 시행하였다. 상악과 하악의 색상 대비가 두드러지게 나타난다.

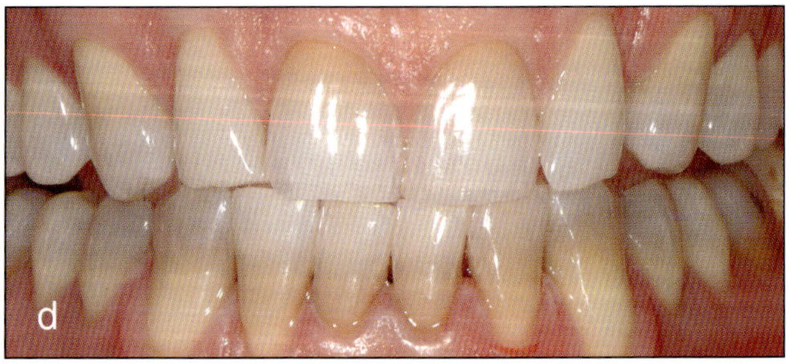

(d) 하악을 2개월 간 미백한 후, 색상이 잘 조화되기 시작하였다.

CASE 18 부식, 탈회, 치아 우식이 동반된 중증의 변색

치아 색상이 어두울 경우에는 치아 관리를 소홀히 하게 되어 치경부의 탈회 또는 우식이 나타날 수 있다. 반대로 칫솔질을 너무 과도하게 하여 법랑질이 마모되고 하방의 짙은 상아질이 노출되는 경우도 있다. 미백으로 치아가 밝아지면 다음 단계로 치아 관리 습관도 많이 개선된다.

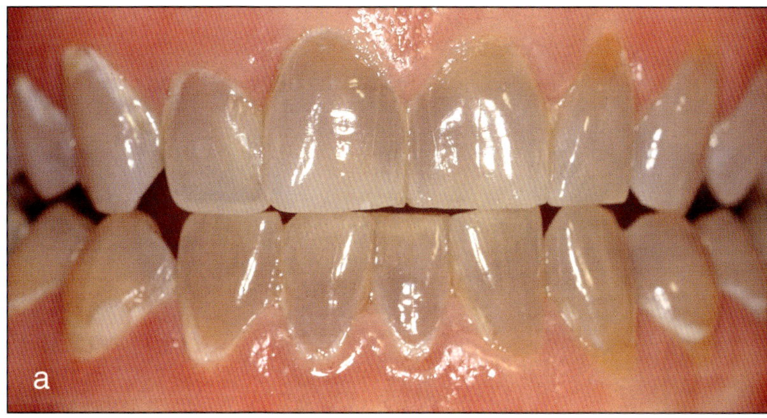

(a) 구강위생이 불량한 관계로 치경부 부식과 탈회가 동반된 중증의 테트라싸이클린 변색치.

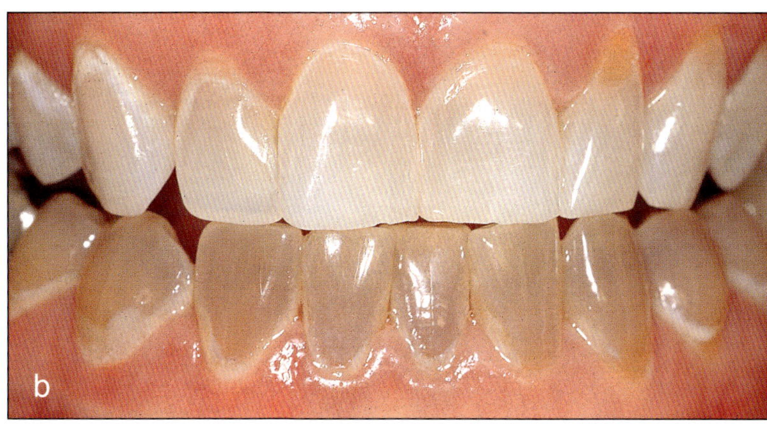

(b) 상악을 6개월 간 자가미백한 후, 치아도 밝아졌고 구강위생도 개선되었다.

CASE 19 부가적인 치과 치료를 위한 가교 역할을 하는 치아미백

치아변색이 두드러지게 나타나는 환자는 일반적으로 다른 치과치료의 필요성을 인식하지 못한다. 하지만, 미백으로 변색이 개선된 후에는 다른 문제점도 인식하면서 부가적인 치료를 희망하게 된다. 일반적으로 치아미백은 환자의 구강 건강, 기능과 심미를 증진시키는 다른 치과치료의 가교 역할을 하게 된다.

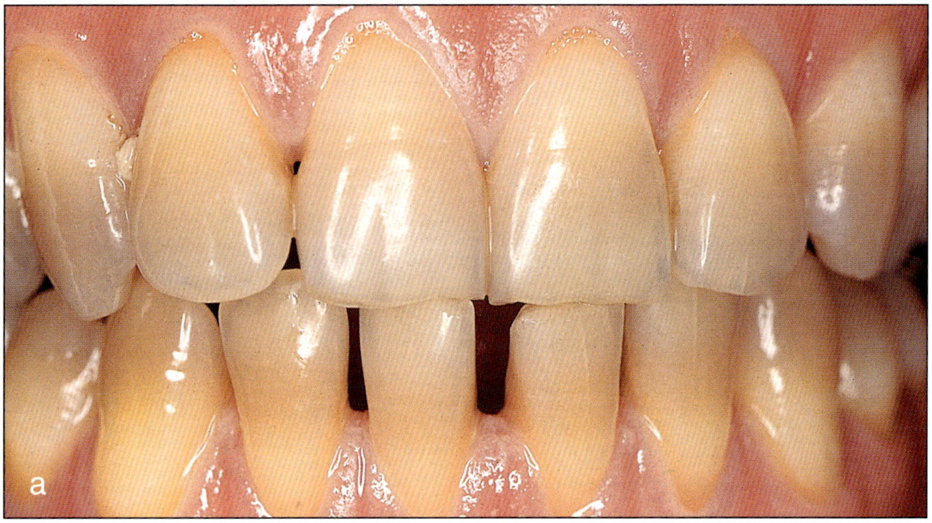

(a) 테트라싸이클린 변색과 하악의 부정 교합을 보이는 환자.

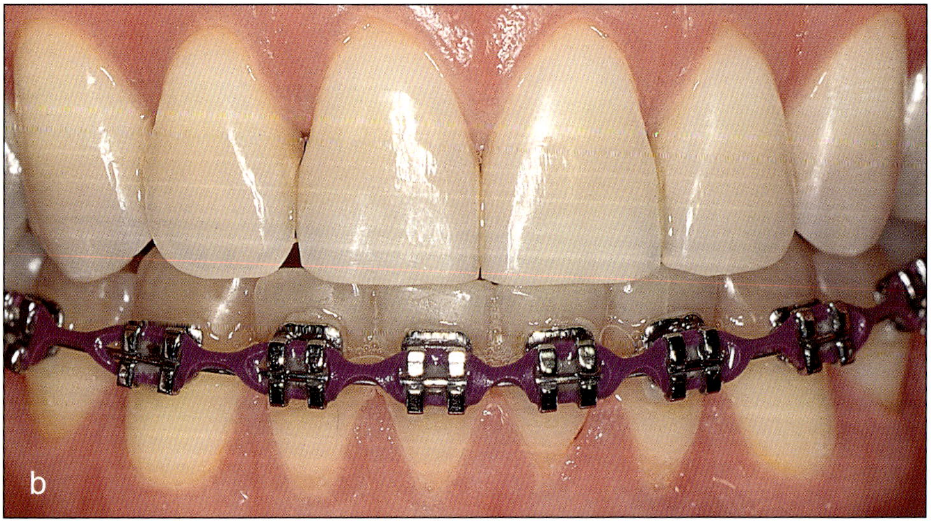

(b) 미백으로 색상이 개선된 후에 비로소 하악 치아의 배열도 교정하기 희망하였다.

CASE 20 치아미백과 심미접착치료

치아미백의 가장 큰 장점은 자연 치질의 보존이다. 가장 심미적인 것은 자연스러운 법랑질이고, 수복을 한번 한 치아는 계속적인 재수복의 순환을 거치게 된다. 미백을 계속적으로 반복하는 것이 수복을 계속적으로 반복하는 것보다 훨씬 더 유리하다.

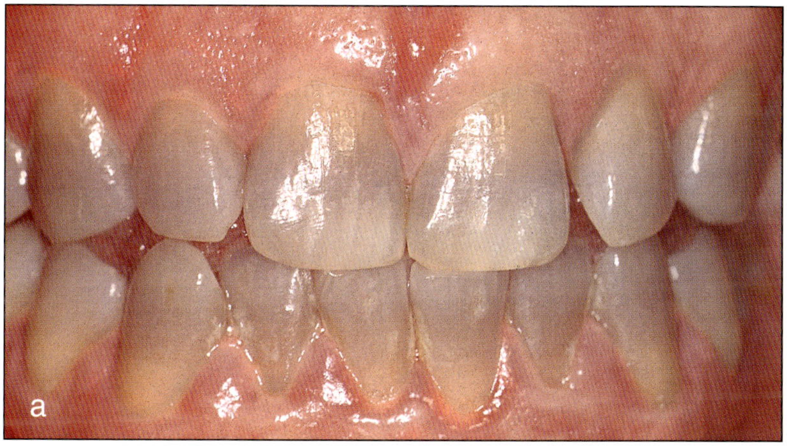

(a) 중등도의 테트라싸이클린 변색과 상악 좌측 중절치와 측절치 사이의 간격을 치료하기 위해 더 보존적인 치아미백과 심미접착치료가 선택되었다.

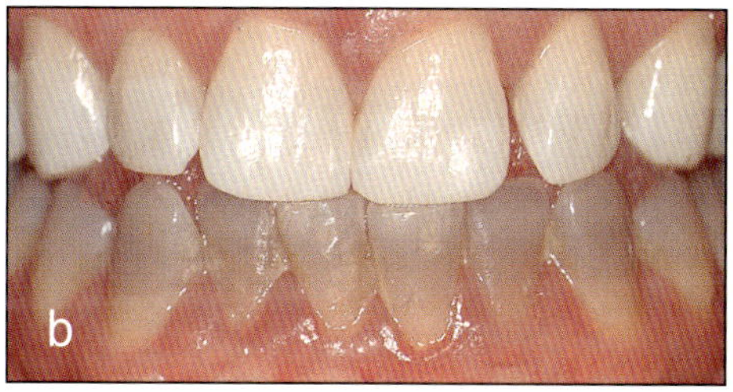

(b) 자가미백 12개월 후 아주 훌륭한 미백 결과를 얻었다.

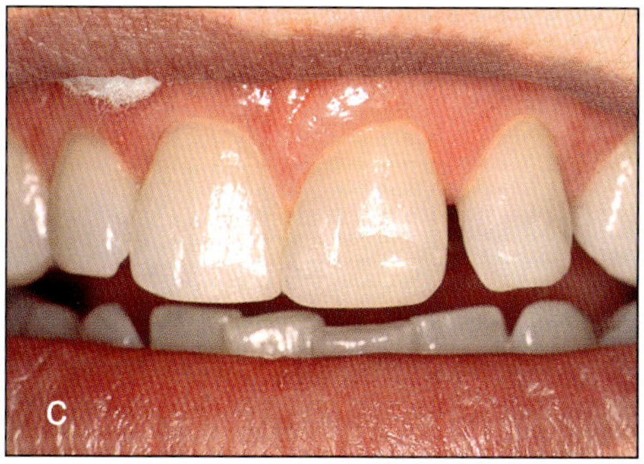

(c) 치아 색상은 개선되었지만 상악 중절치와 측절치의 간격이 아름다운 미소를 저하시키는 요소로 남아있었다.

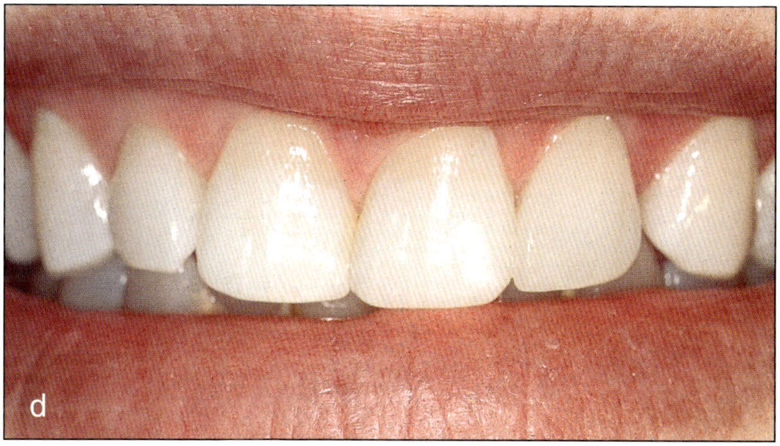

(d) 측절치의 근심면에 컴퍼짓 레진을 수복함으로써 심미적인 결과를 얻었다.

CASE 21 짙은 치경부 변색과 하얀 반점

하얀 반점은 미백되지 않지만, 치아가 밝아지면서 덜 두드러져 보인다. 때로는 미백 중에 하얀 반점이 더 하얗게 보이는 경우도 있지만, 시간이 경과되면서 다시 원래의 색상으로 회복된다.

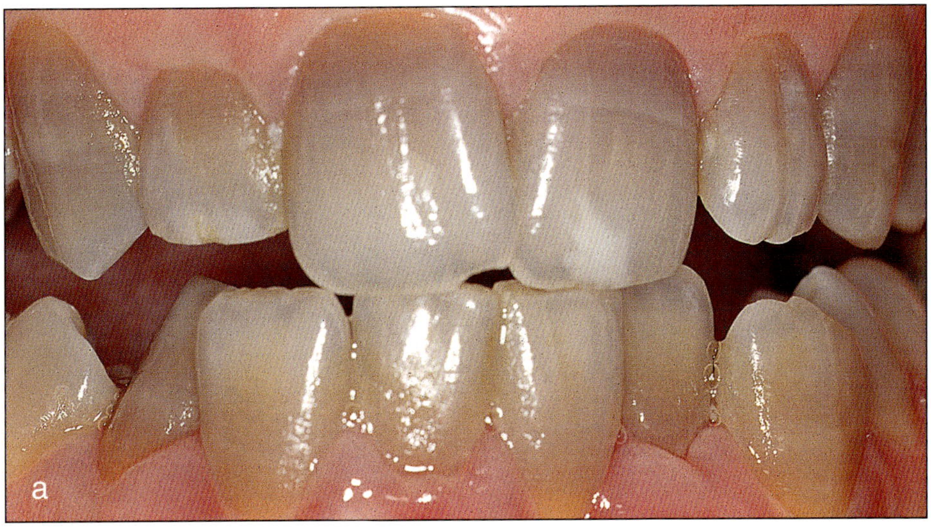

(a) 치경부에 짙은 테트라싸이클린 변색과, 상악 좌측 중절치의 하얀 반점이 관찰된다. 치경부의 변색은 예후가 불량하다고 예측된다.

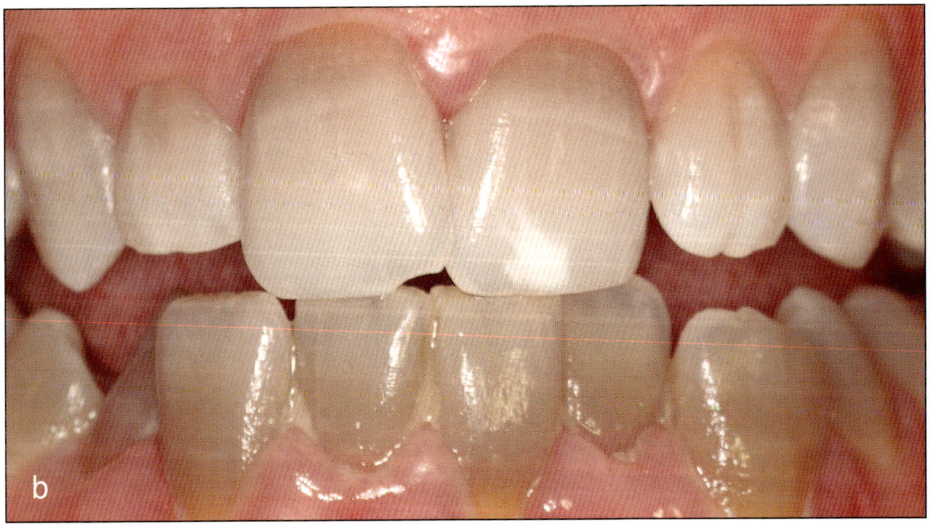

(b) 9개월 간 자가미백을 매일 시행한 결과로 절단부와 중앙부는 많이 밝아졌지만, 치경부의 변색은 개선이 부족했다. 하얀 반점은 치료 전보다 더 밝아져서 더 두드러져 보였다.

CASE 22 노출된 치근과 오래된 아말감 수복이 동반된 변색

상아질의 성질은 위치에 따라서 상이하다. 즉, 치근의 상아질과 치관부의 상아질이 상이하고, 상아법랑경계부의 상아질과 치수 부근의 상아질 모두가 특성이 다르다. 생활치와 실활치에서 치근이 노출된 부위의 상아질은 미백에 잘 반응하지 않는다. 하지만, 법랑질이 아닌 상아질에 위치되는 비니어 또한 예후가 불량하기 때문에 변색과 함께 치근이 노출된 경우에는 미백을 최우선으로 고려해야 한다. 환자에게는 치료의 한계를 잘 설명하고 정확한 미소 분석을 시행하여 노출된 치근 부위가 어느 정도로 보이는지 확인한다. 과거에 사용되었던 아말감(1970년 이전 재료)으로 인해 치아가 전체적으로 회색으로 보이는 경우도 있는데, 이와 같은 변색은 미백으로도 제거되지 않는다. 이런 경우에 장기적으로 미백을 하면 초록색 변색이 초래될 수도 있다.

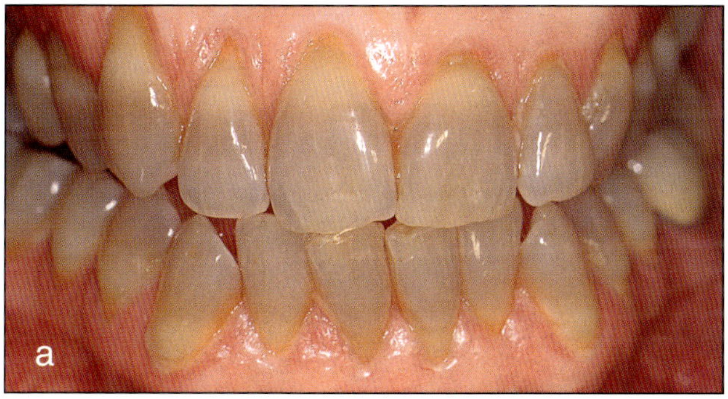

(a) 테트라싸이클린 변색과 누런 치근부를 치료하기 위해 비니어 시행 전에 미백을 먼저 시도하기로 하였다.

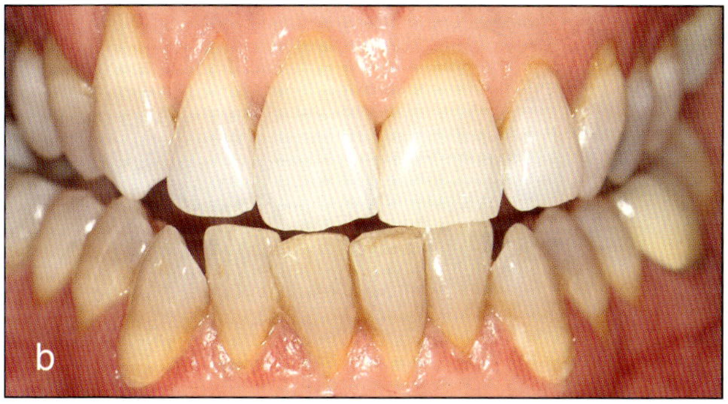

(b) 7개월간의 자가미백 후, 치관부는 많이 밝아졌지만 치근은 여전히 변색되어 있었다. 환자는 치료 결과에 만족하여 비니어 치료는 시행하지 않았다. 하지만, 상악 좌측 제1소구치의 회색 변색에 대한 우려를 표현하였다.

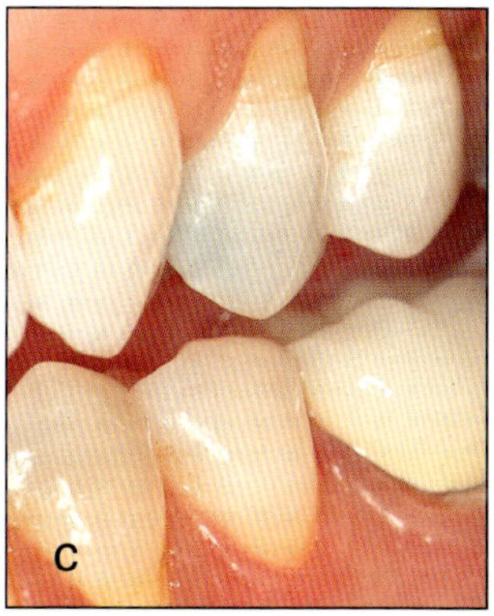

(c) 변색된 상악좌측 제1소구치의 측방 소견.

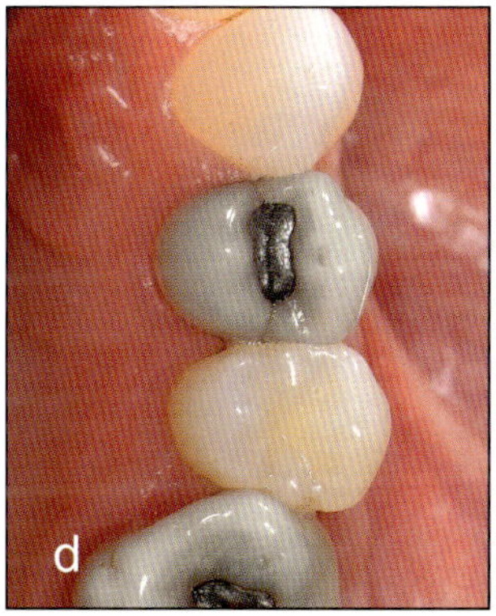

(d) 회색 변색은 과거에 치료 받았던 아말감 수복에 기인한다.

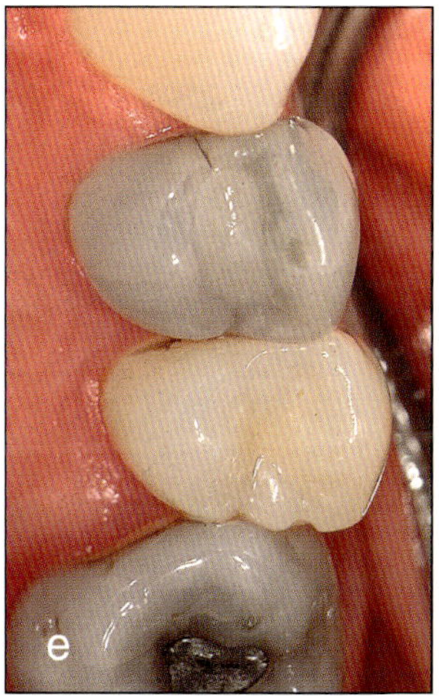

(e) 아말감 수복을 제거한 후에도 변색은 잔존했다. 추가적인 미백으로도 변색은 제거되지 않았다. 이런 경우에는 미백을 시작하기 전에 아말감을 제거하고, 추가적 치료에 대한 필요성을 설명하는 것이 추천된다.

CASE 23, 24 외상을 받은 치아가 있는 경우의 미백

외상을 받은 치아는 이차상아질의 축적으로 치수가 완전히 또는 부분적으로 폐쇄되어 매우 어두워 보이는 경우가 흔하다. 일반적인 경우에는 육안으로 쉽게 확인 가능하지만, 테트라싸이클린 변색치에서는 세심한 검사와 방사선 사진의 촬영 없이는 놓치는 경우도 있다. 이런 경우 미백 후 색상이 잘 조화되지 않을 수 있다.

CASE 23

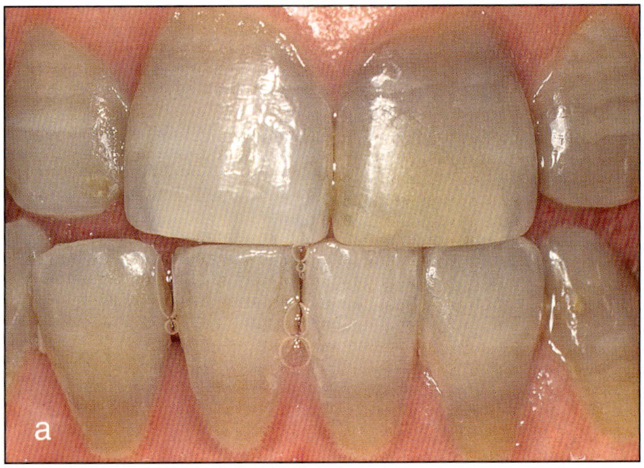

(a) 테트라싸이클린 변색과 함께 외상으로 인해 어두워보이는 치아가 있는 환자의 구강내 소견.

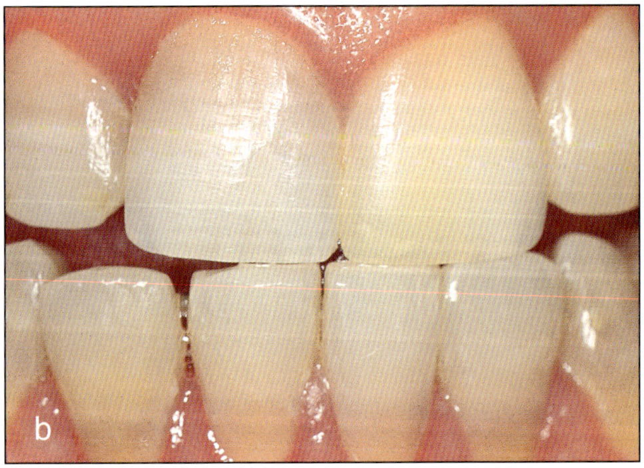

(b) 자가미백 9개월 후, 외상을 받았던 상악 좌측 중절치의 색상이 상이하다.

CASE 24

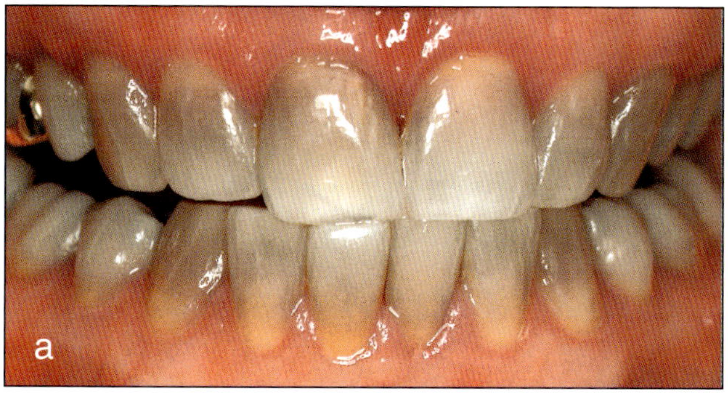

(a) 테트라싸이클린 변색의 치료 전에, 상악 중절치의 부조화가 있지만, 눈에 잘 띄지 않는다.

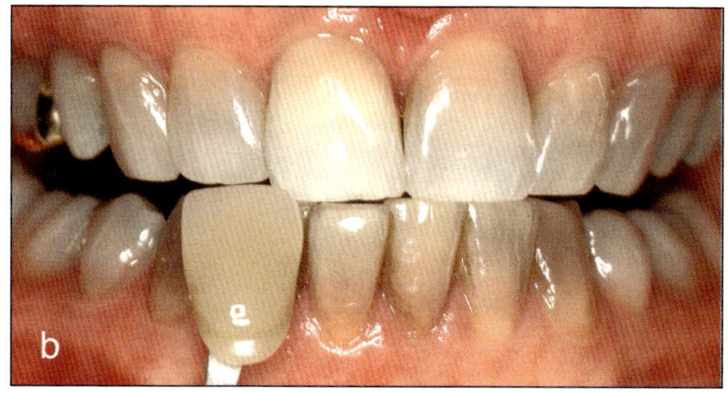

(b) 미백이 진행되면서 상악 우측 중절치의 밝기가 다른 치아에 비해 두드러지게 나타난다.

*(c)*상악 우측 중절치는 방사선 사진상에서 치수강이 많이 폐쇄된 것으로 나타난다. 외상으로 인한 이차상아질의 축적은 테트라싸이클린 복용 이후에 나타난 것으로 추정되며, 이로 인하여 인접 테트라싸이클린 변색치에 비해 더 빠른 속도로 미백된 것으로 보인다. 이와 같은 경우를 진단하기 위해 미백하기 전에 반드시 방사선 사진을 촬영하여 농양 또는 내부 흡수를 확인하도록 한다. 이 증례에서는 나머지 치아의 지속적인 미백이 요구된다.

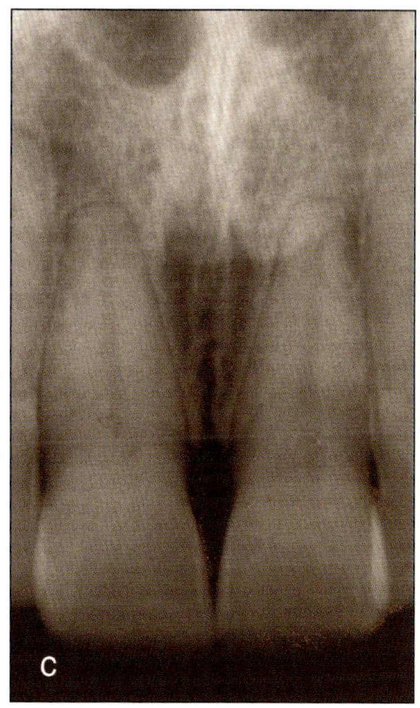

CASE 25 실활치가 동반된 치아의 변색

실활치는 내부 또는 외부 미백 모두에 좋은 반응을 보인다. 최종 결과가 완벽하지는 못하더라도 전체적으로 색상이 밝아지면서 조화가 자연스럽게 이루어진다. 더 자세한 내용은 제5장을 참조한다.

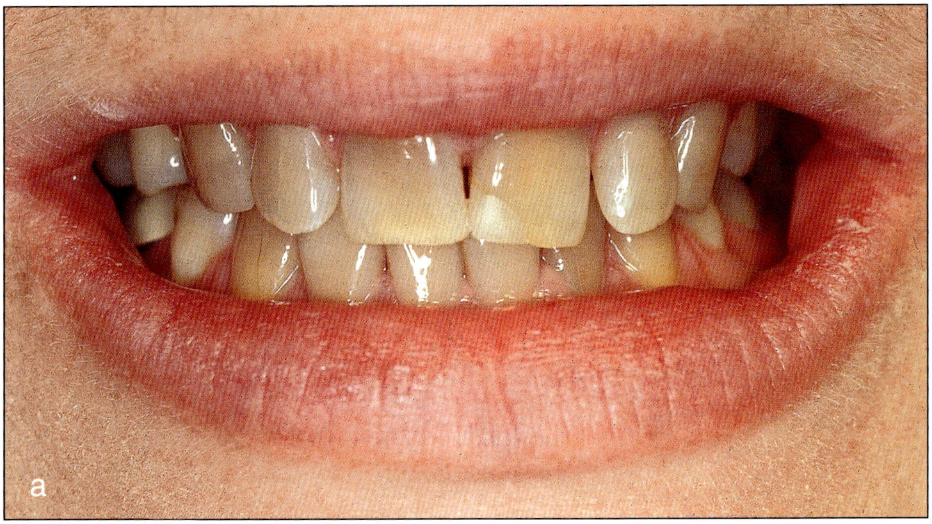

(a) 테트라싸이클린 변색으로 인해 미소의 심미성이 떨어진다.

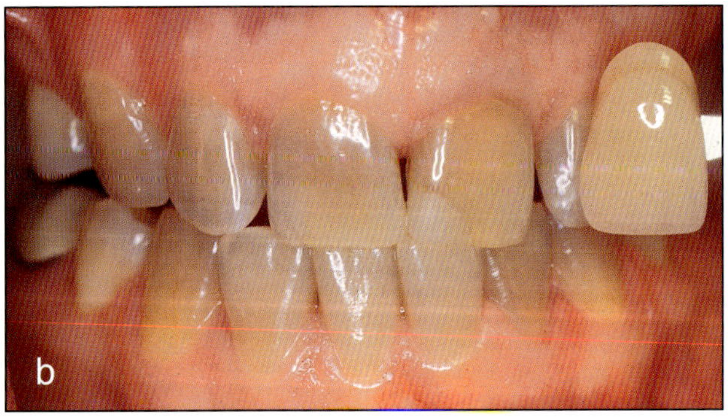

(b) 상악 좌측 중절치는 근관치료와 제4급 컴퍼짓 충전이 되어있다.

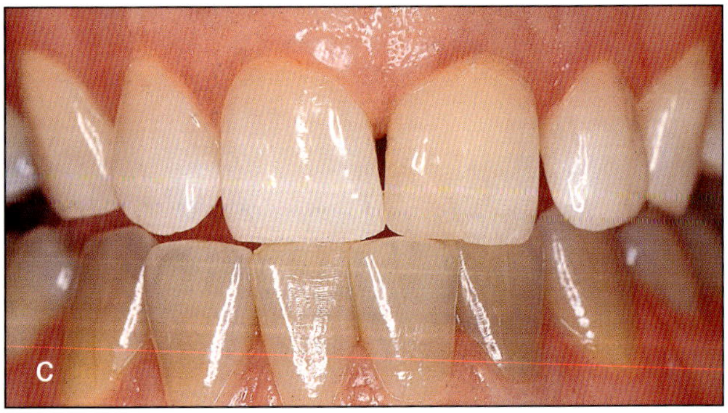

(c) 11개월 간 매일 밤 자가미백을 시행한 결과 치아가 많이 밝아졌지만, 근관치료를 시행한 치아는 조금 더 어둡게 남아있었다.

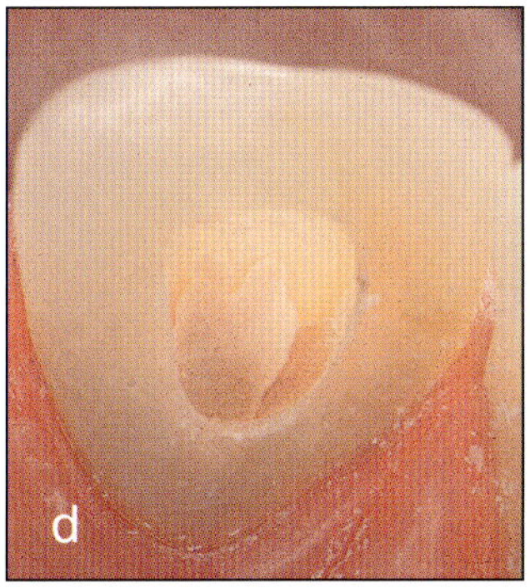

(d) 35% 과산화수소를 이용한 내부 미백이 시도되었지만 큰 효과가 없었다. 최종 심미결과를 개선하기 위해 기존의 컴퍼짓과 가타퍼챠근관충전제가 CEJ 하방까지 제거되었다.

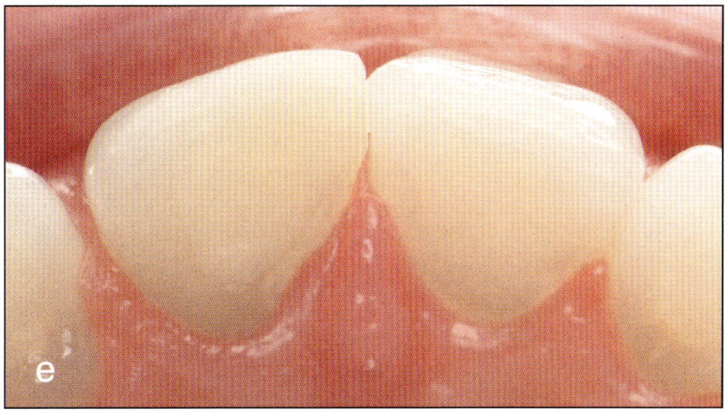

(e) 치수강와동에는 opaque white 컴퍼짓을 충전하여 밝아보이는 효과를 주었으며, 제4급 컴퍼짓도 새로 수복되었다.

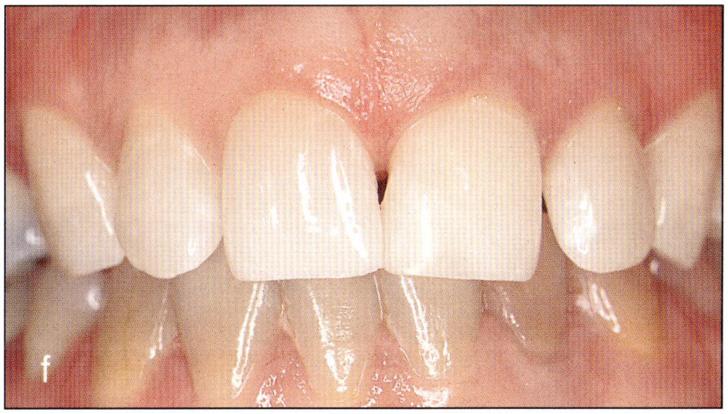

(f) 미백과 컴퍼짓 수복 후, 좌측 중절치도 다른 치아와 조화된다.

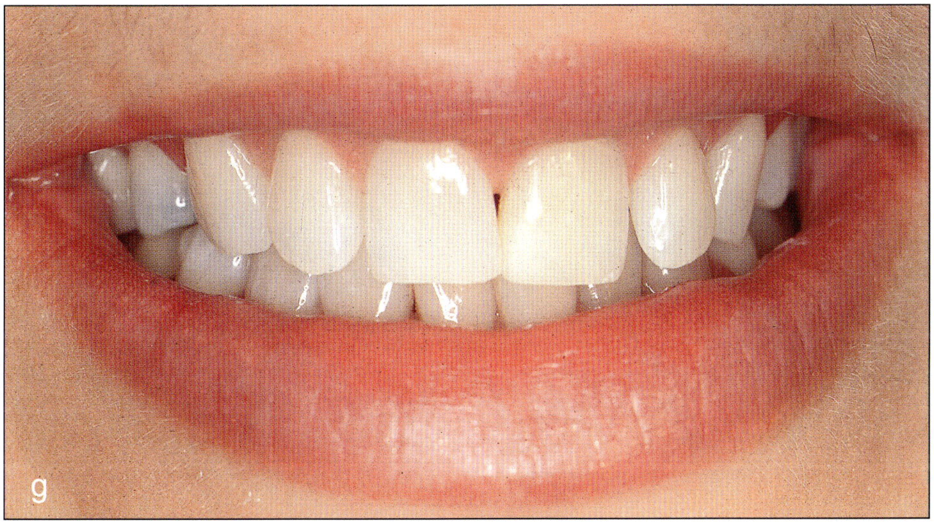

(g) 환자에게 매력적인 미소를 되찾기 위해 최소한의 치아 삭제로 치료가 이루어졌다. 환자의 협조가 요구되었던 사항은 긴 치료기간이었다.

CASE 26 컴퍼짓 수복을 시행한 치아에서의 변색

자가미백이 보편화되기 이전에는 변색을 피개하기 위해 치아를 삭제하지 않은 상태에서 컴퍼짓 수복을 하는 것이 가장 일반적이었다. 과거에 이와 같은 방법으로 치료 받은 경우에는, 컴퍼짓 수복을 제거한 후, 자연 치아의 법랑질을 노출시킨 후 미백을 함으로써 좋은 결과를 얻을 수 있다. 더 자세한 내용은 제6장을 참조한다.

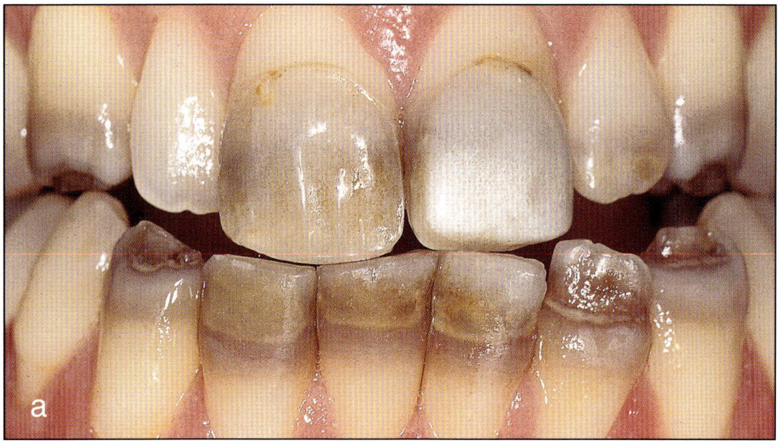

(a) 테트라싸이클린 변색치를 컴퍼짓으로 피개한 증례. 수복 이후 치아가 더 맹출하면서 치아가 더 노출되고 수복의 변연도 두드러지게 나타난다.

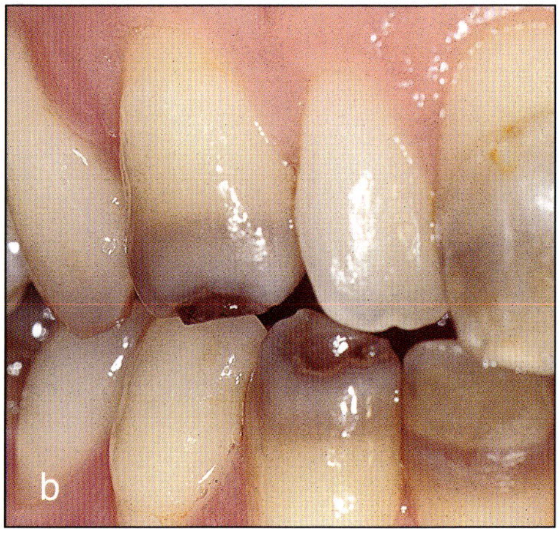

(b) 상악 우측 견치의 절단에는 법랑질이 거의 소실되어 있는데, 내부 법랑질의 테트라싸이클린 변색의 정도를 잘 나타낸다.

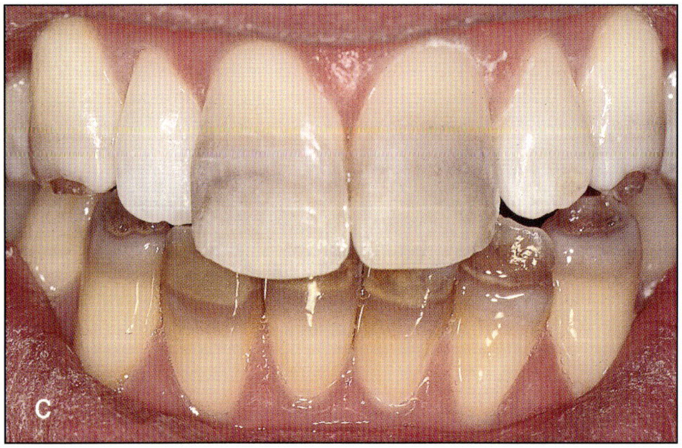

(c) 치료 기간 중에도 미소가 양호할 수 있도록 컴퍼짓을 제거하지 않은 상태에서 미백이 시작되었고, 2개월 후에는 색상이 많이 개선되었다.

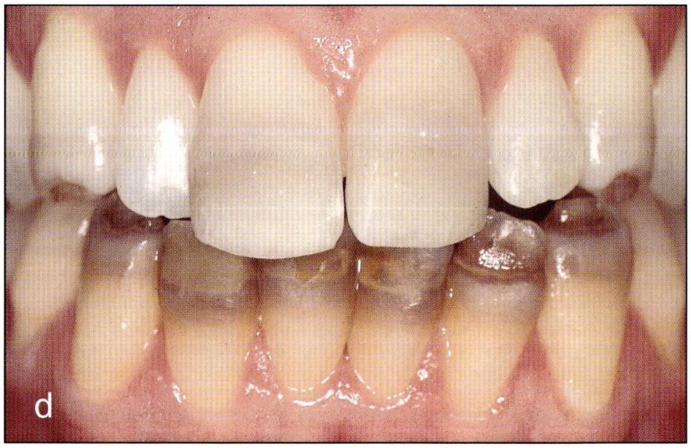

(d) 컴퍼짓을 점차적으로 제거하면서 회색띠가 옅어지는 것을 4개월 후에 확인할 수 있었다.

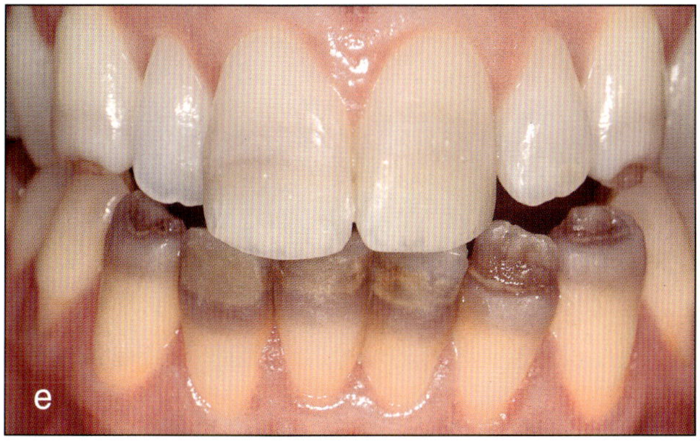

(e) 7개월 간 미백한 후의 결과.

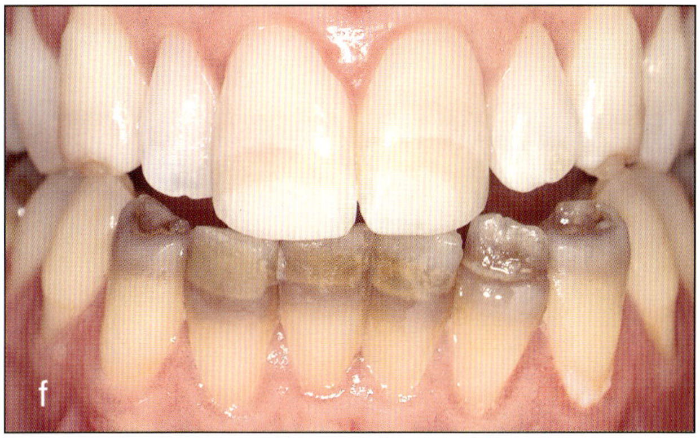

(f) 15개월 후에는 회색 띠 상방에만 컴퍼짓이 남아있다. 1개월 간 미백을 더 지속한 후에도 색상 변화는 더 이상 나타나지 않았으며, 치아가 포화점에 이르렀다고 볼 수 있었다.

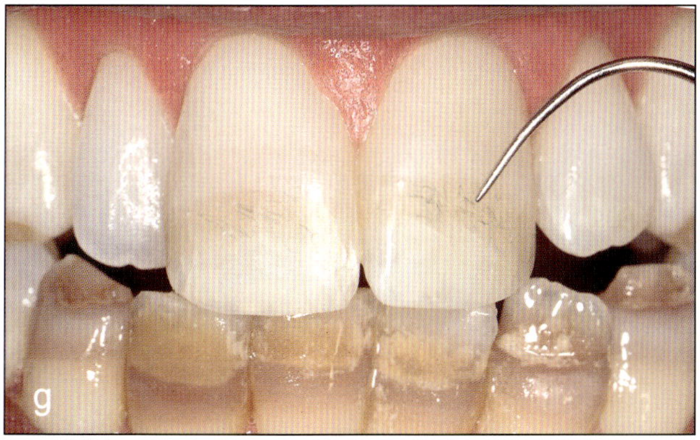

(g) 탐침기로 컴퍼짓의 범위를 확인할 수 있다.

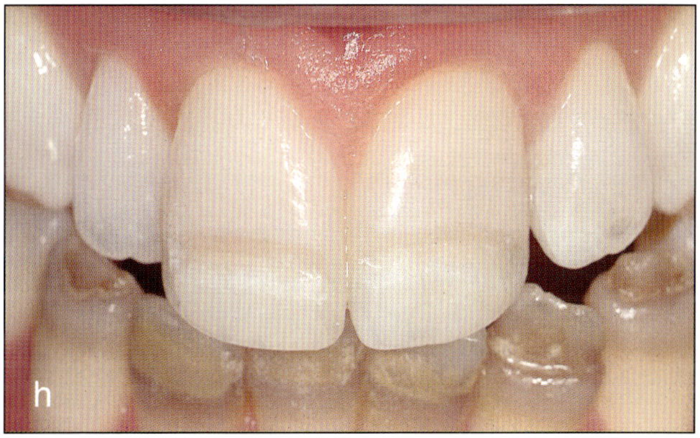

(h) 남아있는 컴퍼짓과 회색 변색 부위는 제거되었다.

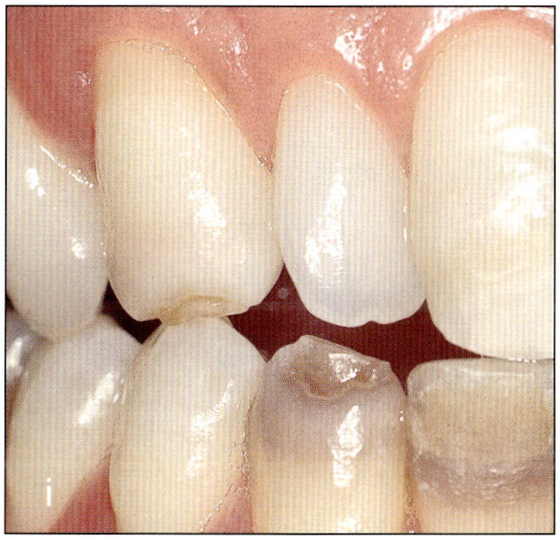

(i) 상악 우측 견치의 절단부의 색상 변화를 그림 b와 비교하면 차이가 명확해진다.

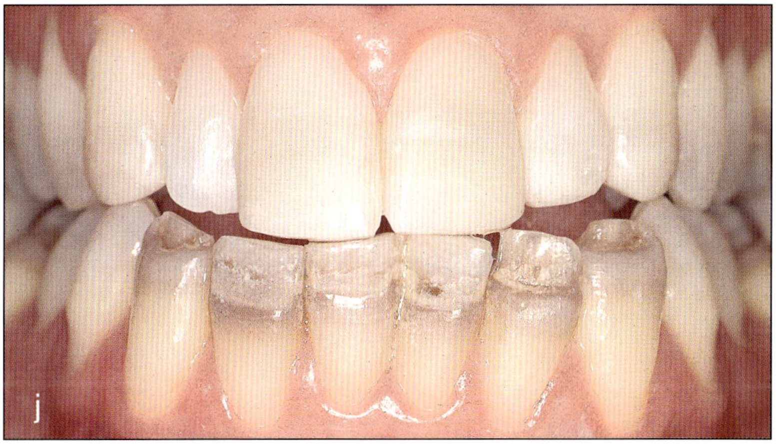

(j) 17개월 간 치료 후 최종적인 결과. 컴퍼짓은 상악 중절치와 견치에만 시행되었다. 그 외 치아는 모두 자연적인 법랑질이다.

CASE 27 비니어 하방의 변색

연구 결과에 의하면 퍼옥사이드는 법랑질과 상아질을 통과하여 5~15분 후에 치수에 도달한다. 따라서 협측에 수복물이 있는 경우에는 설측 접근법을 이용하여 미백을 할 수 있다. 여러 연구 결과에 의하면, 컴퍼짓과 도재의 색상은 변하지 않는다. 더 자세한 내용은 제6장을 참조한다.

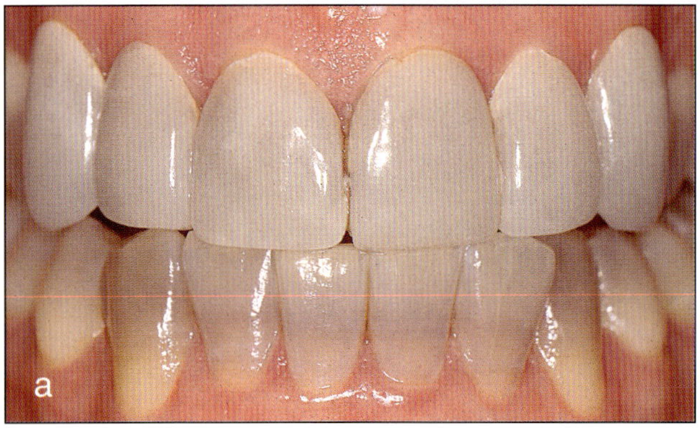

(*a*) 테트라싸이클린 변색의 치료를 위해 도재 비니어가 10년 전에 시행되었다. 하악 치아는 변색의 정도를 잘 보여준다.

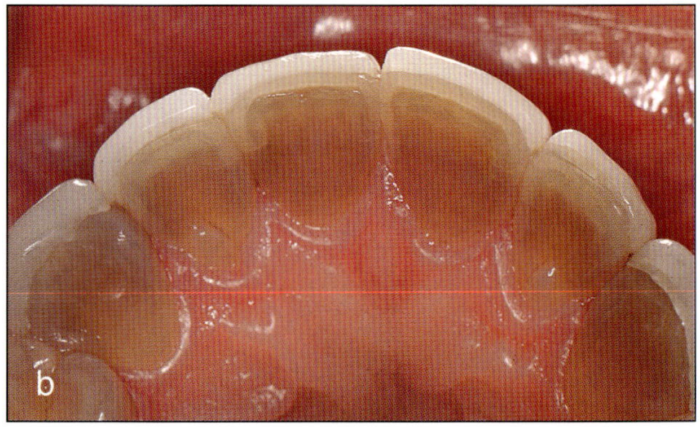

(*b*) 설측에서 변색의 정도를 확인할 수 있으며, 비니어의 투명도 때문에 회색이 많이 비추어 보인다.

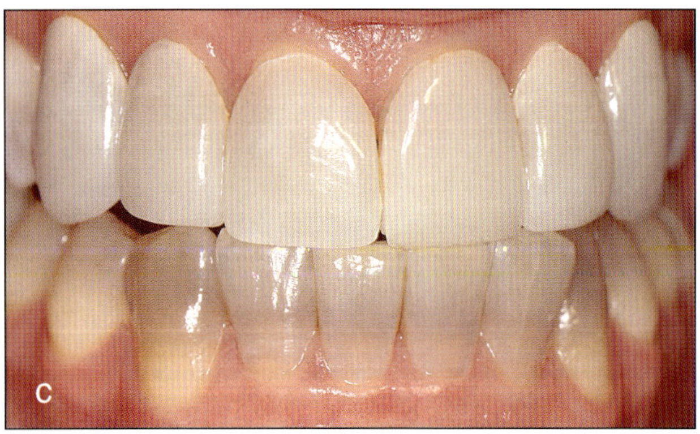

(*c*) 레저보아가 없는 직선형의 장치로 8개월 간 매일 밤 10% 과산화요소를 설측에 적용하여 미백이 진행되었다. 도재의 색상은 변하지 않았지만, 하방의 치아가 밝아지면서 훨씬 더 자연스러운 결과가 나왔다.

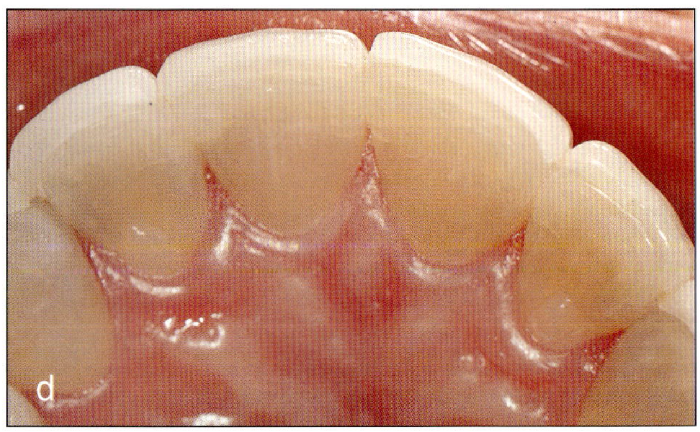

(*d*) 설측에서 색상 변화를 확인할 수 있다. 더 투명한 비니어를 제작하기 위해서는 미백을 먼저 시행하는 것이 추천되며, 이미 비니어가 수복된 경우에는 설측에서 미백하는 방법도 고려할 수 있다.

참고문헌

1. Leonard RH Jr, Haywood VB, Eagle JC, et al. Nightguard vial bleaching of tetracycline-stained teeth: 54 months post treatment. J Esthet Dent 1999;11:265–277.
2. Leonard RH Jr, Haywood VB, Caplan DJ, Tart ND. Nightguard vital bleaching of tetracycline-stained teeth: 90 months post treatment. J Esthet Restor Dent 2003;15:142–152.
3. Matis BA, Wang Y, Eckert GJ, Cochran MA, Jiang T. Extended bleaching of tetracycline-stained teeth: A 5-year study. Oper Dent 2006;31: 643–651.
4. Leonard RH Jr. Nightguard vital bleaching: Dark stains and long-term results. Compend Contin Educ Dent Suppl 2000;(28):S18–S27.
5. Haywood VB, Leonard RH, Dickinson GL. Efficacy of six-months nightguard vital bleaching of tetracycline-stained teeth. J Esthet Dent 1997;9(1):13–19.
6. Leonard RH Jr. Long-term treatment results with nightguard vital bleaching. Compend Contin Educ Dent 2003;24:364–374.

단일치아의 미백 5

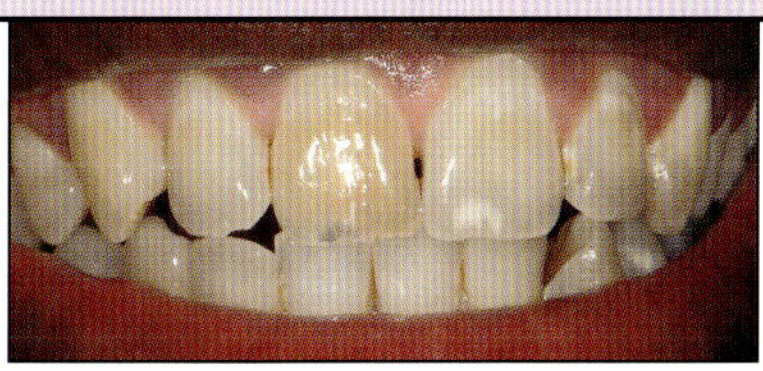
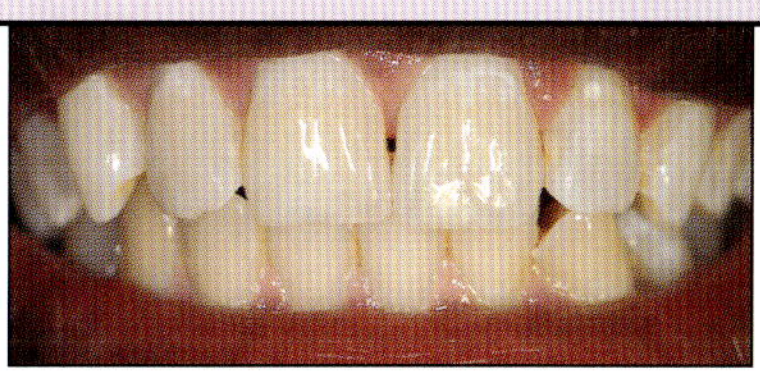

변색된 단일치아가 생활치 또는 실활치일 수 있고, 실활치인 경우에 근관치료를 시행하지 않는 경우도 있다. 단일치아는 안쪽에서 바깥쪽으로 또는 바깥쪽에서 안쪽으로 미백할 수 있다. 세 번째 치료방법은 두 가지 방법을 동시에 시행하는 것으로 치수강은 봉쇄 또는 개봉된 상태로 시행한다.

어린이들의 유치는 일반적으로 미백을 하지 않지만, 외상으로 인해 유치가 변색된 경우에는 외부미백으로 보존적이면서도 경제적인 방법으로 색상을 밝게 할 수 있다. 근관치료 후 내부미백 또는 변색을 피개하기 위해 수복을 하는 방법도 있다.

생활치

외상으로 인해 적혈구가 상아세관을 침투하여 착색을 일으키지만, 생활력에는 영향을 주지 않을 수 있다. 외상으로 치수강의 일부가 상아질로 봉쇄되는 'calcific metamorphosis' 가 발생할 수도 있다. 이와 같은 경우 미백의 좋은 적응증이 된다. 하지만, 생활력은 남아 있지만 내부 또는 외부흡수와 같은 병변이 진행되는 경우도 있다. 방사선 사진과 치수생활력 검사를 시행하여 미백만 시행할 지 또는 더 나아가서 근관치료와 치주수술이 요구되는 지 평가해야 한다.

단일치아 변색의 원인이 임상적 및 방사선 사진으로 충분히 해명된 이후에 치료를 시작하도록 한다.

해부학적 치관 하방의 치은색상과 치근의 색상도 검사의 일부로 잘 분석한다. 치근의 상아질은 미백방법과 재료에 관계없이 미백이 어렵다. 해부학적 치관의 상아질과 치근의 상아질이 상이하듯이 상아법랑경계의 상아질과 치수에 근접한 상아질이 다르며, 모두가 미백에 다르게 반응한다. 비니어와 올세라믹 크라운의 심미성에 영향을 줄 수 있는 한계점에 대한 자세한 설명은 필수적이다. 치근을 미백할 때는 내부 또는 외부미백으로도 만족할만한 결과를 얻기 어렵다. 변색된 치아를 외부에서부터 미백할 수 있는 가장 간단한 방법은 10% 과산화요소와 미백장치를 사용하는 방법이다. 환자가 결정해야 할 한 가지 사항은 변색된 단일치아의 미백만을 할 지, 전체적으로 미백할 지의 여부이다. 어떠한 방법으로 미백을 시행하던, 변색된 단일치아를 인접치아와 완벽하게 조화되게 하기란 어렵다. 더 완벽한 치료 결과를 위해서는 밝아진 치아에 비니어 또는 크라운 수복도 고려할 수 있다.

변색된 단일치아만을 미백할 경우에는 레저보아가 없는 직선형의 장치를 제작한다. 직선형 장치에서 인접치아의 협측면은 제거한다. 장치는 매일 밤 착용하여 인접 치아의 색상과 조화될 때까지 미백을 한다. 변색된 단일치아와 함께 다른 치아의 미백도 희망할 경우에는 레저보아가 없는 물결모양형의 장치를 제작한다. 장치에서 변색치아의 위치를 쉽게 확인할 수 있도록 'X' 자로 표시할 수도 있다. 환자는 변색치아의 미백부터 며칠간 시행한 후 전체적인 미백을 진행하면 된다.

반대로, 전체적인 자가미백부터 시행한 후 단일변색치의 미백을 차후 더 집중적으로 하는 방법도 있다.

전문가미백을 반복적으로 사용하는 방법도 있지만 비용이 부담스러울 수 있다. 또한, 정확하게 몇 회로 치료가 마무리될 수 있는지 약속하기도 어렵다. 단일치아를 미백한 후 색상이 다시 어두워진 경우 미백장치만 보관한 경우에는 재미백도 저렴하게 시행할 수 있다.

실활치

근관치료를 시행하지 않은 실활치는 환자의 증상여부와 방사선 사진을 촬영하여 병소의 유무도 확인한다. 임상적인 징후와 증상, 병소가 없는 경우에는 생활치와 마찬가지로 외부에서 미백이 가능하다. 실활치에서 자가미백 후 근관치료가 요구된 사례는 아직도 문헌에 보고된 바가 없다. 근관치료를 시행한 치아에서 내부미백을 시행하는 필요성에 대한 연구는 많이 진행되고 있다. 과거에는 근관치료를 시행한 모든 치아에 포스트와 크라운이 요구된다고 판단되었다. 하지만, 최근의 문헌에 의하면, 전치부에서는 크라운 수복을 하지 않은 치아가 오히려 수명이 더 길었다. 근관치료를 시행 받은 전치에서는 잔존하는 상아질의 양이 장기적인 수명을 위해 가장 중요한 요소로 작용한다. 구치부에서는 근관치료 후 크라운 수복이 추천된다. 구치부는 복근치이며 교합력을 더 많이 받기 때문이다.

변색된 전치가 근관치료가 시행된 경우에는 근관충전 상태가 양호한지부터 평가한다. 근관충전제가 백악법랑경계 하방에 위치하고, 치수강 또한 잘 충전되어 치수각의 잔사가 잘 제거된 경우에는 앞서 설명한 것처럼 외부에서 미백이 가능하다. 하지만, 치수잔사가 남아있고, 근관 충전제가 백악법랑경계 상방으로 연장된 경우에는 내부미백이 추천된다. 이런 경우에는 치수강을 다시 열어서 충전제를 제거하고 근관충전제는 백악법랑경계 2mm 하방까지 제거한다.

베이스는 글라스 아이오노머, 레진 아이오노머, IRM, 카복시 세멘트 또는 ZPC로 시행할 수 있다. 상아질에 접착 가능한 재료일수록 좋다. 베이스가 완전히 굳은 후에는 10% 과산화요소와 솜뭉치를 삽입하여 봉쇄한다. 며칠 간격을 두고 미백제를 제거하여 같은 과정을 반복 시행하여 인접치아와 유사한 색상을 얻는다. 10% 과산화요소의 사용은 매우 안전하며, 치과 내에서 사용되는 시간도 비용도 모두 최소화될 수 있다.

인접치아와 색상이 조화를 이루면 수복하기 전 최소한 2주를 기다려서, 색상이 안정되고 결합강도가 회복될 때까지 기다린다. 그 후에는 치수강을 부식하고, 본딩제를 적용하여 컴퍼짓으로 마무리한다. 미백이 잘 안 된 치아에서는 컴퍼짓 색상을 아주 밝은 것으로 대체하여 치아를 조금 더 밝아져 보이게 한다.

수복이 완성된 치아가 다시 어두워질 때에는 내부미백을 다시 시행하는 것보다 외부에서 미백을 재시도하는 것이 더 적합하다.

기타 미백방법

변색된 단일치아를 내부에서 미백하는 여러 방법이 시도되었다.

초기의 방법에서는 35% 과산화수소액을 치수강에 삽입한 후 열 또는 광원을 사용하여 촉매시켜 과산화수소의 분해를 촉진하였다. 이 방법은 치아가 밝아질 때까지 반복되었다. 그 후에 개선된 방법인 워킹블리칭 테크닉에서는 과산화수소와 과붕산나트륨의 혼합 페이스트를 치수강에 삽입하여 봉쇄하였고, 환자가 걸어 다니면서 미백이 진행되는 술식이다.

워킹블리칭 테크닉의 장점은 체어 타임이 짧다는 것이다. 단점은 고농도의 과산화수소를 사용한다는 점이며, 결과가 예측하기 어렵고 필요한 치료횟수도 예상하기 어렵다는 점이다.

35% 과산화수소의 사용과 연관된 가장 큰 문제점은 내부와 외부흡수의 가능성이다. 이런 가능성은 미약하지만, 발생할 경우에는 매우 큰 문제로 작용한다. 흡수의 발생요인에 대해서는 정확하게 알려진 바가 없지만 문헌에 의하여 여러 요소가 작용한다. 가장 중요한 요인은 외상을 경험한 치아와 연관되어 있다. 흡수가 보고된 모든 증례에서는 고농도의 과산화수소와 함께 열이 사용되었으며, 가장 큰 발생요인으로 추정된다. 또한, 문헌에 보고된 증례에서는 근관충전제를 보호하는 베이스가 없었다. 그 외의 요인으로는 백악질의 해부학적 결손, 치경부 상아질의 노출(전체인구의 10%에서 발생), 치주인대의 손상으로 인한 염증과 염증을 지속시키는 감염을 고려할 수 있다. 35% 과산화수소의 위해작용을 극복하기 위한 방법으로 과붕산나트륨을 단독으로 사용하는 방법이 사용되었다. 과붕산나트륨을 물 또는 국소마취제액과 혼합하여 사용한 증례에서는 흡수에 관한 보고가 없었다.

하지만, 재료를 다루기가 조금 어렵다. 반면, 10% 과산화요소겔은 훨씬 더 안전하고 주사위로 치수강 내에 위치시키는 것도 더 쉽다. 워킹블리칭과 자가미백을 동시에 사용하는 방법도 있다. 효과적이고 안전한 내부 · 외부 미백은 최근에 소개되었는데, 10% 과산화요소와 자가미백 장치를 이용하여 치수강과 치아의 협측에 동시에 미백을 하는 방법이다. 협조도가 있고 치수강에 미백제를 주입할 수 있는 능력이 있는 환자에서 고려할 수 있다. 이 방법에서는 근관충전제 상방에 베이스를 반드시 시행하고 미백장치를 착용하지 않을 때에는 치수강을 솜뭉치로 잘 채우도록 한다. 따라서 솜뭉치를 제거하는 기구와 치수강을 세척할 수 있는 주사위도 환자에게 준비해야 한다. 10% 과산화요소는 항우식 작용도 있기 때문에 우식의 발생 가능성은 낮지만, 치료가 완료된 후에는 반드시 와동의 수복이 이어져야 한다. 내부 · 외부 미백의 변형으로, 10% 과산화요소를 치수강에 위치시킨 후 밀봉하고, 자가미백을 하는 방법도 있다. 현재로서는 내부미백 약제로 과붕산나트륨을 물과 혼합하여 사용할 수도 있고, 10% 과산화요소겔을 사용할 수도 있다.

CASE 1 방사선 사진 촬영의 중요성

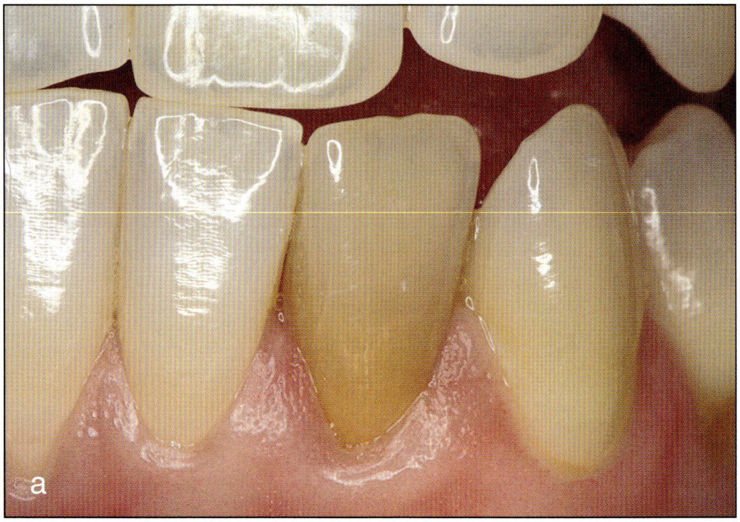

*(a)*증상이 없는 단일 변색치로 내원한 환자의 소견. 이런 경우에는 변색의 원인을 방사선 사진을 촬영하여 평가한다.

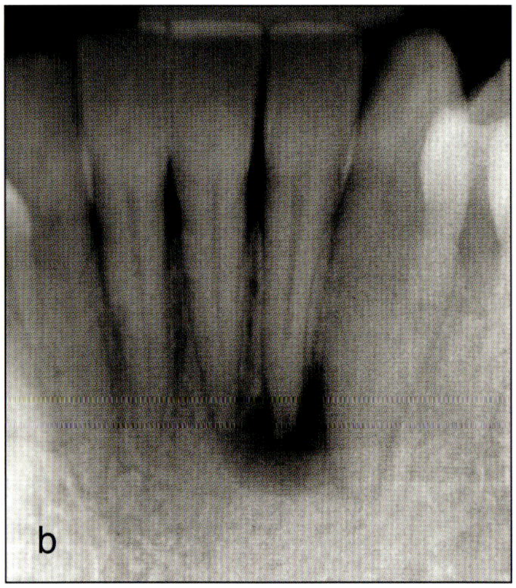

*(b)*환자는 불편감이나 통증, 부종 등을 경험하지 않았지만, 방사선 사진상으로는 치근단의 불투과성 병소를 확인할 수 있다.

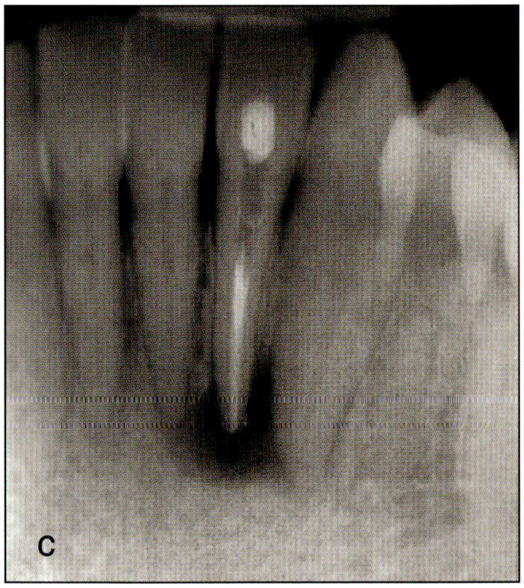

*(c)*근관치료 후 병소가 감소했음을 확인할 수 있다. 변색의 원인을 확인하지 않고 미백만 한 경우에는 치아의 소실도 초래할 수 있다.

CASE 2-13 전악궁 외부미백

10% 과산화요소와 레저보아가 없는 직선형의 장치를 이용하여 변색된 단일치아를 성공적으로 치료한 증례에서 인접 치아들은 최적의 밝기가 얻어질 때까지 미백된다. 변색된 단일 치아는 그 후에도 더 미백하여 색상이 조화되도록 한다. 이때 장치에 변색치의 위치를 표시하는 것이 환자에게는 큰 도움이 된다. 환자에 따라서는 반대로, 변색치를 먼저 미백한 후 나머지 치아를 같이 자가미백하는 순서를 선호한다. 일반적으로 완벽하게 색상을 맞추는 것은 어렵다. 모든 증례에서는 미백하기 전 임상적 및 방사선적 검사가 이루어졌다.

CASE 2

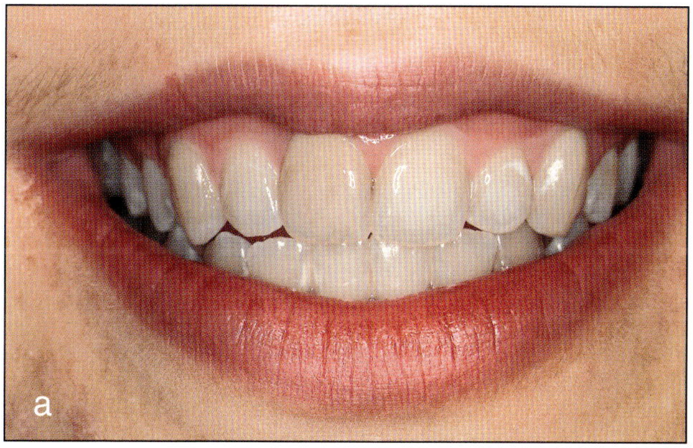

(a) 외상으로 인해 변색된 생활력이 있는 중절치는 전체에 영향을 주었다.

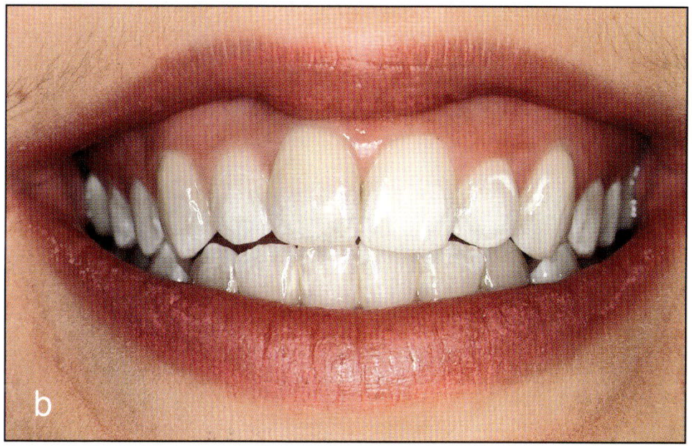

(b) 완벽한 결과는 아니지만, 치료 전보다는 미소가 많이 개선되었다.

CASE 3

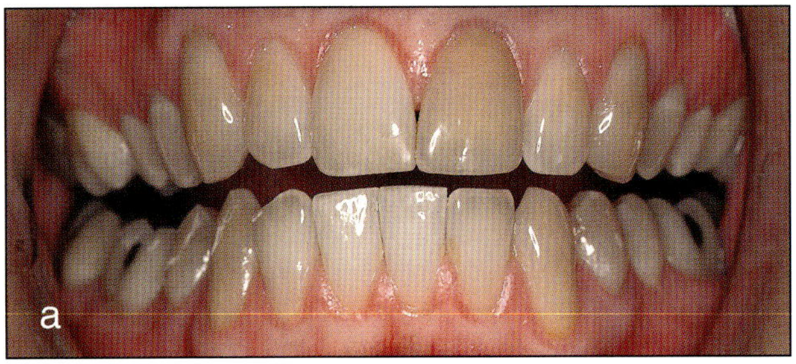

(a) 변색된 중절치는 생활력이 있었으며, 환자는 나머지 치아의 미백도 희망하였다.

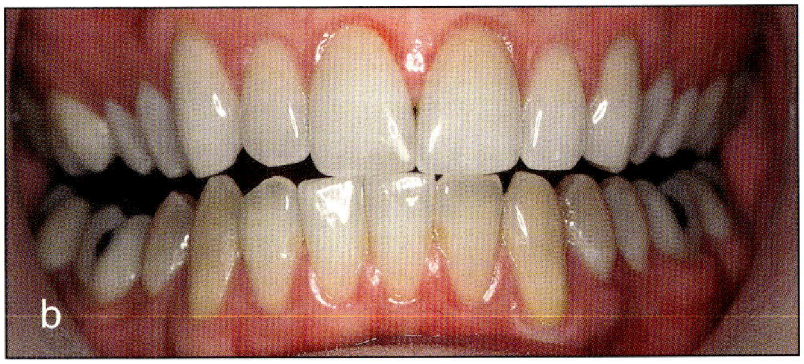

(b) 6주 후의 결과로 치아 색상의 조화가 이루어졌다.

CASE 4

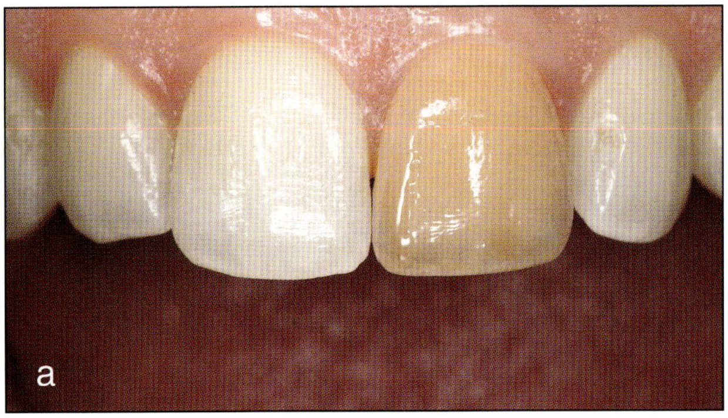

(a) 인접 치아가 유난히 밝은 상태에서는 변색치가 더욱 더 어두워 보인다.

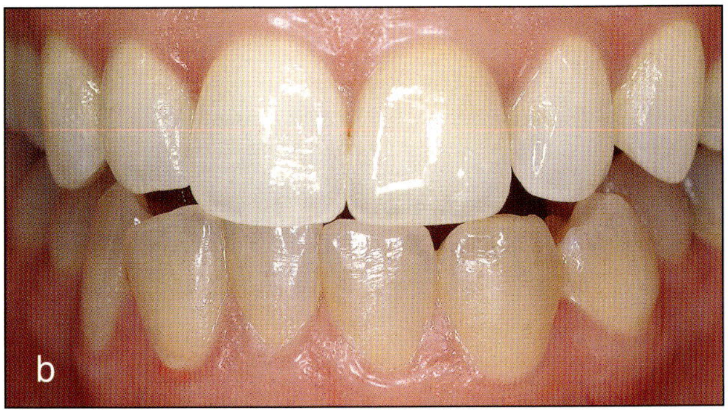

(b) 미백 후에 색상의 조화가 이루어졌다. 인접 치아의 색상은 이미 매우 밝았기 때문에 변화가 없었다.

CASE 5

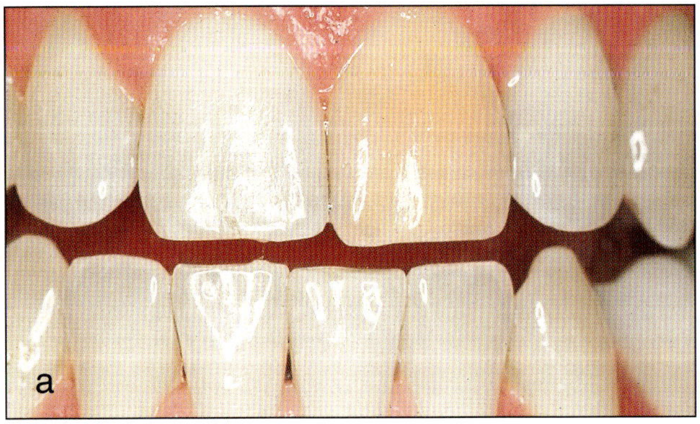

(a) 변색된 중절치는 외상의 경력이 있지만, 생활력이 남아 있었다. 갈색 변색은 혈액의 철분이 상아세관 내로 유출되면서 형성되었다.

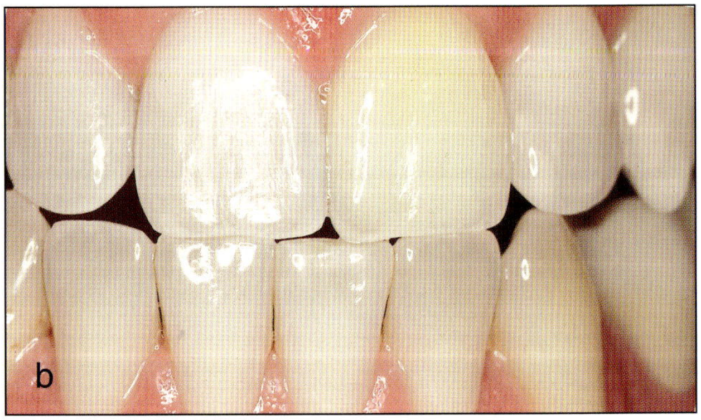

(b) 단일 변색치는 일반적으로 미백 후에도 조금 더 어두워 보이지만, 치료 전보다는 훨씬 더 심미적이다.

CASE 6

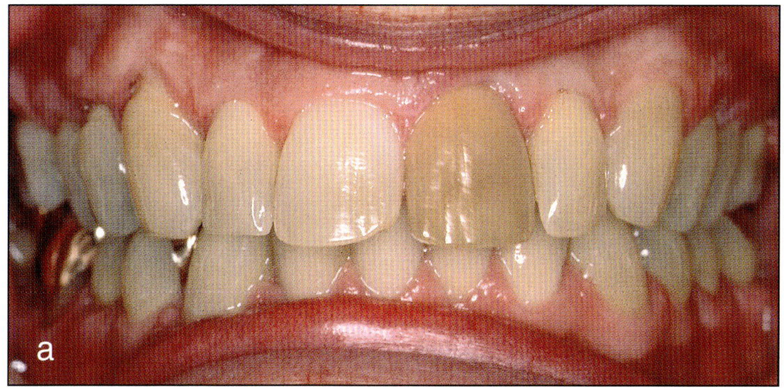

*(a)*중절치의 변색은 상아세관 내로 유출된 혈액에 기인한다. 치아의 생활력은 보존되어 있기 때문에 근관치료는 요구되지 않는다.

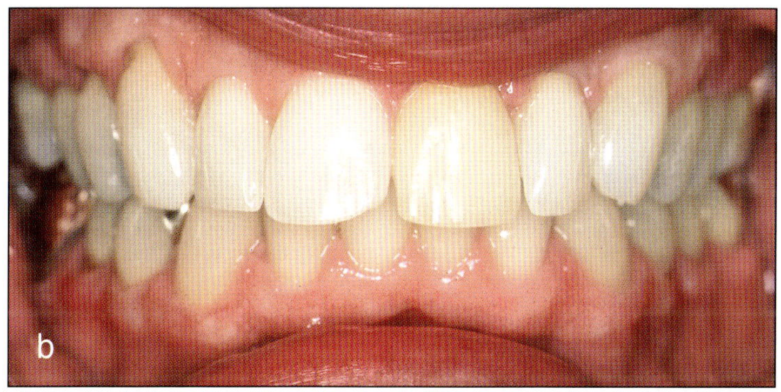

*(b)*6주간의 미백 후 색상은 많이 개선되었지만, 약간의 변색흔적은 남아있다.

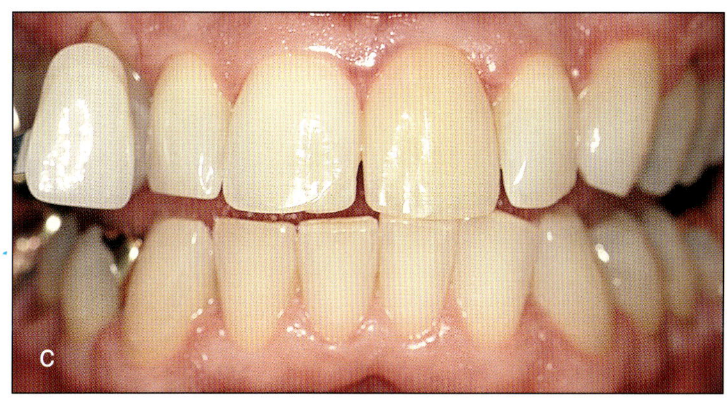

(c) 3년 경과 후 색상이 조금 더 어두워 보인다. 하지만, 환자는 결과에 여전히 만족하였고 재치료를 희망하지 않았다.

CASE 7

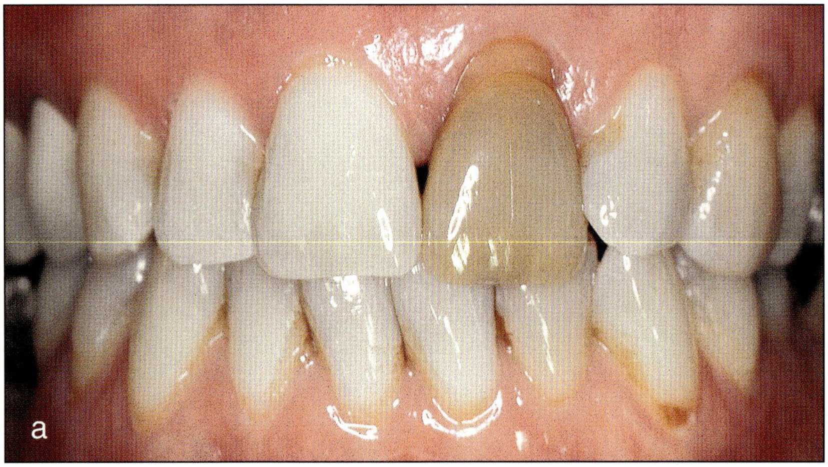

(a) 생활력이 없고, 증상과 징후를 보이지 않는 변색치. 치료 방법으로는 외부 미백과 근관치료 후 내부 미백, 비니어와 크라운을 고려할 수 있다.

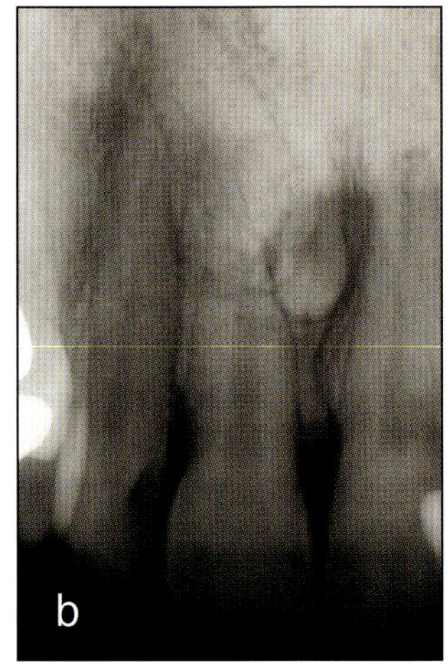

(b) 방사선 사진상에는 병소가 없지만, 과잉치의 존재로 인해 근관치료의 시행여부를 신중하게 평가해야 한다.

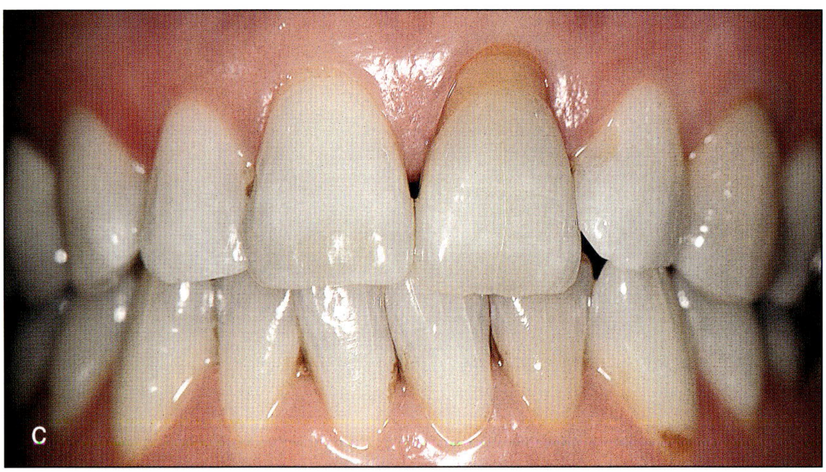

(c) 10% 과산화요소와 레저보아가 없는 직선형의 장치로 미백이 시행되었다. 6주 후에는 색상이 많이 개선되었고, 노출된 치근은 치주 치료로 피개가 계획되었다. 노출된 치근은 외적 또는 내적으로나 미백하는 방법이 없다.

CASE 8

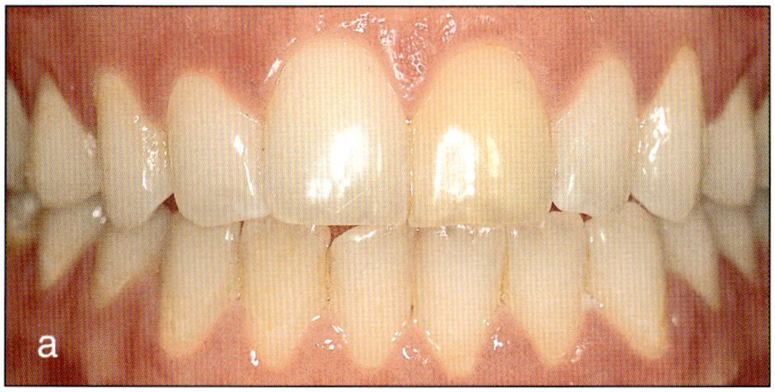

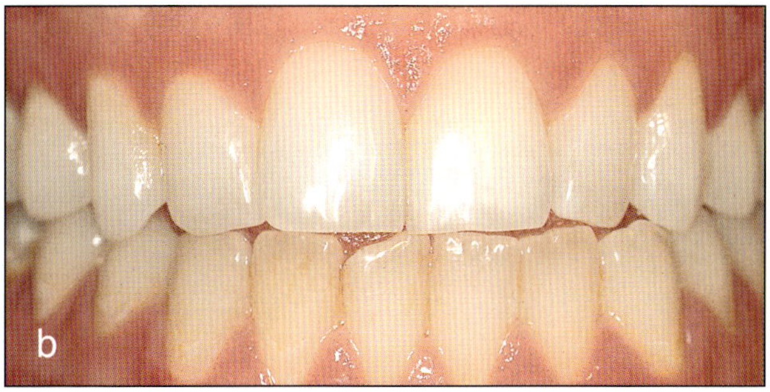

(a) 약간 노랗게 변색된 치아도 전체적인 이미지에 큰 영향을 줄 수 있다.

(b) 10% 과산화요소와 레저보아가 없는 직선형의 장치로 심미성이 회복되었다.

CASE 9

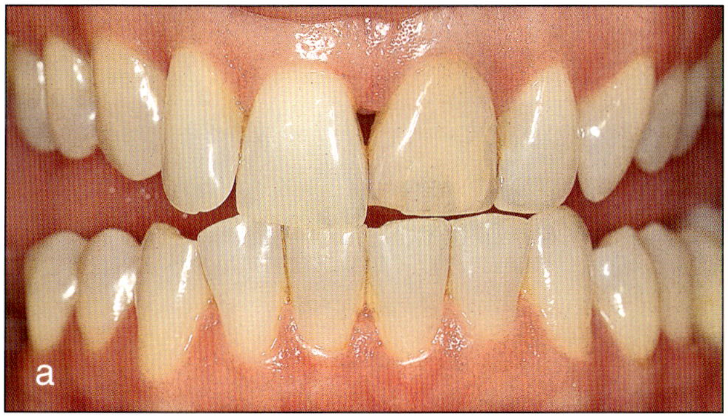

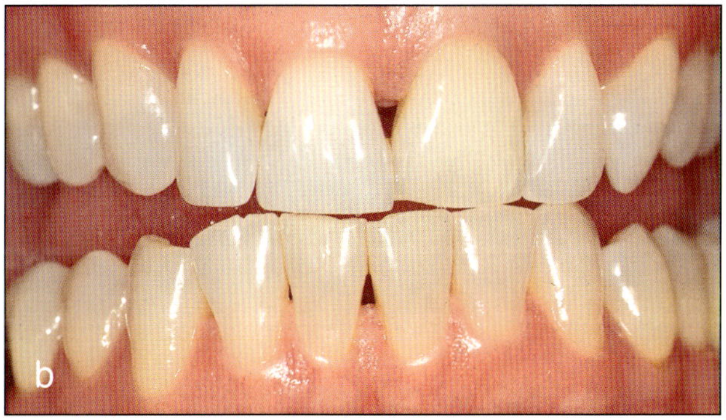

(a) 다른 많은 문제점도 있지만, 환자에게 가장 고민되는 부분은 변색된 중절치이다.

(b) 색상이 개선된 후에는 환자가 다른 부가적인 치료도 희망하였다.

CASE 10

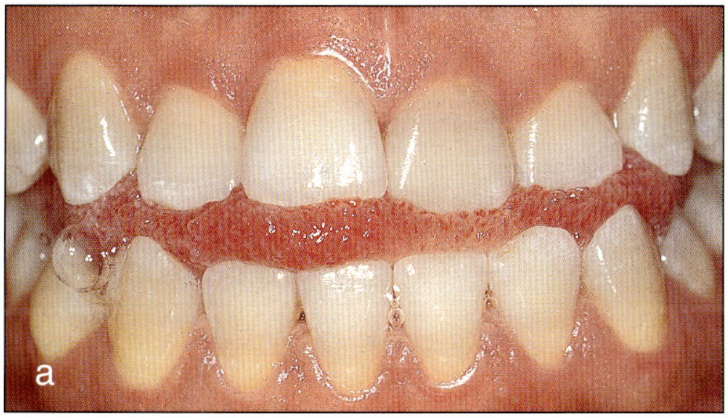

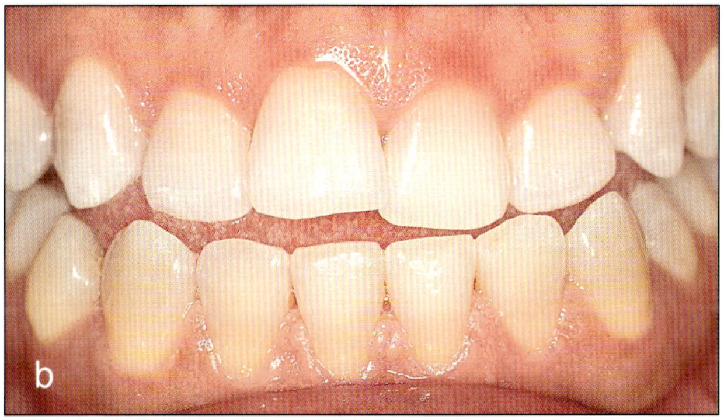

(a) 단일 변색치와 함께 테트라싸이클린 변색도 동반된 증례.

(b) 회색 테트라싸이클린 변색을 만족스럽게 미백하기 위해서는 4개월이 소요되었다. 치료과정 중에 단일 변색치도 자연스럽게 미백되었다.

CASE 11

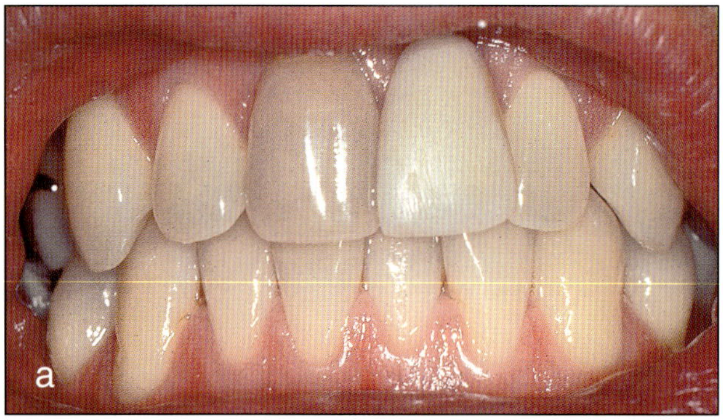

(a) 외상으로 인해 중절치는 변색되었지만 생활력은 남아있다. 인접치아는 가철성 부분 틀니의 치아로 광택이 소실되어 있다.

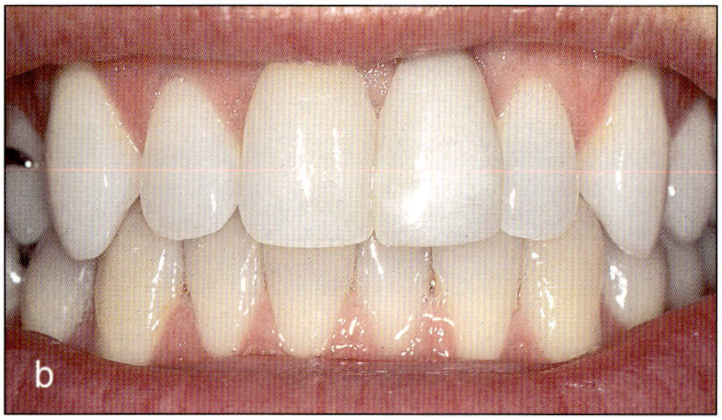

(b) 미백 6주 후에는 색상이 조화되었고, 틀니의 치아도 폴리싱되어 광택이 회복되었다. (Dr. Kevin Frazier의 허락 하에 게재)

CASE 12

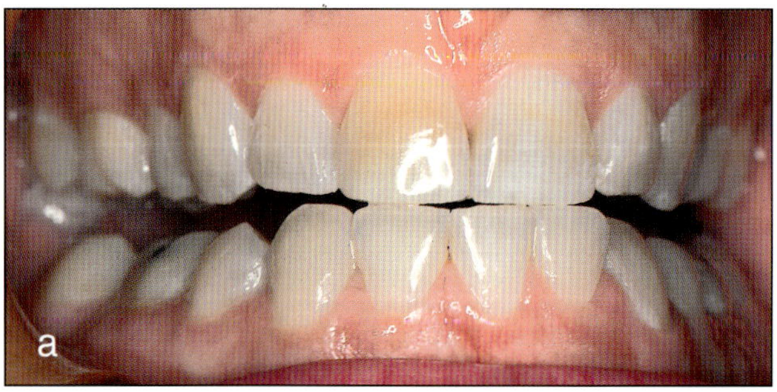

(a) 변색된 중절치의 인접 치아를 동시에 자가미백 한 증례.

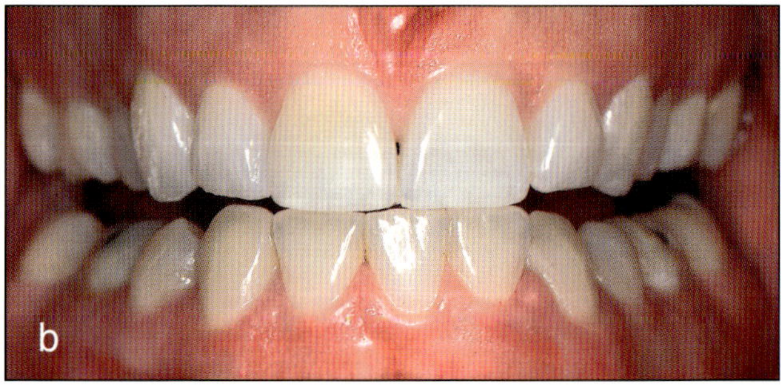

(b) 미백 후 색상의 조화가 이루어졌다.

CASE 13

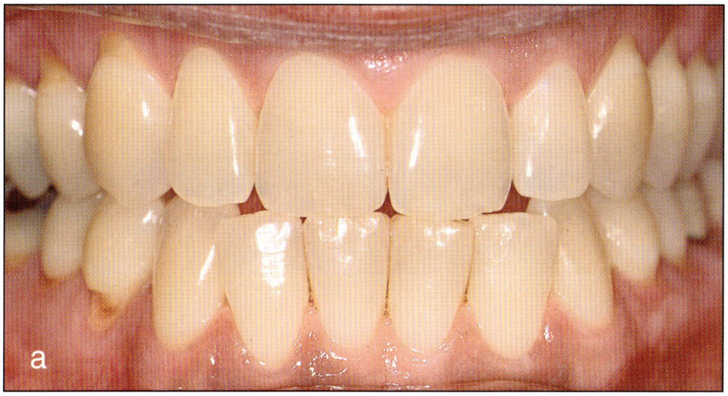

(a) 증례에 따라서는 미백 기간이 더 연장되어야 하는 경우도 있다. 상악 좌측 중절치의 변색이 뚜렷하게 나타나지 않는다.

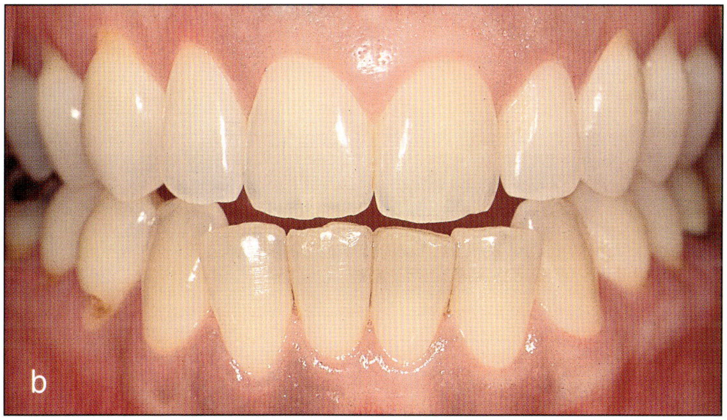

(b) 8주간의 미백 후 색상의 개선이 보인다.

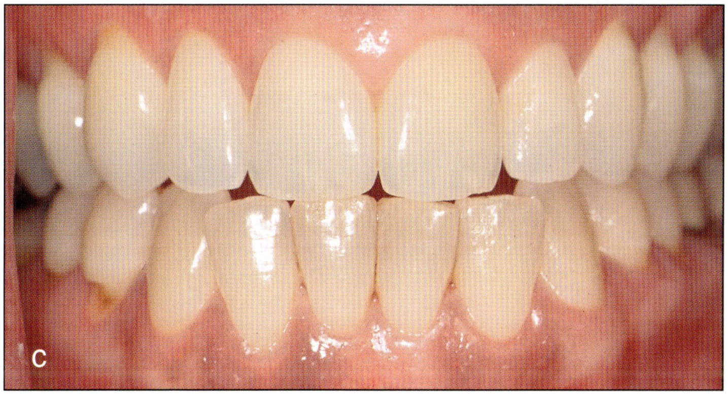

(c) 5개월간 미백 후 만족스러운 결과를 얻었다.

CASE 14 단일치아 외부미백

변색된 단일치아를 자가미백으로 치료할 때에는 레저보아가 없는 직선형의 장치를 제작하고 인접치아의 협측면은 제거한다. 인접치아와 색상이 조화될 때까지 매일 밤 미백한다.

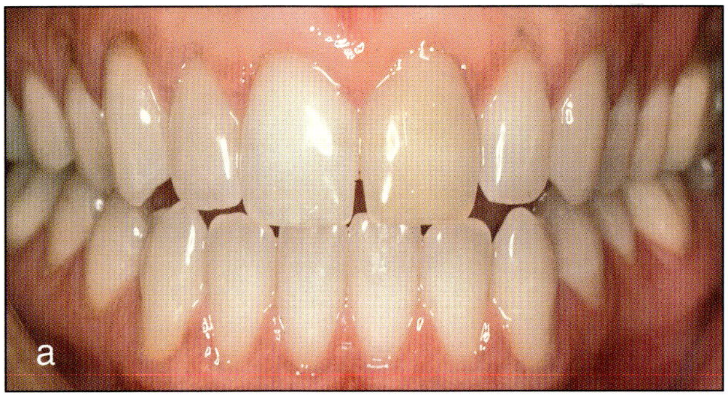

(a) 환자는 변색된 중절치의 색상으로 고민하지만 인접치아의 색상에는 만족한다. 중절치는 변색되어 있지만 생활력이 있고, 방사선 사진상으로도 병소가 없다.

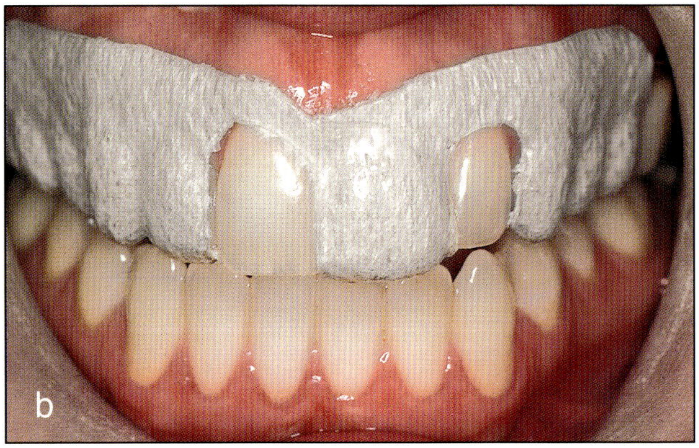

(b) 레저보아가 없는 직선형의 장치에서 바로 인접한 치아의 협측면이 제거되었다.

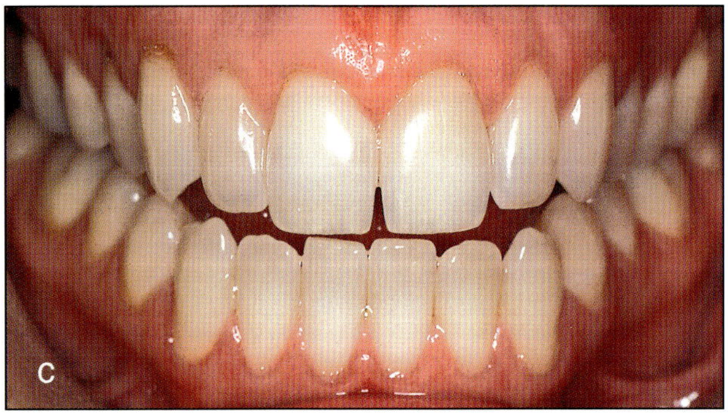

(c) 변색된 치아의 색상이 밝아질 때까지 미백하였다.

CASE 15-18 외부미백으로 완벽하지는 않지만 양호한 결과를 얻은 증례

증례에 따라서는 치료 결과가 아쉬울 수도 있다. 특히, 색상 차이가 다양하게 나타날 때는 결과의 차이가 나타날 수 있다.

CASE 15

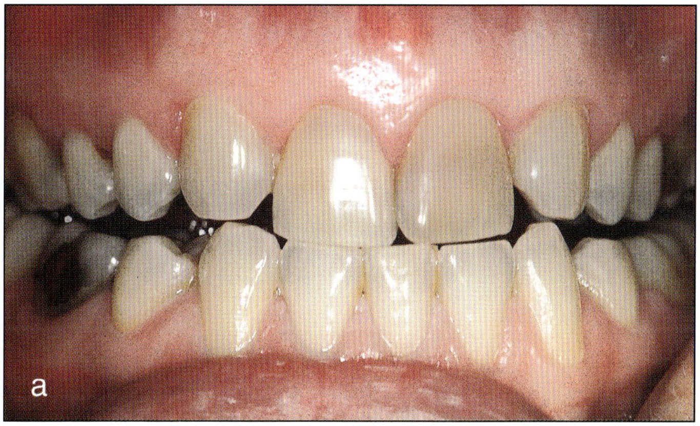

(a) 전치부의 색상이 다양하다. 놀랍게도 가장 어두운 상악 좌측 중절치는 생활력이 있고, 우측 중절치는 실활치이다.

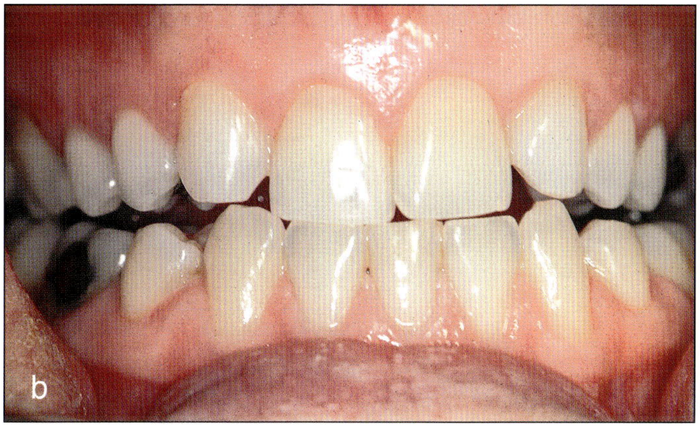

(b) 레저보아가 없는 직선형의 미백장치로 미백이 시행되었다.

CASE 16

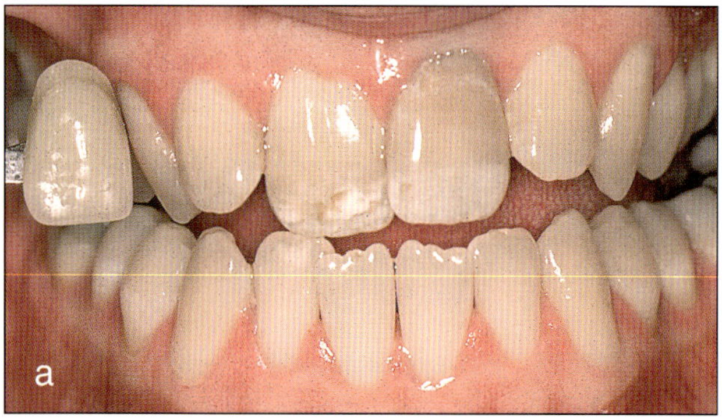

(a) 중절치간의 색상차이와 하얀 탈회반점은 미백을 어렵게 한다.

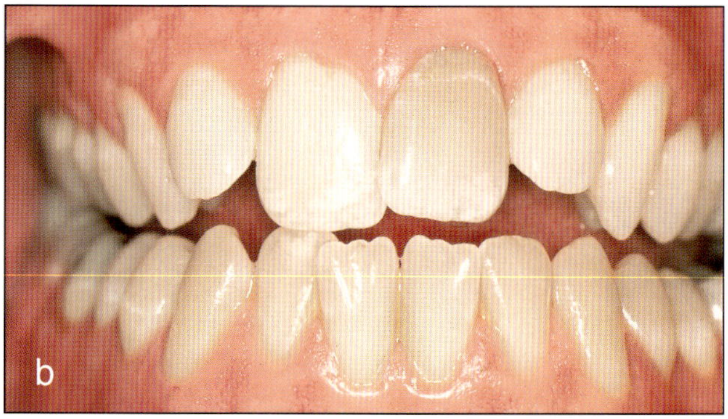

(b) 6주간 미백한 후 치아는 많이 밝아졌지만 아직도 중절치의 부조화가 잔존한다.

CASE 17

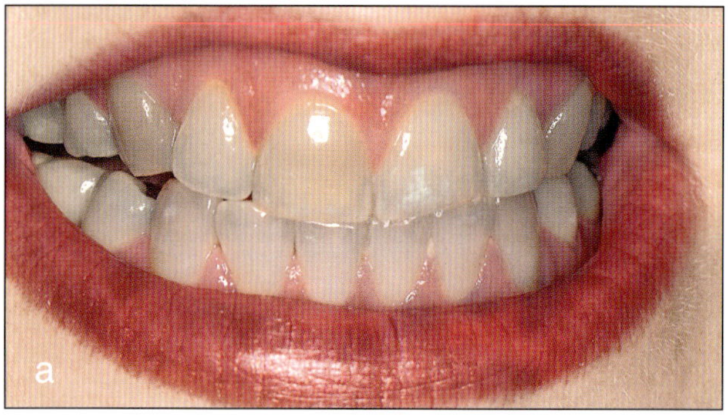

(a) 중절치간의 색상차이와 하얀 탈회반점은 미백을 어렵게 한다.

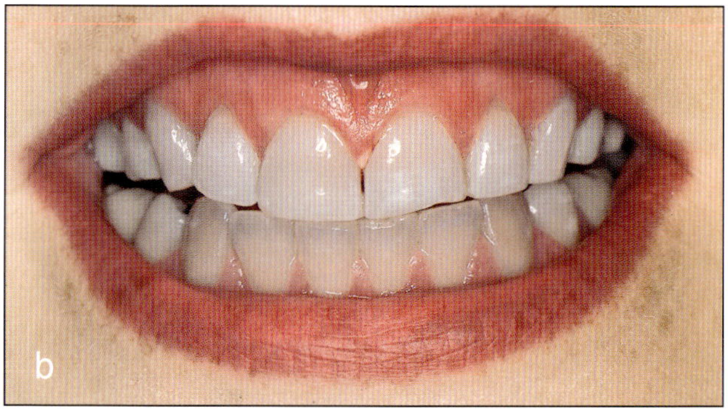

(b) 치아도 밝아졌고, 하얀 반점도 덜 두드러져 보이지만, 환자는 치료결과에 만족하지 않았고, 부가적인 심미치료를 희망하였다.

CASE 18

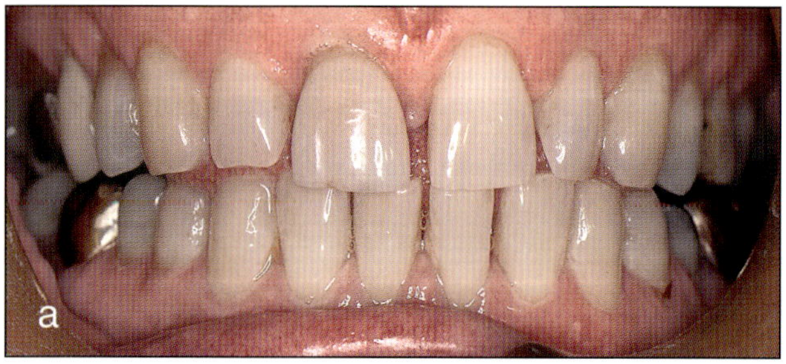

(a) 상악 중절치의 변색, 치아크기의 부조화와 치아 사이의 공간 등이 심미를 저해했다. 미소를 개선하기 위해 미백부터 시도되었다.

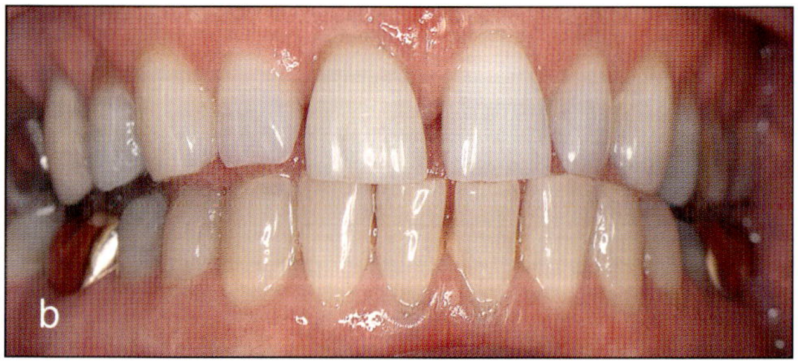

(b) 색상이 많이 개선되었지만, 추가적인 치료가 요구된다.

CASE 19-20 실활치에서의 외부미백

CASE 19

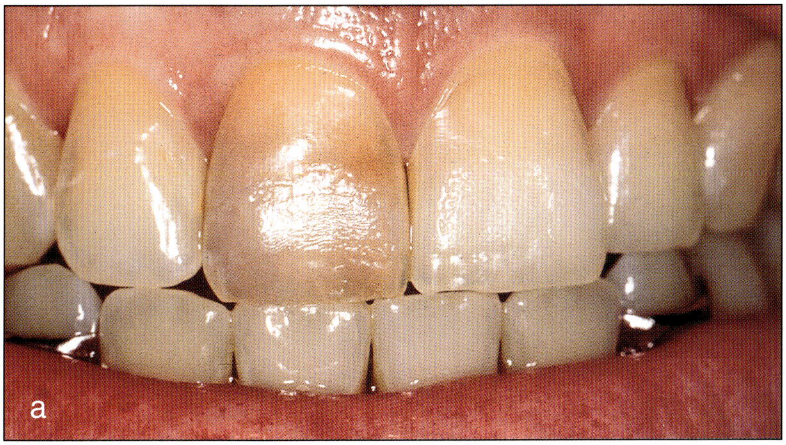

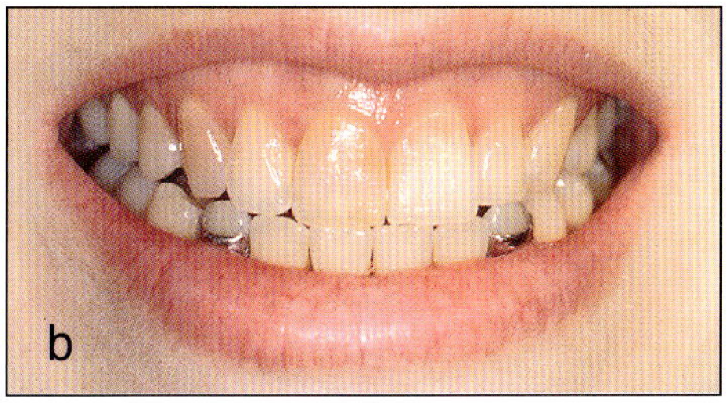

(a) 근관치료와 컴퍼짓 수복이 시행된 변색치.

(b) 환자가 웃을 때 중절치의 변색이 두드러져 보인다.

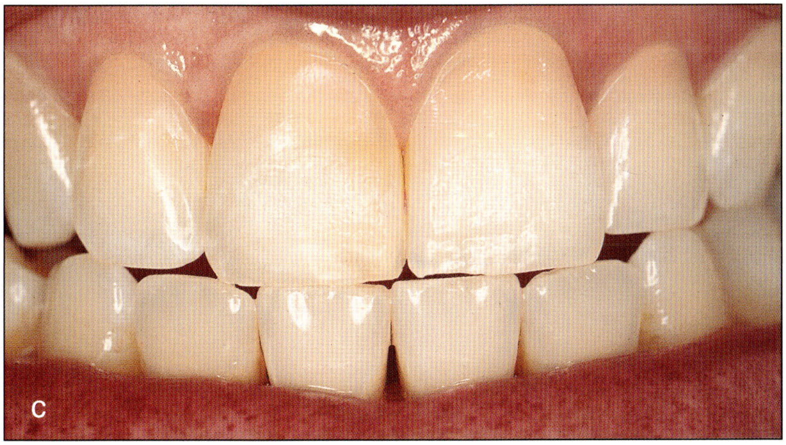

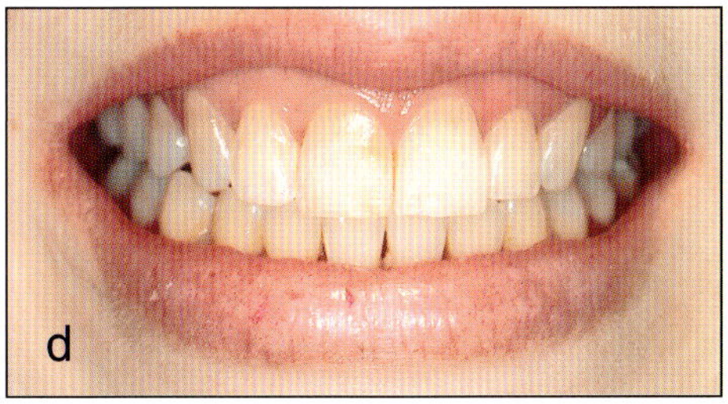

(c) 미백 후 색상이 많이 밝아졌다.

(d) 환자가 웃을 때의 심미성이 많이 회복되었고, 추가적으로 비니어 또는 크라운 치료는 환자의 희망에 의해 결정된다.

CASE 20

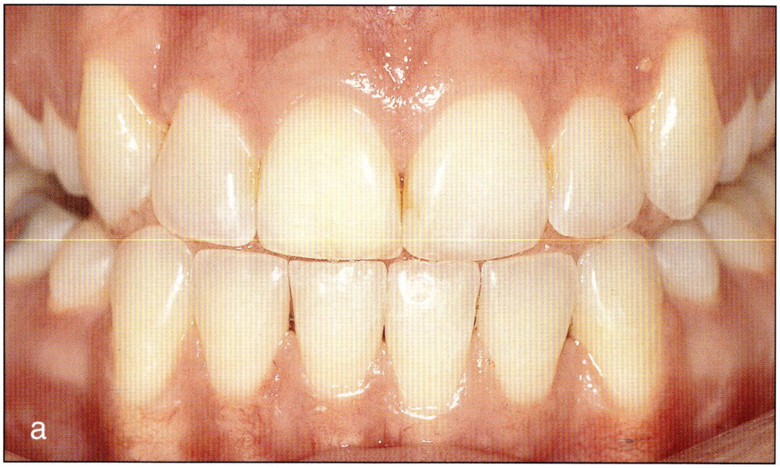

(a) 근관치료를 받은 치아의 색상이 인접치에 비해서는 더 어둡다.

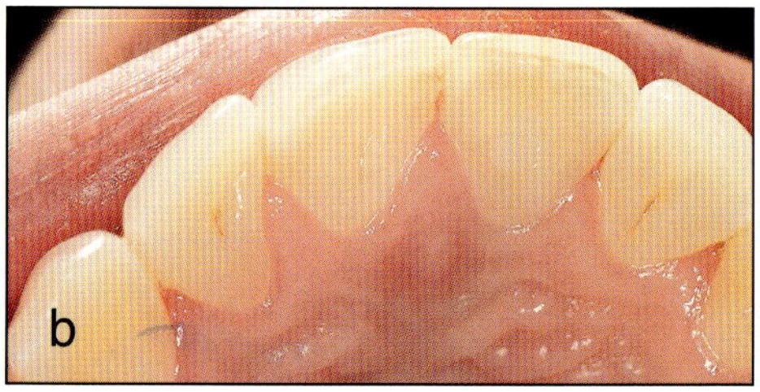

(b) 구개측에서 치수강의 컴퍼짓 레진 수복을 확인할 수 있다.

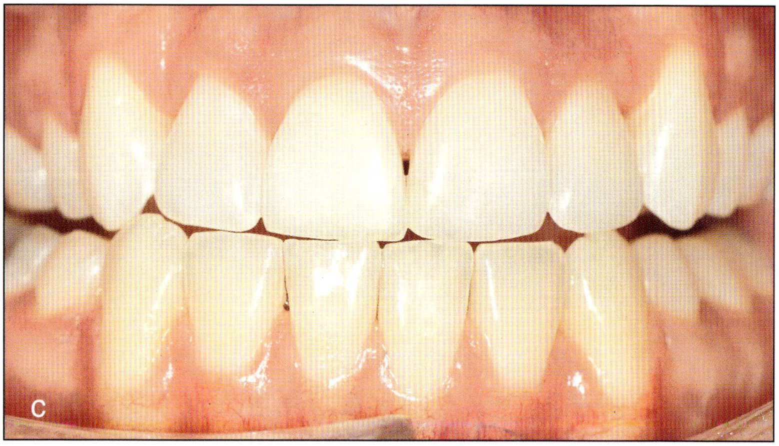

(c) 10% 과산화요소로 자가미백 후 만족스러운 결과를 얻었다.

CASE 21 실활치의 내부미백

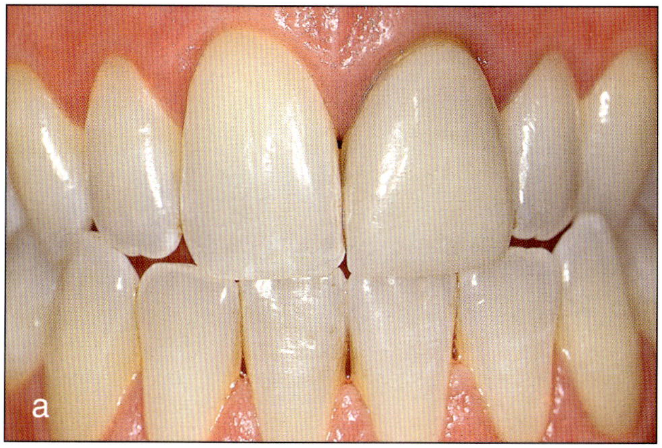

(a) 포세린 비니어를 시행 받은 상악 좌측 중절치가 하방 치질의 변색 때문에 어두워 보인다.

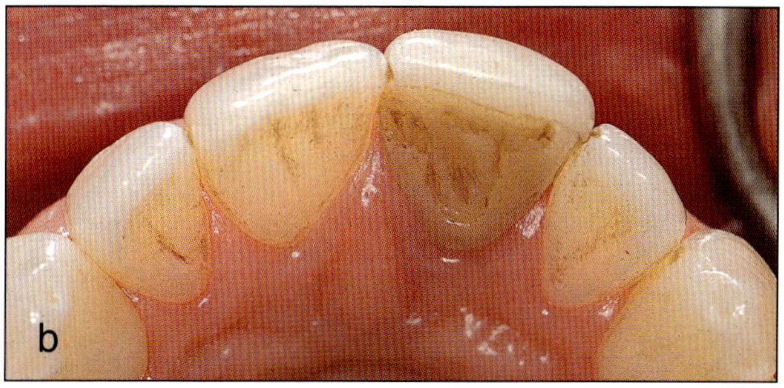

(b) 치아의 설측이 변색되어 있다.

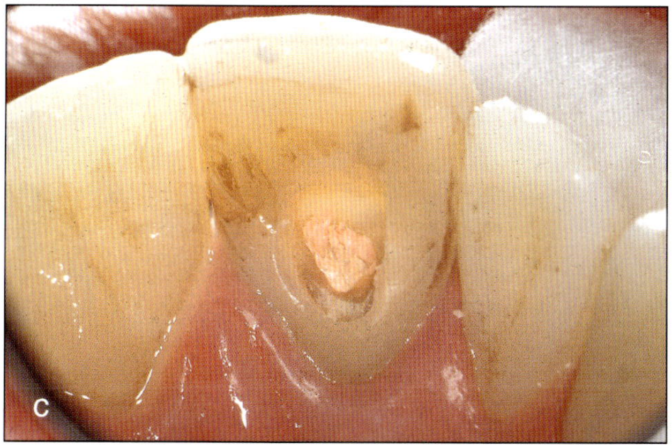

(c) 컴퍼짓 레진을 제거한 결과 근관충전제가 상아법랑경계 상방으로 많이 연장되어 있는 것을 확인할 수 있다.

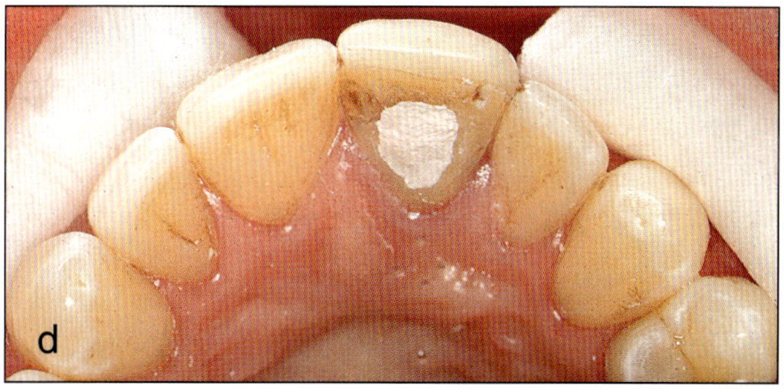

(d) 근관충전제를 상아법랑경계 하방 2mm까지 제거하고 글라스아이오노머로 베이스를 시행한 후 10% 과산화요소를 치수강에 솜뭉치와 함께 밀봉한다.

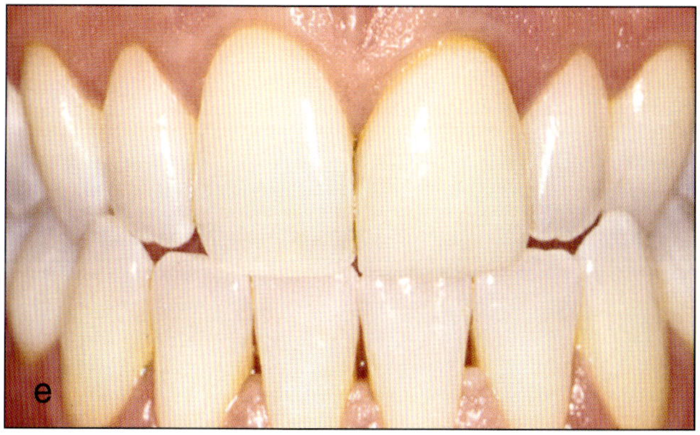

(e) 미백제는 일주일 간격으로 4회 교체되었고, 치료 후 포세린 라미네이트 비니어 하방의 치아가 밝아진 것을 확인할 수 있다.

CASE 22 실활치의 내부와 외부미백(밀봉)

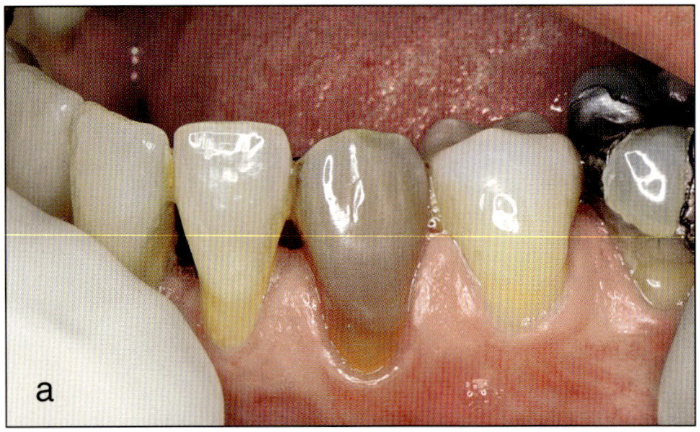

(a) 근관치료를 시행 받은 견치가 혈액의 철분 성분으로 변색되어 있다. 치료 계획은 내부와 외부미백이다.

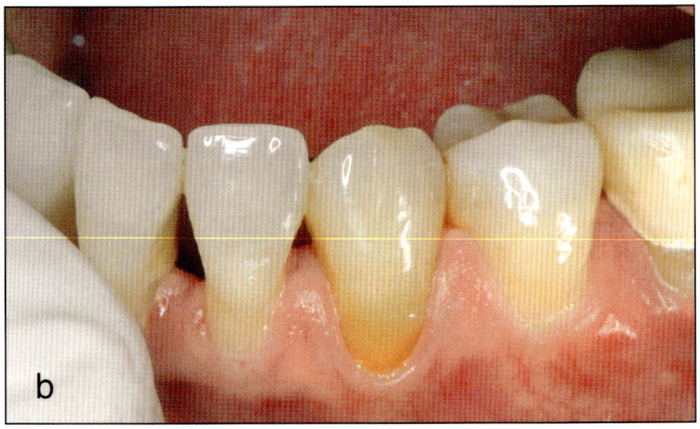

(b) 1회의 내부미백과 21일간 자가미백 후 만족스러운 결과가 보인다. (Dr. Amber Lawson의 허락 하에 게재)

CASE 23 실활치의 내부와 외부미백(개방)

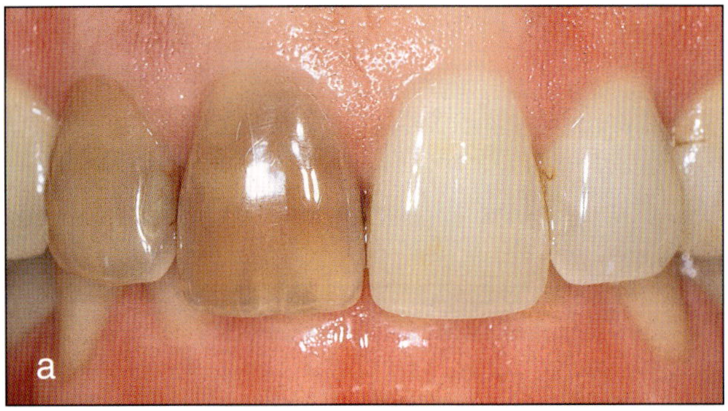

(a) 상악 우측 중절치와 측절치가 외상과 근관치료후 변색되었다.

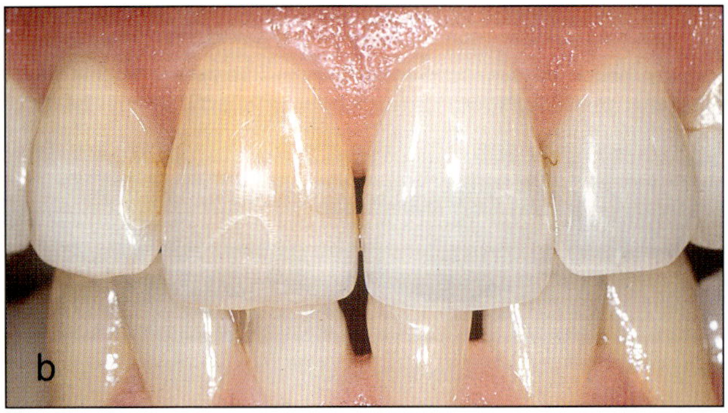

(b) 치수강을 개방한 상태에서 미백제를 치수강에도 주입하고 미백장치에도 주입하여 만족스러운 결과를 얻었다. 협조도가 좋은 환자에서만 가능한 내부 · 외부미백법이다. (Dr. Kevin Frazier의 허락 하에 게재)

CASE 24 변색된 단일치아의 미백 후 보충미백

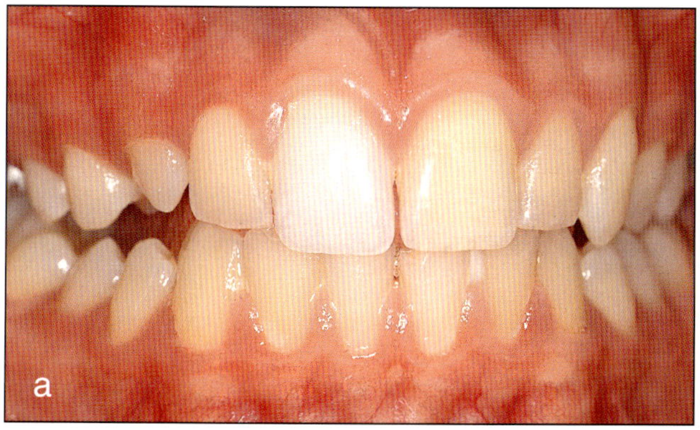

(*a*) 근관치료 후 워킹블리칭을 시행했으나 인접치에 비해 유난히 밝아져서 인접치아의 미백이 부가적으로 요구되었다.

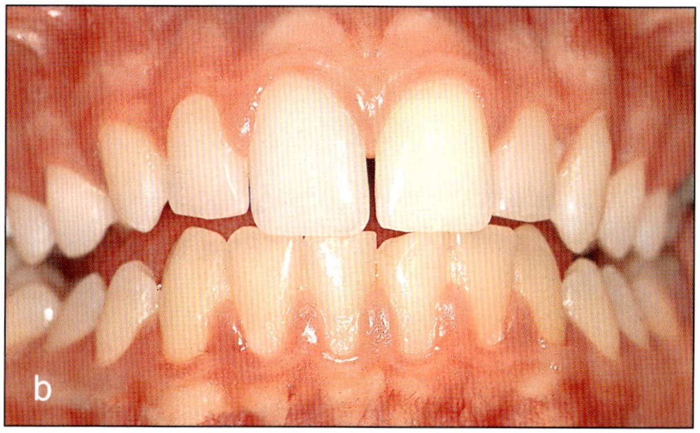

(*b*) 10% 과산화요소로 나머지 치아들을 미백하여 색상의 조화를 얻었다.

CASE 25 유치의 단일변색

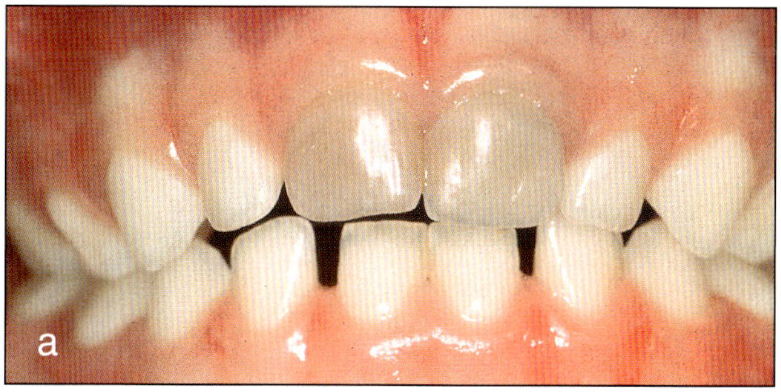

(*a*) 유치는 일반적으로 매우 하얗다. 하지만, 외상으로 인해 4세 어린이의 중절치가 변색되었다. 병소가 없는 관계로 자가미백이 시행되었다.

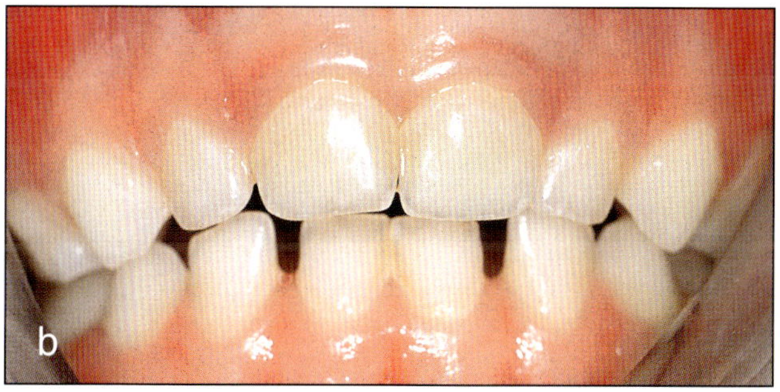

(*b*) 첫 주에는 매일 1시간씩 미백을 하였으며 4주 동안 총 47시간 미백시행 후 색상이 서서히 밝아졌고, 차후 맹출한 영구치에는 영향이 없었다.

치아미백과 심미치료 6

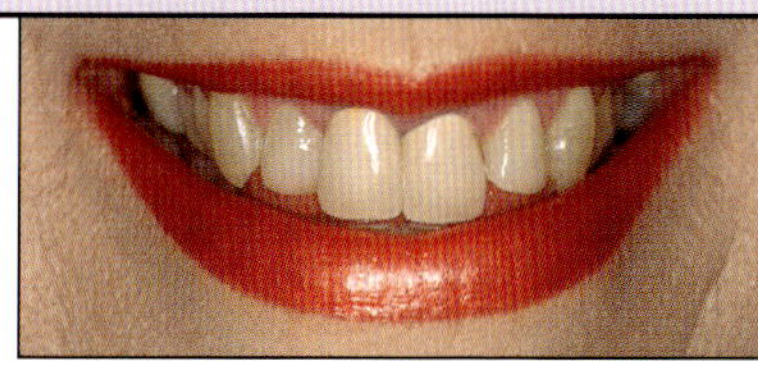

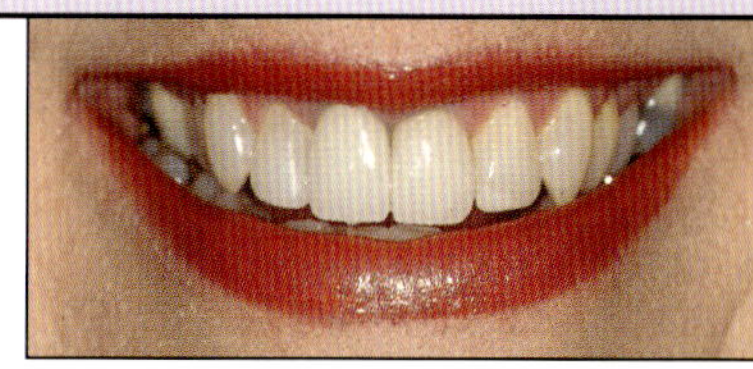

미백만으로도 변색된 치아에서 두드러지게 나타나는 변화를 얻을 수 있지만, 때로는 환자의 만족도를 충족시키기 위해 부가적으로 심미수복치료를 해야한다. 때로는 기능적 또는 심미적 이유로 기존의 수복물을 교체해야 한다. 치료 전 환자에게 모든 치료방법들을 제시하고 정확한 미소분석과 미백검사를 하는 것이 중요하다. 미백과 미세연마, 컴퍼짓 레진, 포세린 비니어, 올세라믹 크라운 등의 가능성과 한계를 환자에게 정확하게 알려야 한다. 대부분의 경우에는 다른 치료에 앞서 미백부터 하는 것이 다음과 같은 이유 때문에 더 유리하다. (1) 최소의 침해로 만족스러운 결과를 얻을 수 있으며, (2) 결과가 불만족스러운 경우에는 치아가 밝아진 상태에서 더 심미적인 수복치료가 이어질 수 있다.

미백만으로 불충분한 경우

미백은 성공적이었지만 치아의 형태 등으로 환자가 불만족스러워하는 증례에서는 미백 후 치아성형이나 수복치료를 한다. 치아성형과 연관된 미백증례에서는 전치의 절단부의 위치, 치은의 형태와 치아의 형태에 대한 심미이론의 지식이 요구된다. 교합에 대한 지식도 필수적인데, 전치의 성형 후 전치유도가 영향을 받을 수 있기 때문이다. 치아성형은 치아삭제를 동반하지만, 미백과 병행할 경우 가장 수명이 길게 보장되는 간단한 치료이다. 때로는 미백 후 컴퍼짓 레진 수복, 비니어 또는 크라운을 시행하여 미소를 회복하여야 한다.

실패한 미백치료

미백으로 착색이 제거되지 않으면 연마술이나 수복치료를 해야 한다. 환자에게는 치료 전에 치료방법과 비용에 대해 설명해야 한다. 첫 치료 안으로는 착색을 제거하기 위해 미세연마와 거시연마를 사용한다. 미세연마는 산으로 치아의 표면을 부식한 후 퍼미스로 표면 법랑질을 제거하는 술식이다. 거시연마는 고속 핸드피스와 피니싱 바로 표면을 제거한 후 디스크와 폴리싱 페이스트로 마무리하는 술식이다. 표면에 국한된 착색은 제거되지만, 착색의 위치를 예측하기란 불가능하다. 착색이 상아질까지 침투된 경우에는 연마 후 컴퍼짓 레진을 해야 한다. 따라서 연마하기 전 미백을 하여 색상부터 개선하는 것이 추천된다. 치아형태를 컴퍼짓으로 수정할 때 최적의 밝기로 미백한 후 수복을 진행한다. 수복치료는 색상이 안정되고 결합강도가 회복될 수 있도록 2주 후에 한다. 미백 후 즉시, 수복치료를 할 때는 결합강도가 25% 감소된다.

변색된 치아의 색상과 형태를 개선하기 위해 미백과 접착치료를 복합하는 것은 치질의 삭제를 최소로 하는 가장 보존적인 방법이다. 하지만, 결과가 만족스럽지 못할 때는 포세린 비니어, 올세라믹 크라운과 같은 치료를 추가적으로 시행할 수 있다.

착색된 치아의 색상을 덮기 위해 컴퍼짓 또는 포세린 비니어를 사용할 수 있다. 하지만, 투명한 컴퍼짓 또는 포세린을 사용할 경우에는 강한 변색이 비추어 보일 수 있다. 해결책은 재료를 더 두껍고 덜 투명하게 만드는 방법이지만, 치아는 부자연스럽게 보일 수 있다. 또한, 재료의 두께를 확보하기 위해 치질의 삭제도 증가해야 한다. 따라서 이런 경우에도 미백을 선행하여 재료의 두께를 최소화하도록 한다.

때로는 심미와 기능을 회복하기 위해 크라운 수복이 필수적일 때가 있다. 이 때는 인접치아를 먼저 미백한 후 크라운 수복을 하여 전체적인 심미결과를 개선하도록 한다.

수복된 치아의 미백

수복물의 색상은 미백으로 밝아지지 않는다. 따라서 미백분석을 할 때는 기존의 수복물을 잘 확인한 후 환자에게 미백 후 추가적으로 기존의 수복물을 교체할 가능성이 있다고 알려야 한다. 미백 후 치아가 많이 밝아졌는데도 불구하고 기존의 수복물이 잘 조화되는 경우도 있다. 반대로, 기존의 수복물이 자연치아보다 더 어두울 때는 미백으로 색상의 조화를 쉽게 얻을 수 있다. 컴퍼짓 또는 포세린 비니어에서는 설측의 치질을 미백하여 색상의 변화를 얻는다. 수복물 변연의 착색도 미백으로 제거할 수 있으며, 미백 후 변연을 본딩제로 처리하도록 한다.

CASE 1 미백과 컴퍼짓 수복의 복합

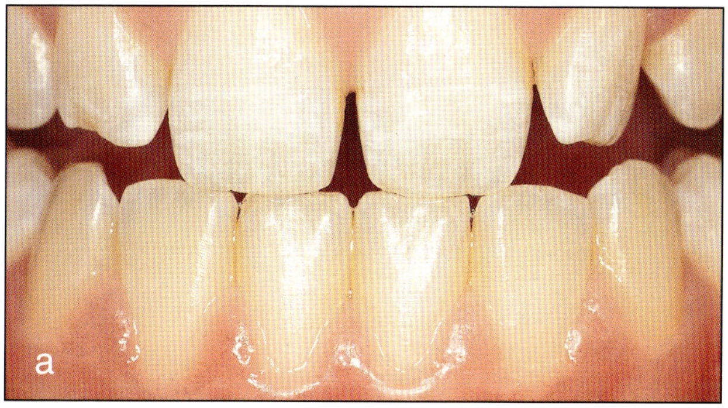

(a) 치아미백과 컴퍼짓 치료가 요구되는 증례.

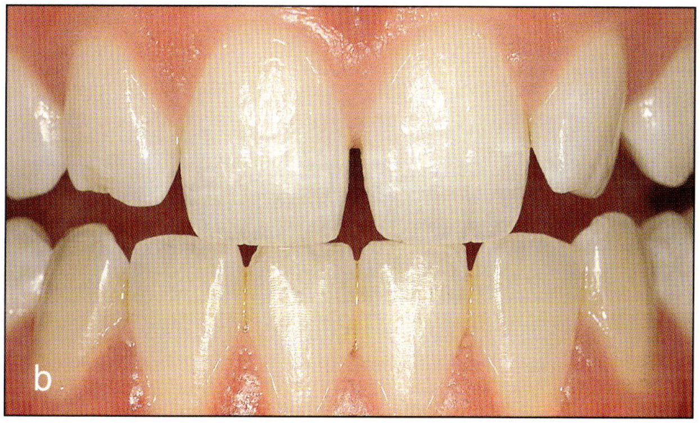

(b) 미백완료 2주 후에 색상이 안정되고 결합강도도 회복된다.

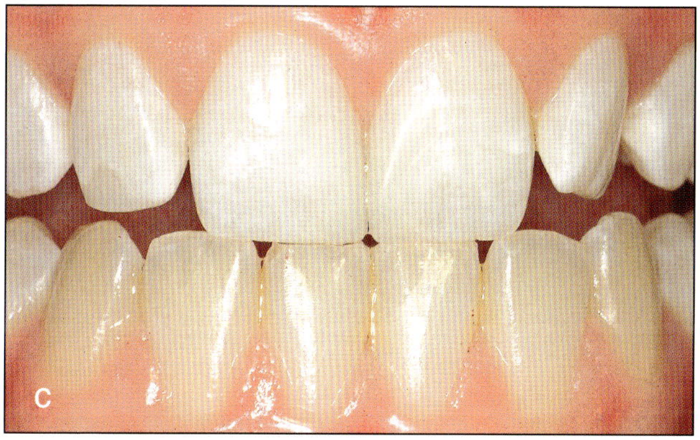

(c) 법랑질을 깨끗하게 세마한 후 부식제와 접착제를 적용하여 치아삭제 없이 심미적 결과를 얻었다.

CASE 2-9 기존의 컴퍼짓 수복이 있는 치아의 미백

미백분석에서는 기존의 수복물 존재여부를 정확하게 확인하여 환자에게 개수와 부위를 잘 알려야 한다. 미백은 재료의 색상에는 영향을 주지 않지만, 컴퍼짓 수복물 변연의 착색은 제거됨으로써 수복물조차도 더 밝아져 보일 수 있다. 하지만, 미백 후 더 두드러져 보이는 경우가 더 많이 때문에 교체에 따른 추가비용에 대한 설명이 요구된다.

CASE 2

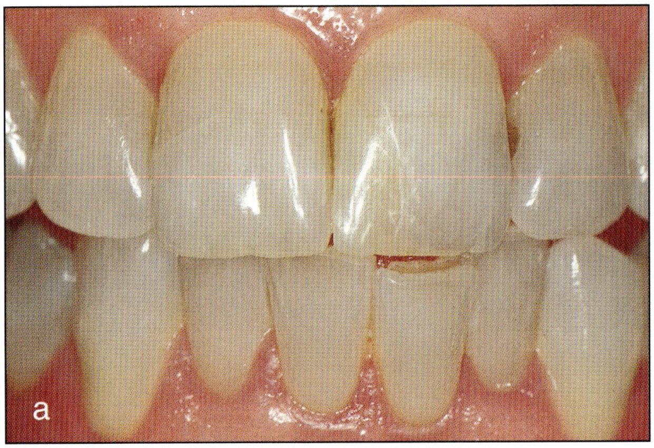

(a) 중절치의 컴퍼짓 수복물이 미백 전에도 확인 가능하다.

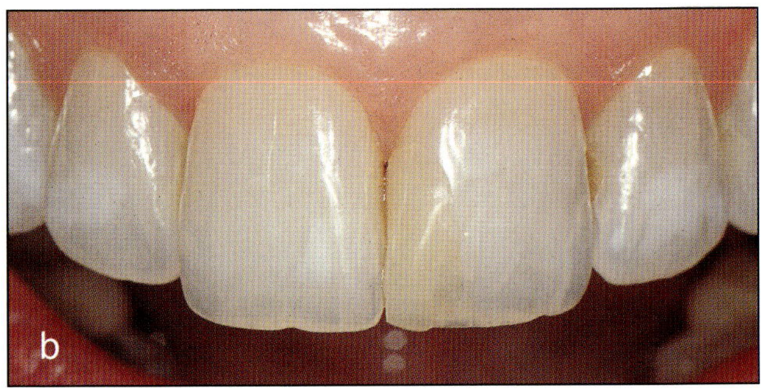

(b) 미백 후 상악 좌측 중절치의 컴퍼짓 수복물의 교체가 요구된다.

CASE 3

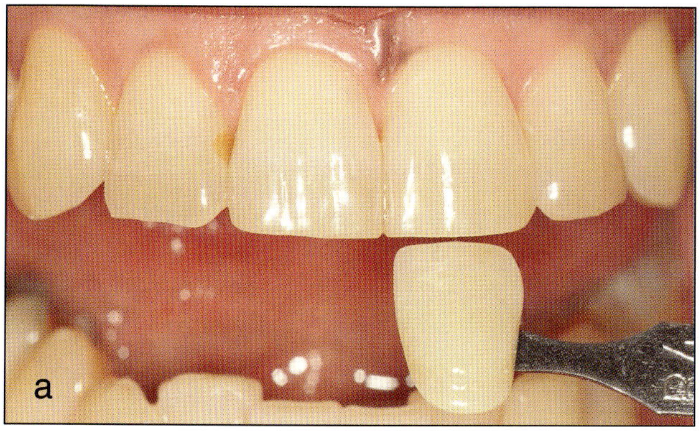

(a) 상악 우측 측절치에 위치된 화학 중합형 컴퍼짓 수복물이 확인된다.

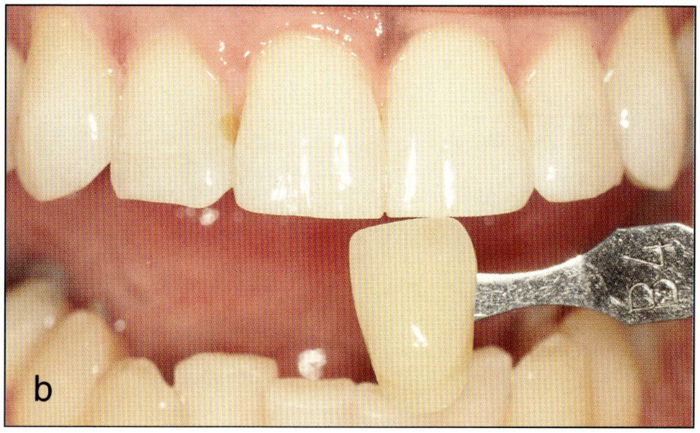

(b) 미백 후 더 두드러지게 나타난 관계로, 수복물의 교체가 요구되었다.

CASE 4

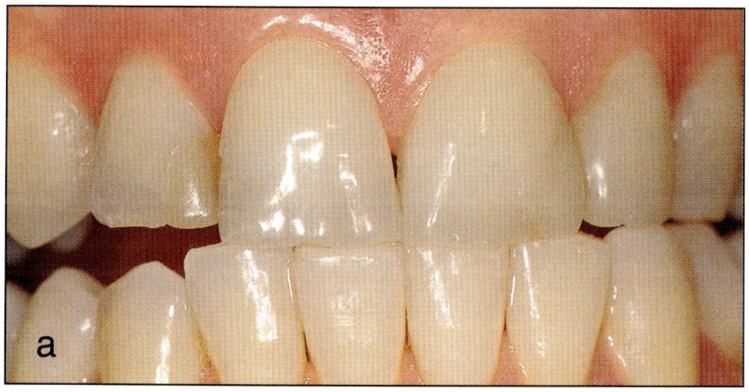

(a) 환자는 상악 우측 측절치에 시행 받은 컴퍼짓 수복물에 대해 불만족을 표현했다.

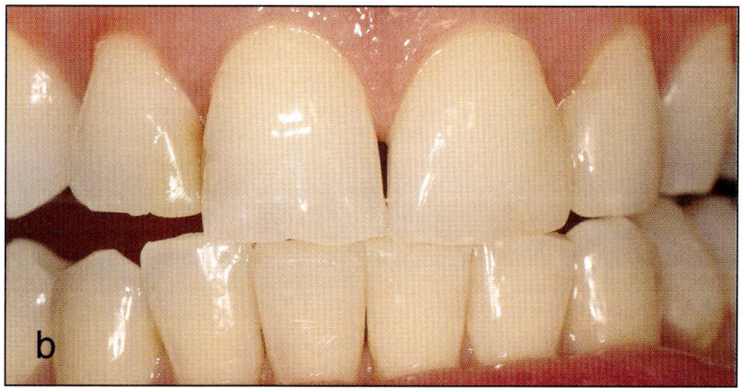

(b) 미백 후 치아는 밝아졌지만 수복물은 더 두드러져 보였다.

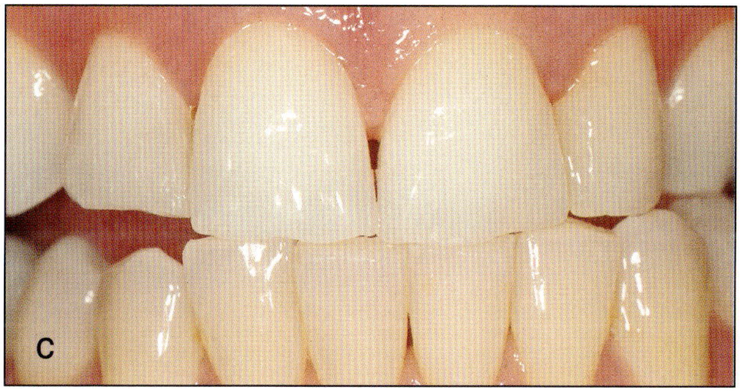

(c) 컴퍼짓 수복물을 교체한 후의 심미적 결과.

CASE 5

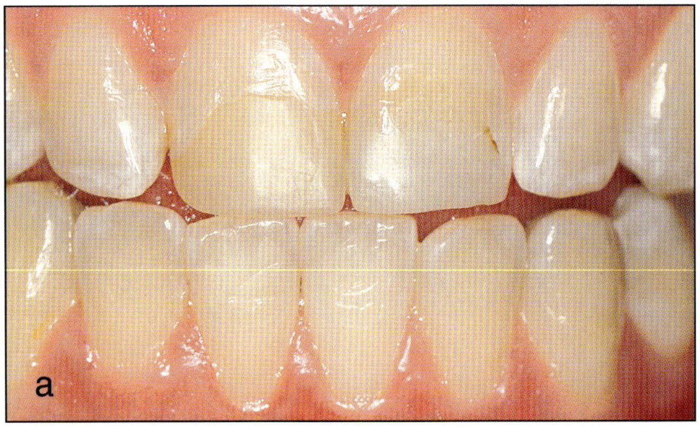

(a) 중절치의 컴퍼짓 수복은 미백 후 교체되어야 한다.

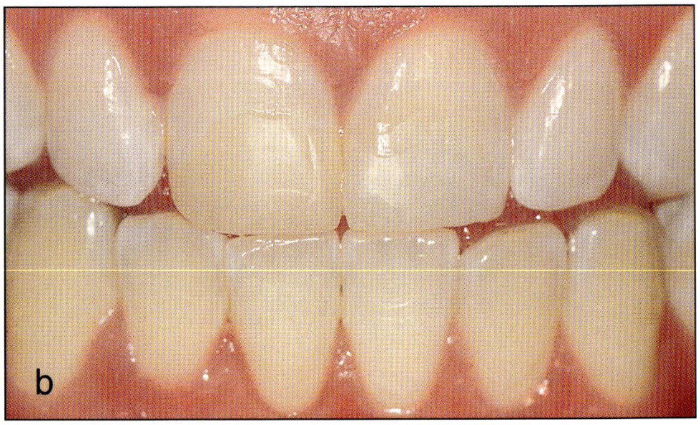

(b) 미백 후의 소견.

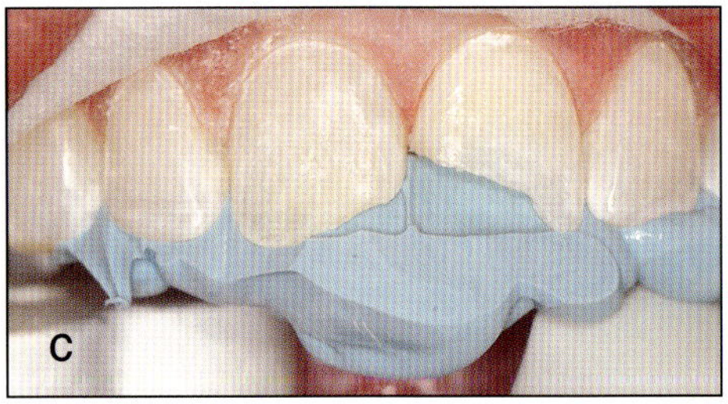

(c) 설측 매트릭스의 도움으로 치아의 형태를 쉽게 재현할 수 있다.

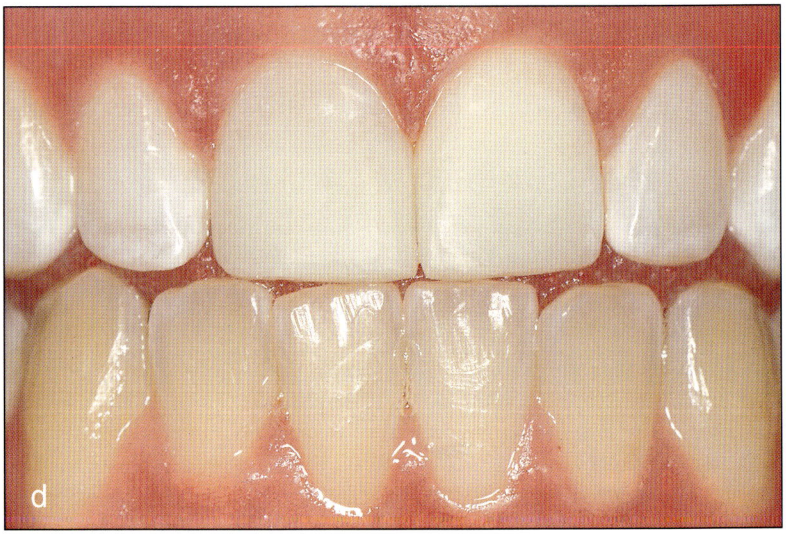

(d) 치아의 형태와 기능이 잘 형성된 심미적 결과.

CASE 6

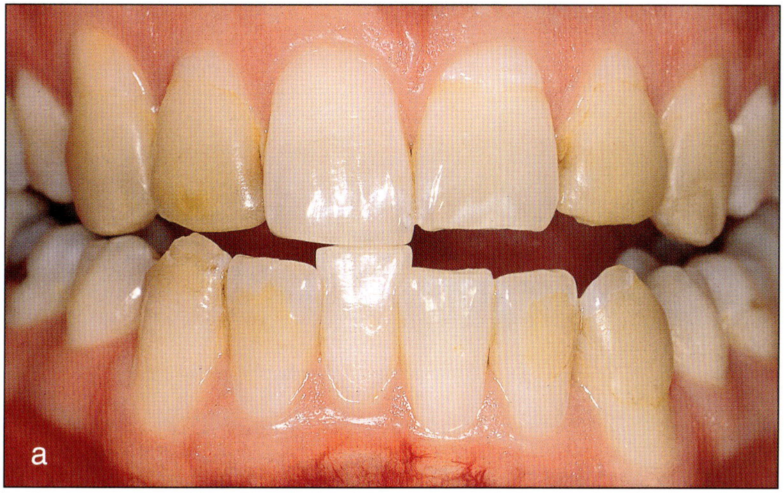

(a) 치아의 변색과 함께 여러 개의 컴퍼짓 수복물이 확인되며, 치아길이의 부조화와 하악 전치의 과도한 맹출이 보인다.

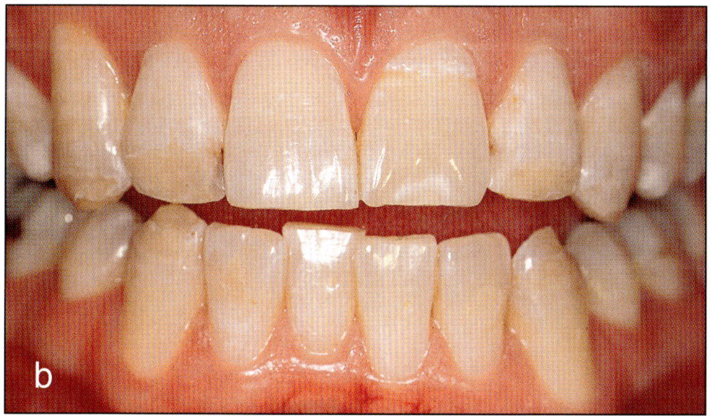

(b) 하악 전치의 길이부터 수정되었다.

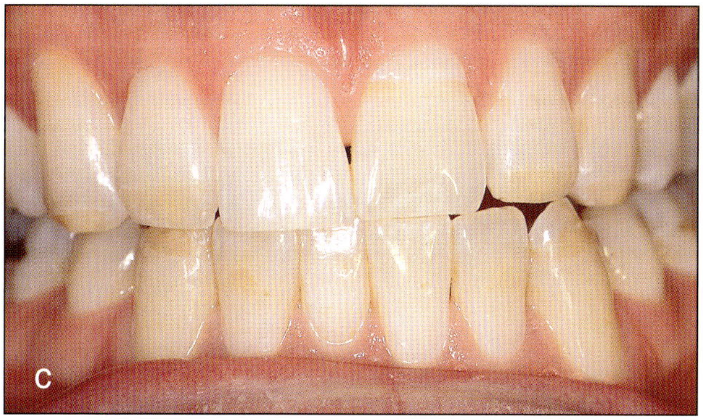

(c) 자연치아의 미백이 성공적으로 이루어졌고, 컴퍼짓 수복물 하방의 치아가 미백되면서 수복물도 밝아져 보인다.

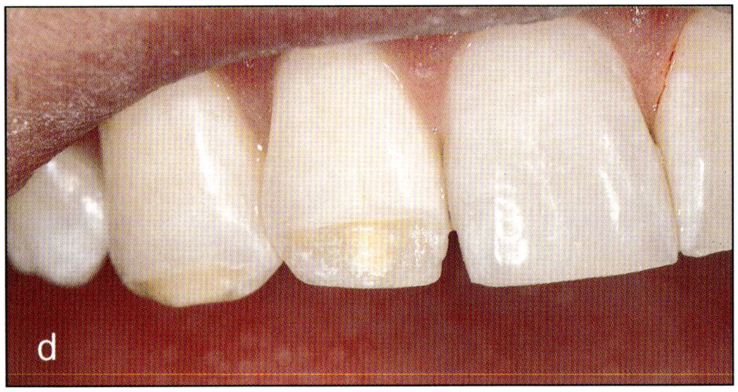

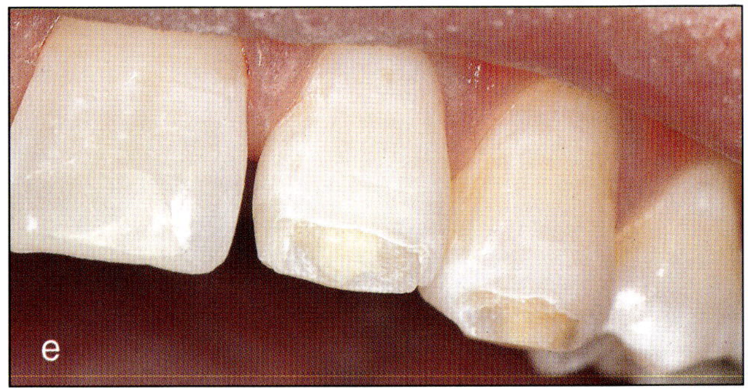

(d, e) 과거의 컴퍼짓 레진을 제거한 소견.

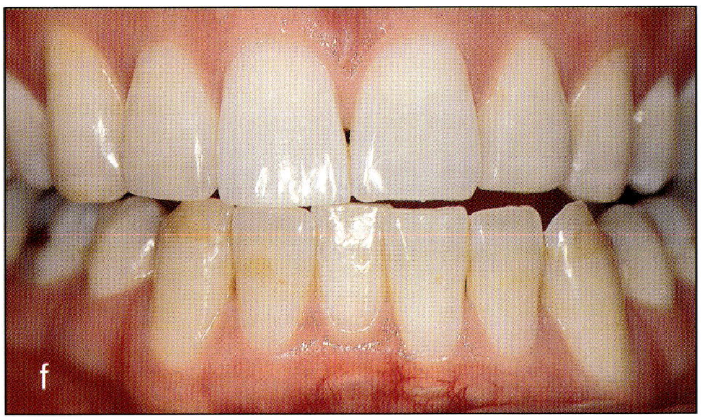

*(f)*자연치아는 최대로 유지된 상태에서 필요한 부위에만 컴퍼짓이 시행되었다.

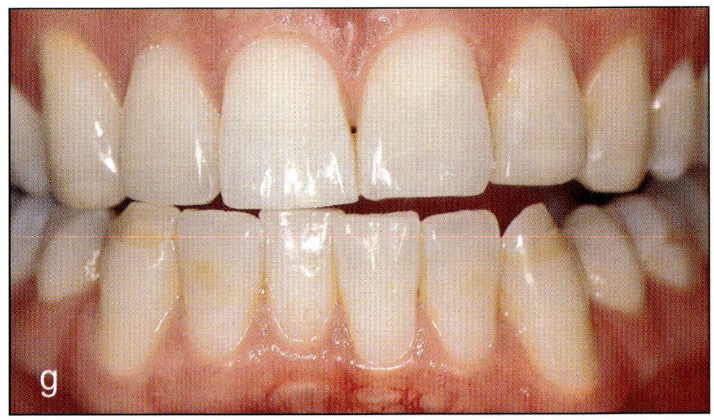

(g) 하악 치아의 미백 후.

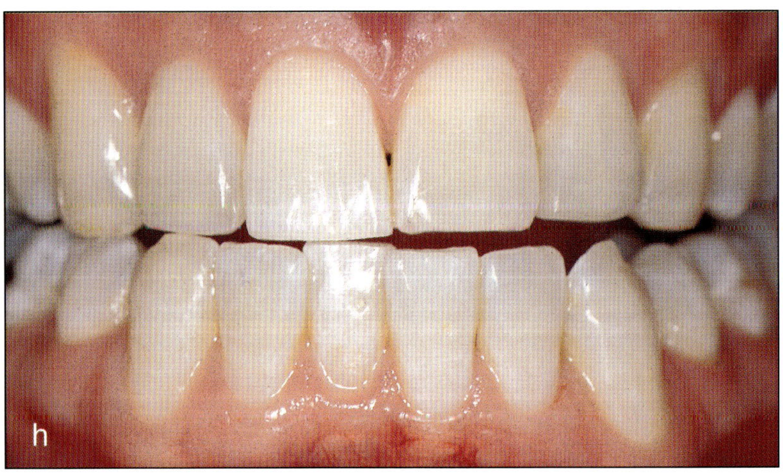

(h) 하악도 상악과 마찬가지로 자연치아를 최대로 보존하면서 치료되었다.

CASE 7

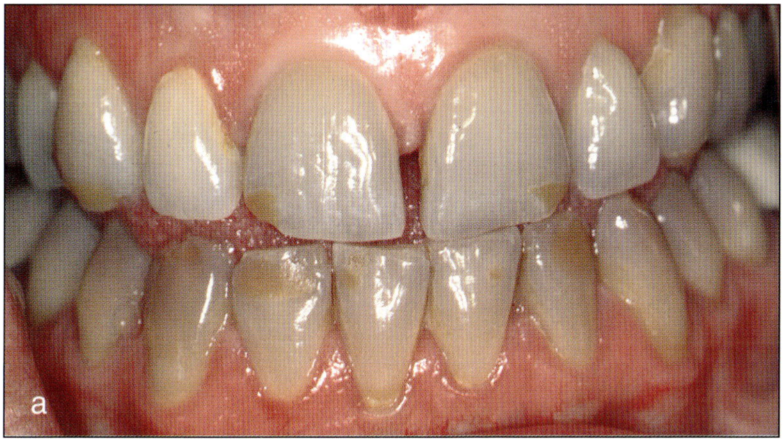

(a) 테트라싸이클린 변색치를 10% 과산화요소로 2주간 미백한 후의 소견.

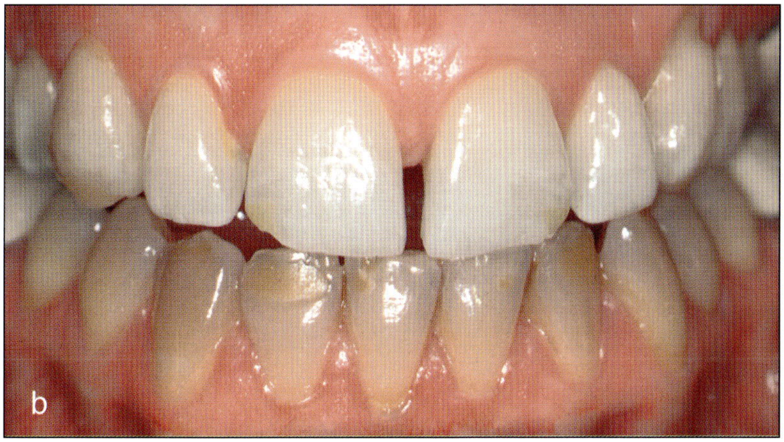

(b) 5개월간 미백한 후 환자는 치아색상에 만족하였다.

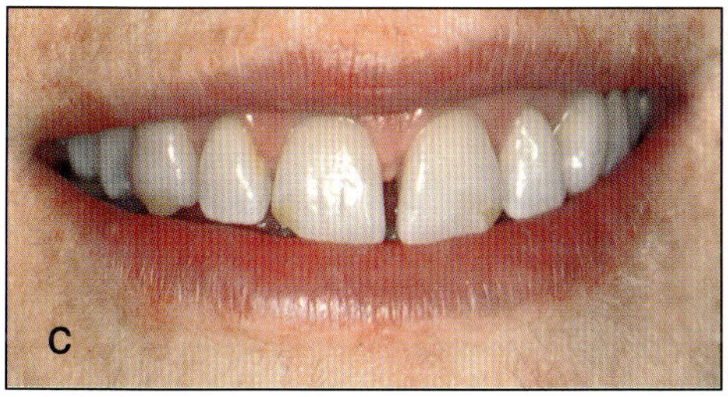

(c) 치궁의 중앙선이 얼굴의 중심과 일치하지 않는다.

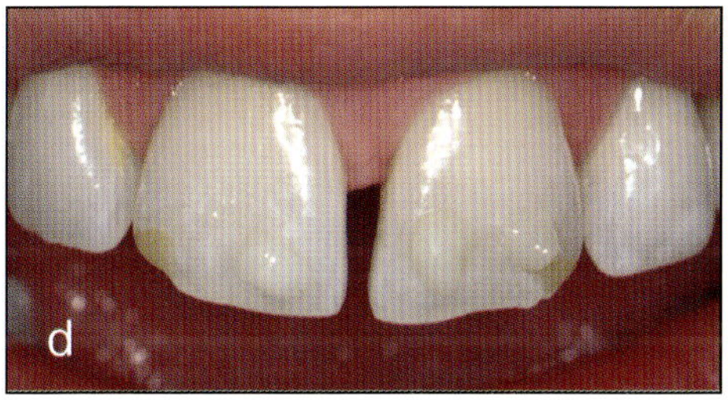

(d) 치아의 색상의 잘 맞추기 위해 여러 색상의 컴퍼짓 레진이 평가된다.

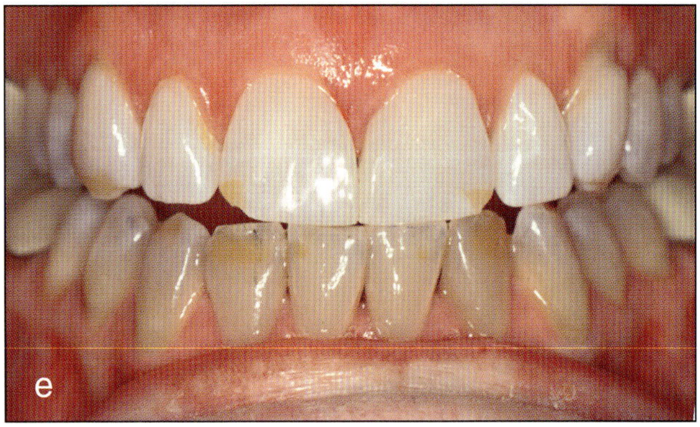

(e) 중절치 사이의 간격이 컴퍼짓으로 수복되었다.

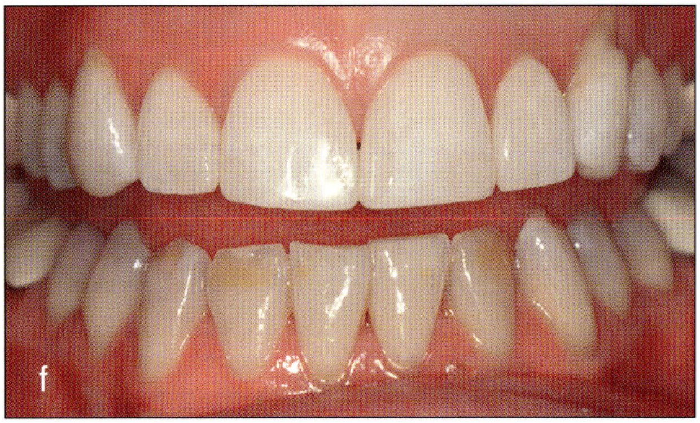

(f) 측절치의 형태도 컴퍼짓 레진으로 자연스럽게 치료되었다.

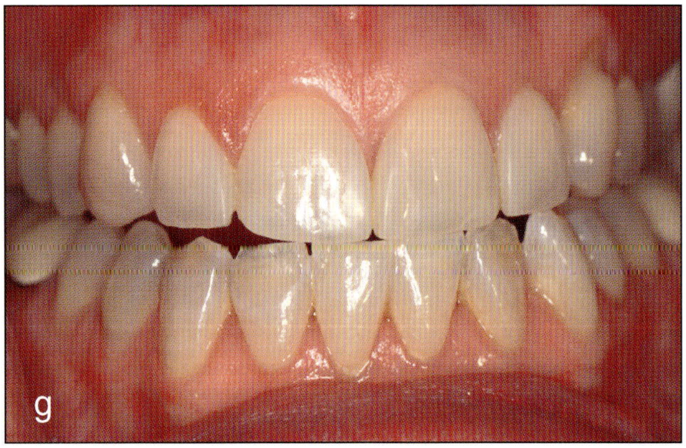

(g) 2년 후 정기검진 때의 소견.

CASE 8

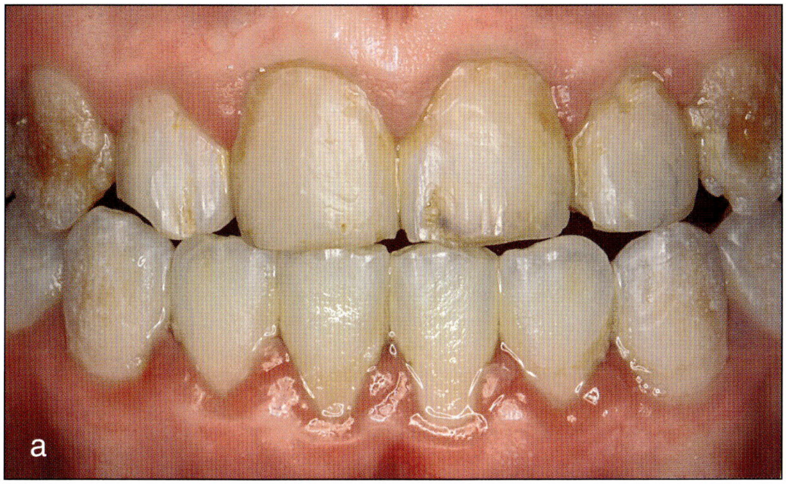

(a) 법랑질 형성부전으로 과거에 컴퍼짓 수복을 시행한 증례.

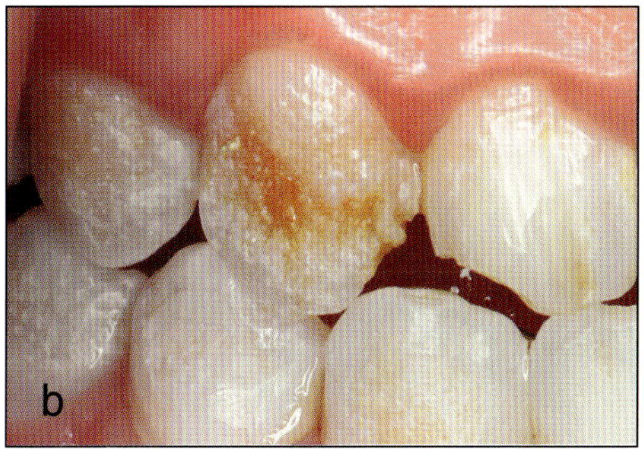

(b) 견치의 피팅과 노출된 갈색 상아질이 보인다.

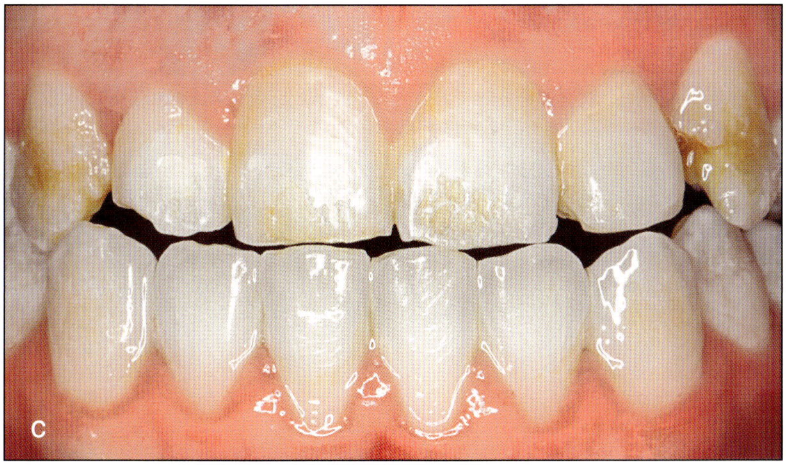

(c) 7개월간 자가미백 후 색상이 많이 밝아졌지만, 갈색 변색은 잔존하였다.

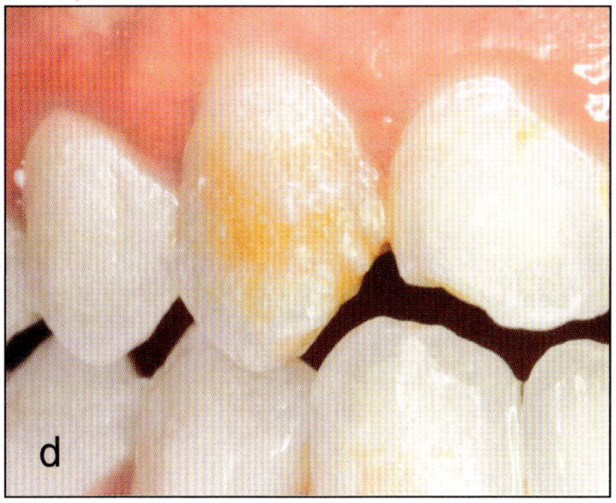

(d) 견치에 잔존하는 갈색 변색이 확인 가능하다.

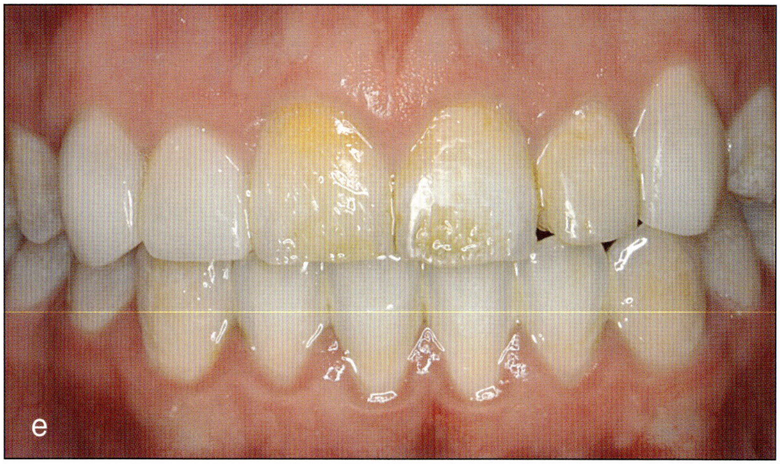

(e) 갈색변색은 flowable 컴퍼짓으로 피개한 후 하이브리드 컴퍼짓 레진으로 마무리되었다. 양쪽 견치와 상악 우측 측절치의 수복이 잘 완성되었다.

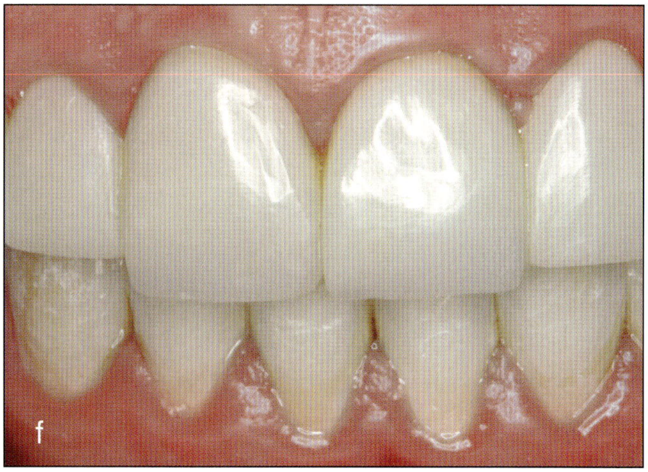

(f) 나머지 전치도 동일한 방법으로 수복되었다.

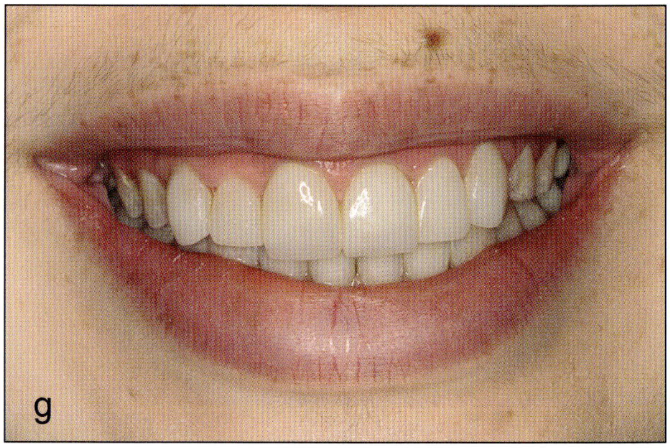

(g) 훨씬 더 예뻐진 미소.

CASE 9

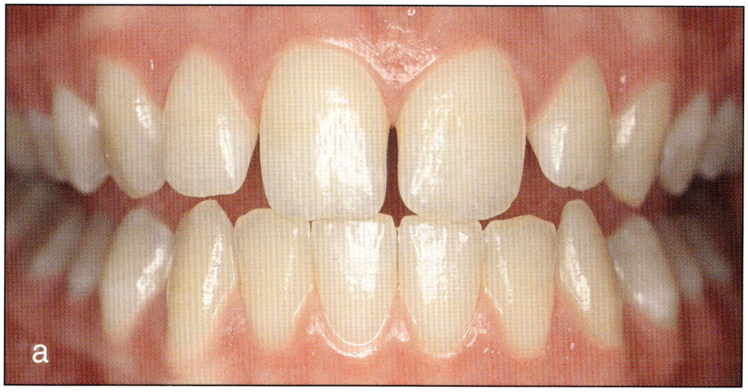

(a) 치아 사이의 공간, 치아형태와 색상의 문제가 보인다.

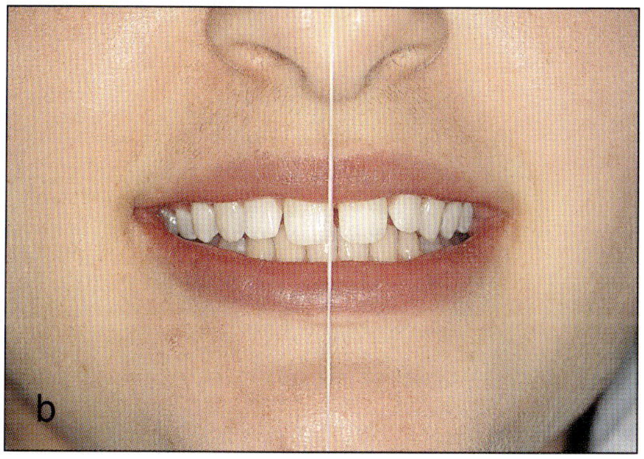

(b) 얼굴의 중심과 치궁의 중앙선이 일치되지 않아 좌측 중절치에만 컴퍼짓을 첨가하기로 결정되었다.

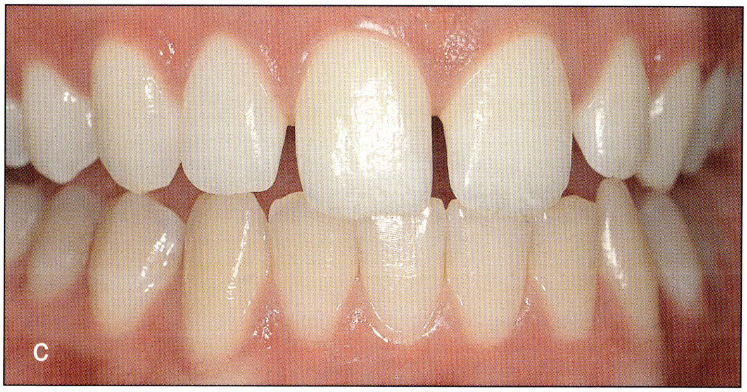

(c) 미백 후의 소견.

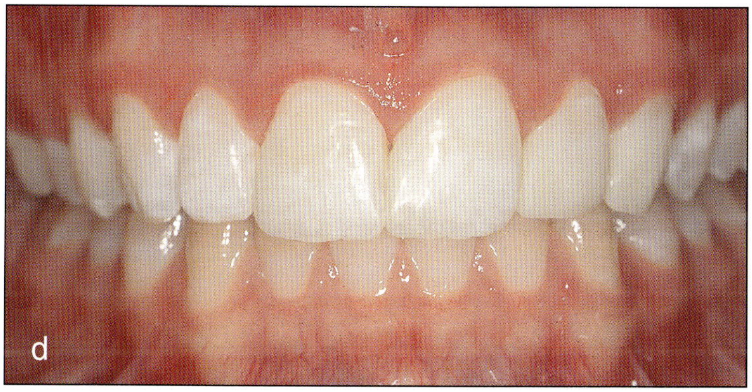

(d) 미백 완료 2주에 컴퍼짓이 시행되었지만, 다소 부자연스럽게 마무리되었다.

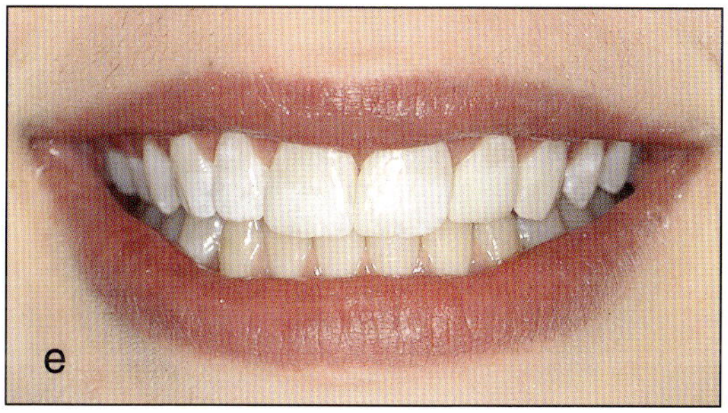

(e) 약간의 아쉬움은 남았지만 환자는 매우 만족하였다.

CASE 10 크라운 수복 전의 미백

크라운 수복이 예정되어 있는 경우에는 반드시 미백을 먼저 했을 때의 장점을 설명한다.

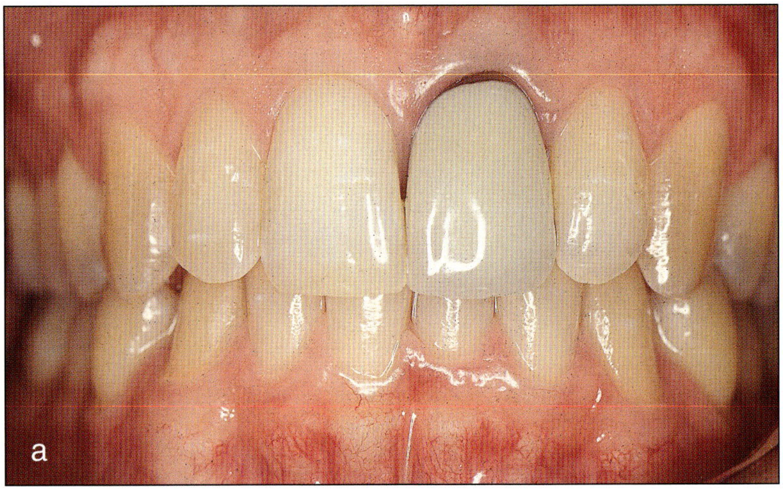

(a) 상악 좌측 중절치의 재치료가 요구되는데, 미백도 함께 하기로 하였다.

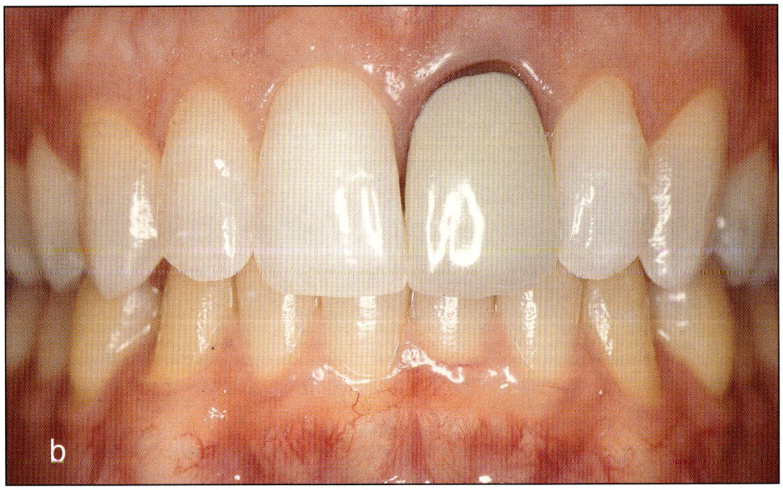

(b) 자연치아의 미백이 선행된다.

CASE 11-16 기존의 수복물 색상을 맞추기 위한 미백

CASE 11

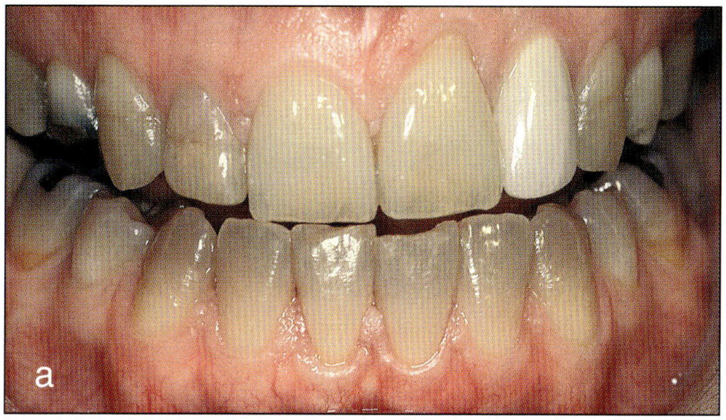

(a) 상악 좌측 측절치의 크라운이 인접 치아에 비해 유난히 밝다.

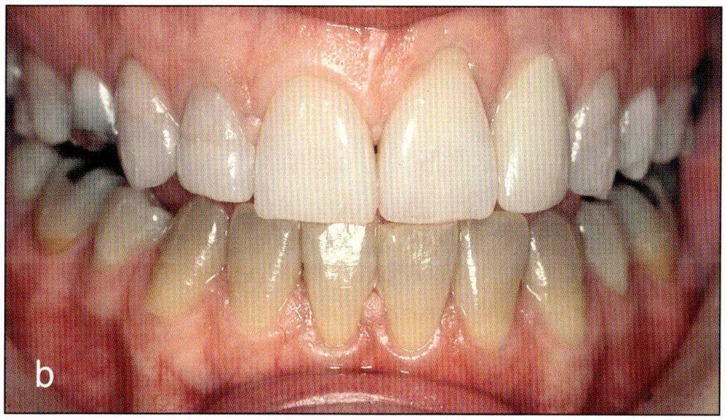

(b) 인접치아의 미백으로 색상의 조화가 이루어졌다.

CASE 12

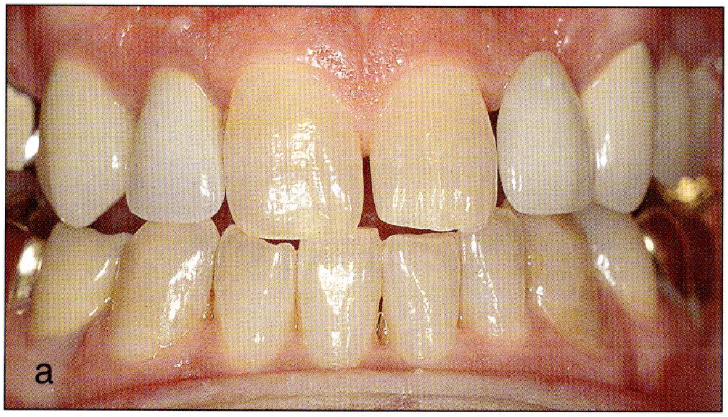

(a) 17년 전에 시행 받은 금속도재 보철물은 잘 유지되어 있지만, 오랜 세월에 걸쳐 중절치들은 많이 어두워졌다.

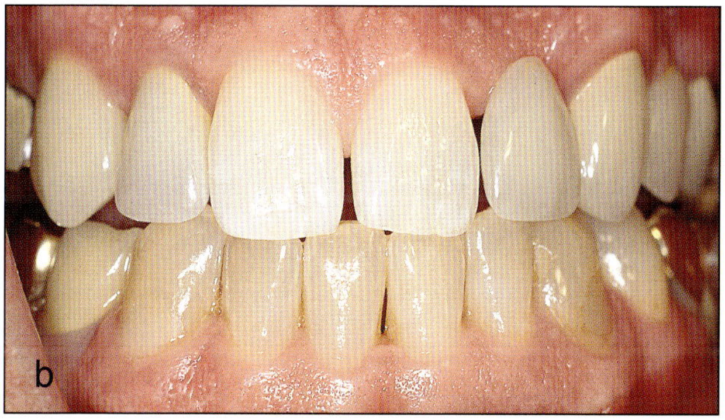

(b) 중절치의 미백 후 색상의 조화가 이루어졌다. 환자는 하악의 미백은 희망하지 않았다.

CASE 13

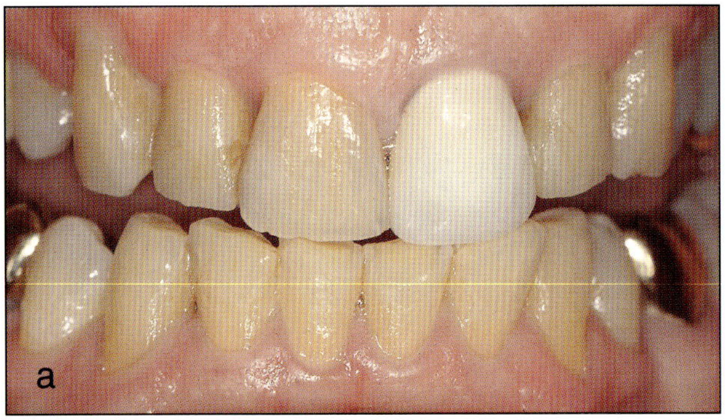

(a) 상악 좌측 중절치의 크라운이 자연치에 비해 너무 하얗다.

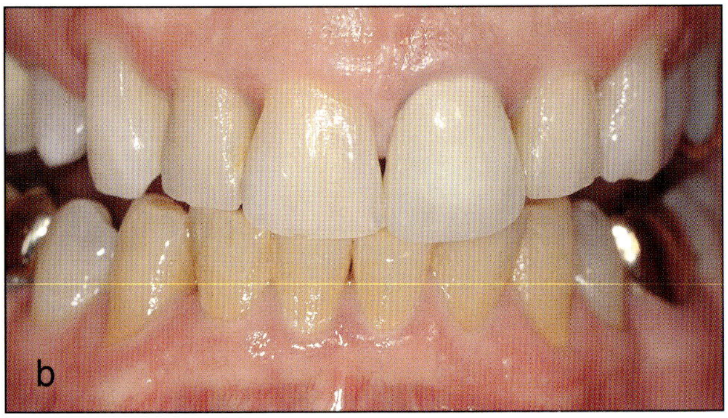

(b) 미백 후 색상의 조화가 이루어졌다.

CASE 14

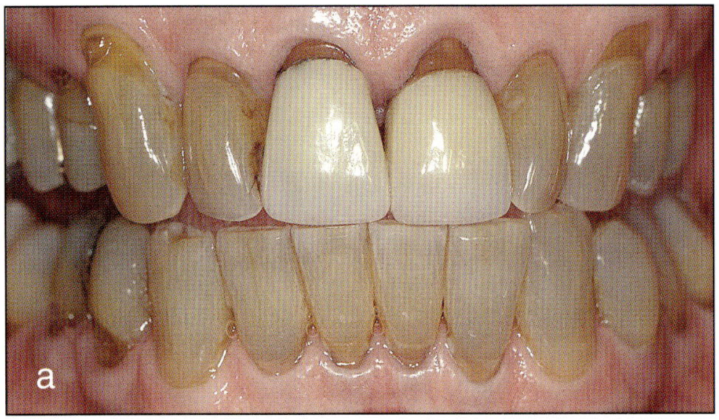

(a) 중절치의 올세라믹 크라운은 오래 전에 시행되었고, 그 동안 치아는 많이 어두워졌다.

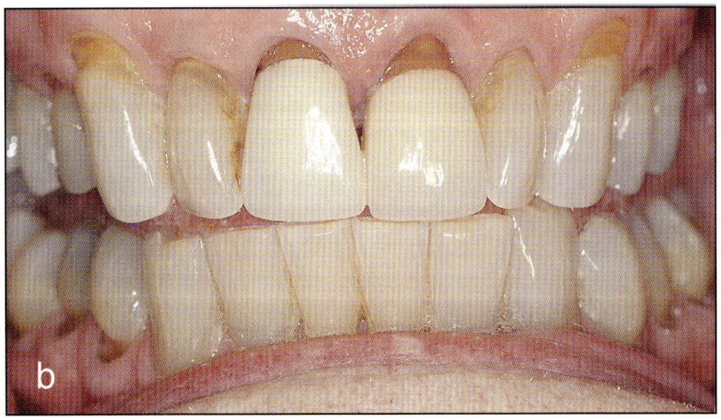

(b) 미백을 함으로써 크라운의 재치료를 피할 수 있었다.

CASE 15

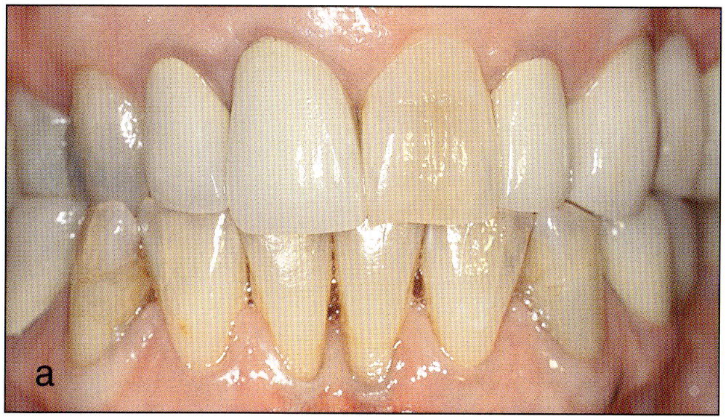

(a) 자연치아인 상악 좌측 중절치만 어두워졌다.

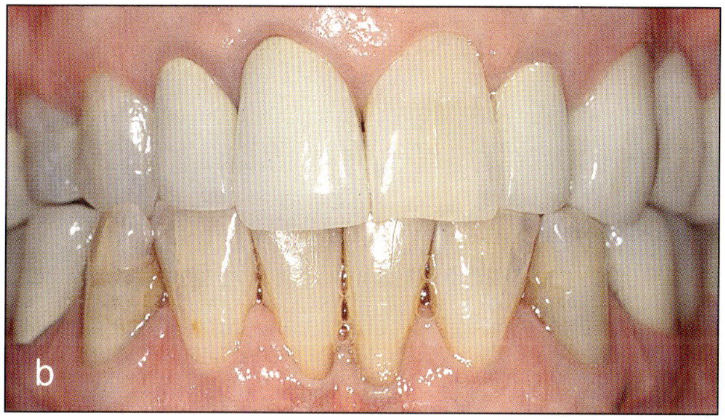

(b) 치아색상이 밝아지면서 수복물과의 색상이 자연스럽게 어우러진다.

CASE 16

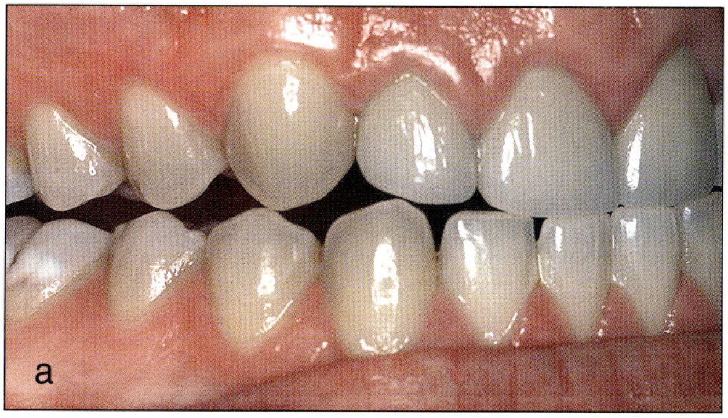

(a) 견치가 유난히 어두워서 전치부의 수복물과 강하게 대비된다.

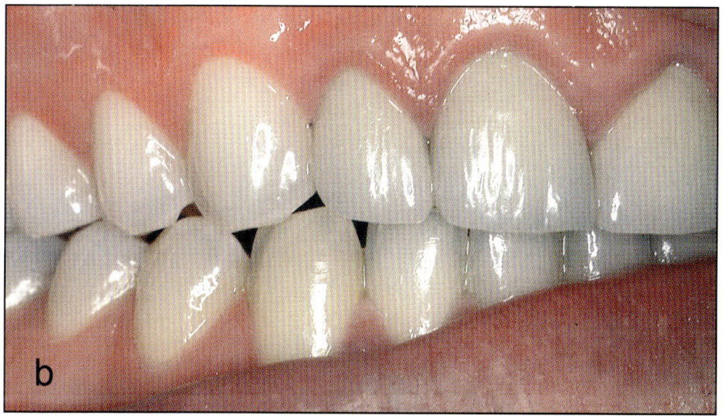

(b) 자연치아의 미백으로 색상이 조화롭게 이행된다.

CASE 17-18 수복된 악궁의 색상을 맞추기 위한 반대 악궁의 미백

CASE 17

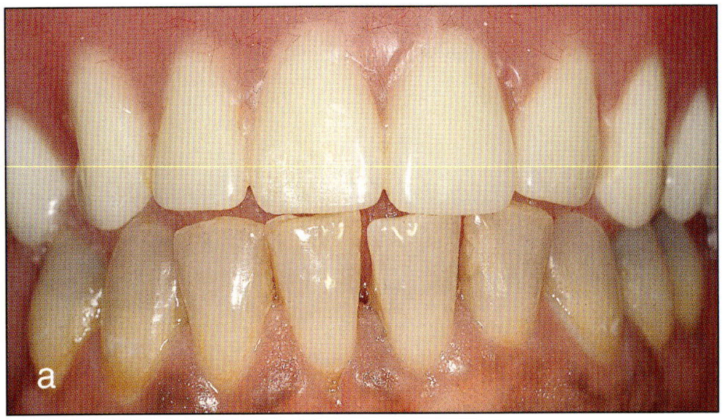

(a) 상악 틀니와 하악 자연치아의 색상차이가 보인다.

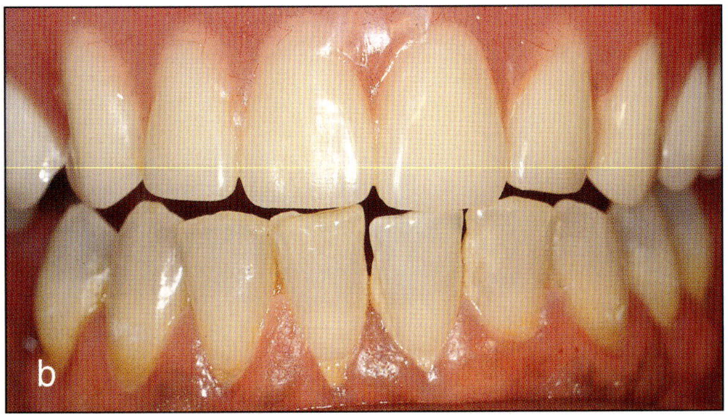

(b) 하악의 자연치아를 미백함으로써 훨씬 더 자연스러워 보인다.

CASE 18

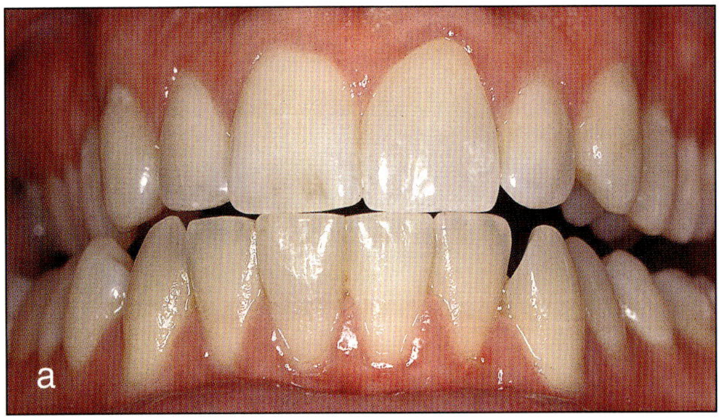

(a) 상악의 포세린 비니어와 하악 치아 색상이 대비된다.

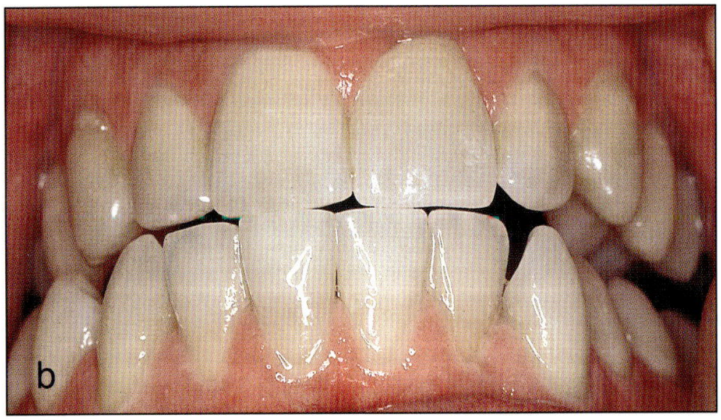

(b) 하악 치아의 미백만으로 만족스러운 결과를 얻었다.

CASE 19 크라운의 교체와 함께 시행하는 미백

기존의 크라운 수복물이 자연치아 색상과 맞지 않을 경우에는 자연치아부터 미백한다. 결과가 만족스러우면 크라운의 교체를 피할 수도 있다. 환자가 희망하면 부가적인 교체가 추가 비용을 들여서 이어질 수 있다.

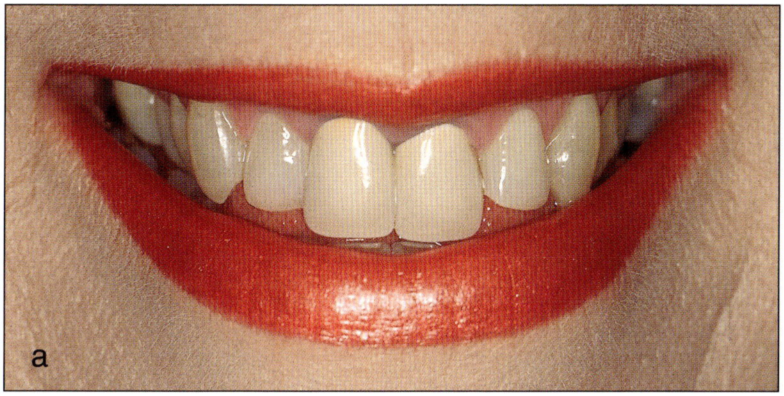

(a) 첫 내원 시의 미소.

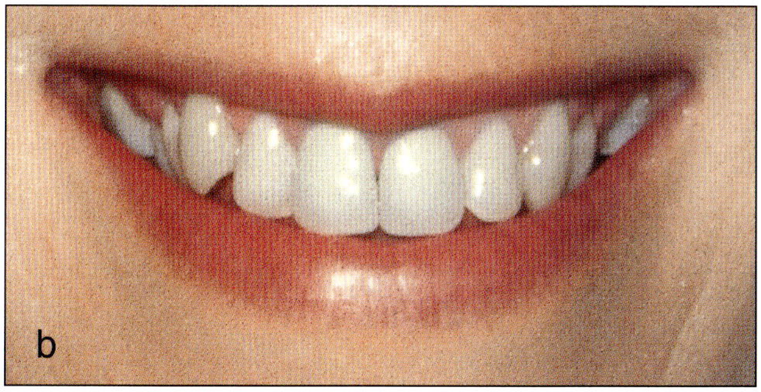

(b) 20년 전 크라운 수복 직후의 사진.

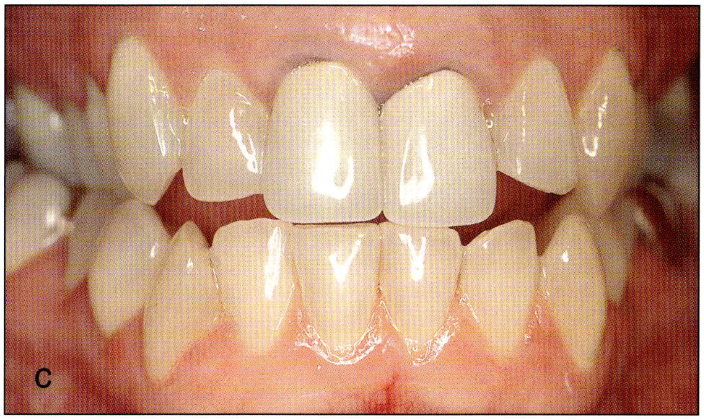

(c) 미소분석에서는 색상의 부조화와 함께 치아형태의 이상도 관찰된다.

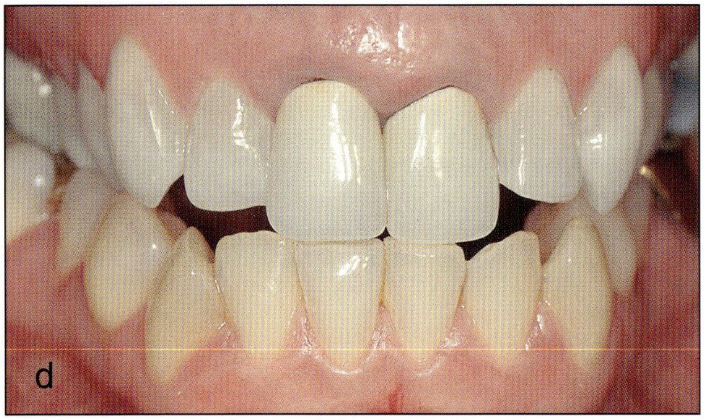

(d) 자연치아의 색상이 많이 밝아졌고 크라운과의 색상대비를 최소화했지만, 환자는 기존 크라운의 교체를 희망하였다.

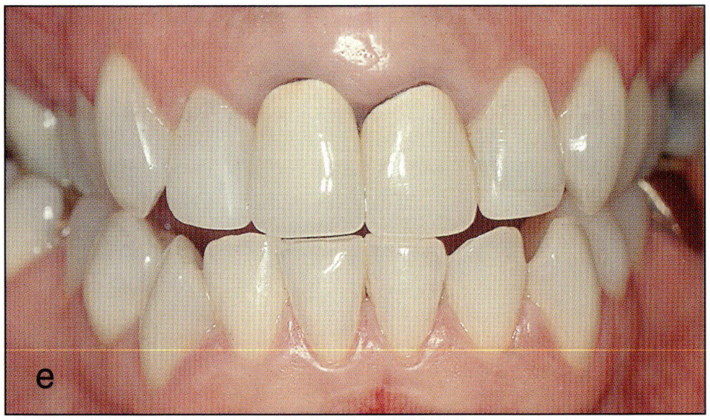

(e) 치아형태의 성형과 컴퍼짓 레진 치료 후의 소견.

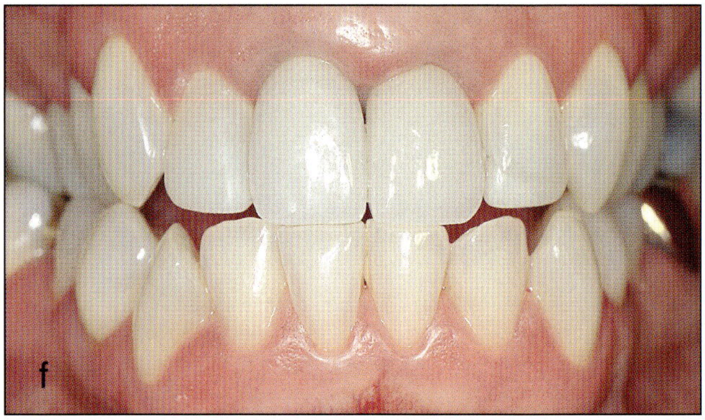

(f) 상악 중절치들의 크라운 교체 후의 소견.

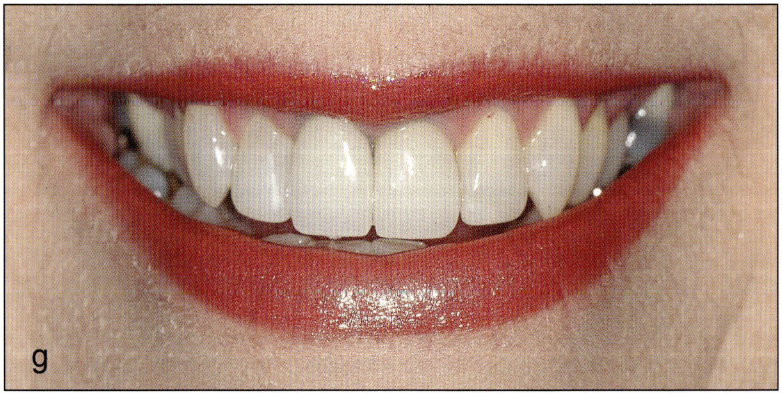

(g) 치료 완료 후, 만족스러워 하는 환자의 미소.

CASE 20 비니어를 시행받은 치아의 미백

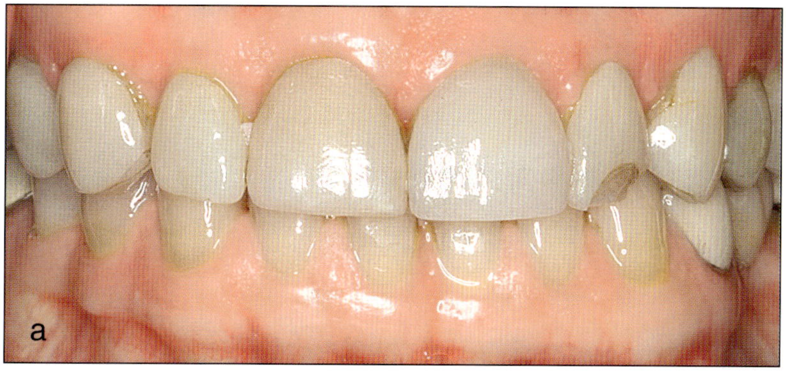

(a) 10년 전 시행 받은 포세린 비니어에서 중절치의 색상이 맞지 않고, 측절치는 파절되어 있다.

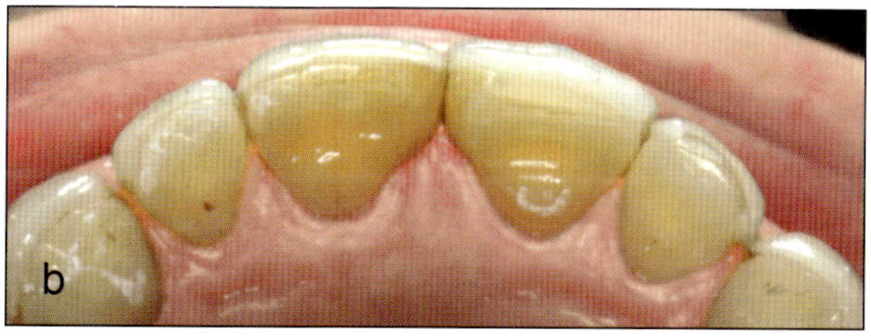

(b) 상악 우측 중절치가 설측에서만 변색되어 치아색상의 부조화가 초래되었다.

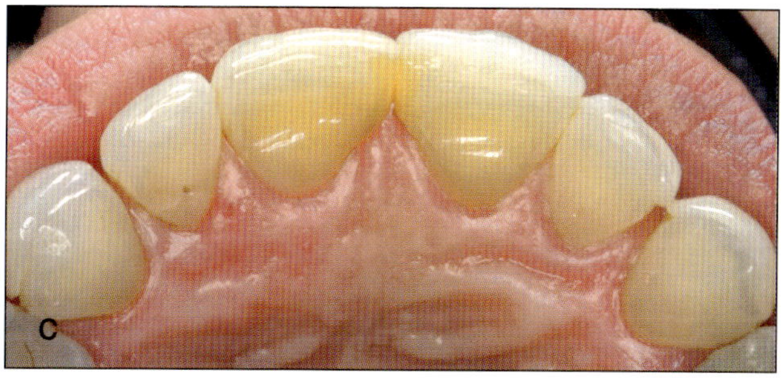

(c) 10% 과산화요소로 자가미백을 6주간 시행한 후 우측 중절치의 색상이 설측에서 많이 밝아졌다.

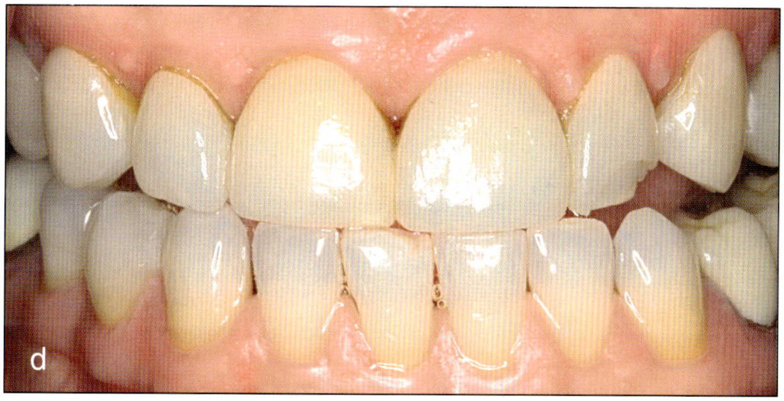

(d) 중절치의 색상대비가 많이 줄어들었다.

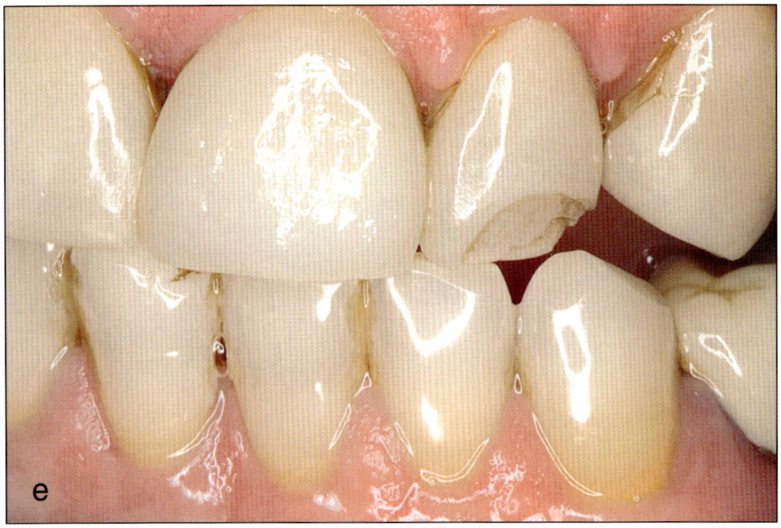

(e) 파절된 부위의 확대소견.

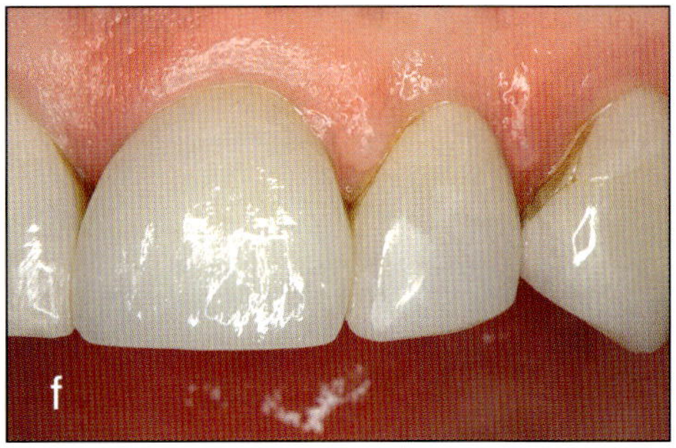

(f) 파절된 부위는 컴퍼짓 레진으로 수복되었다.

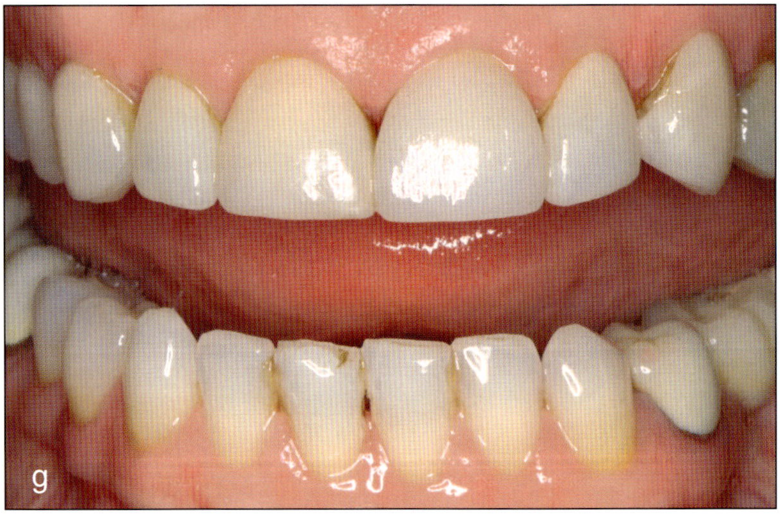

(g) 포세린 비니어의 변연의 착색은 미백으로 깨끗하게 제거되었다.

CASE 21 비니어 시행 전의 미백

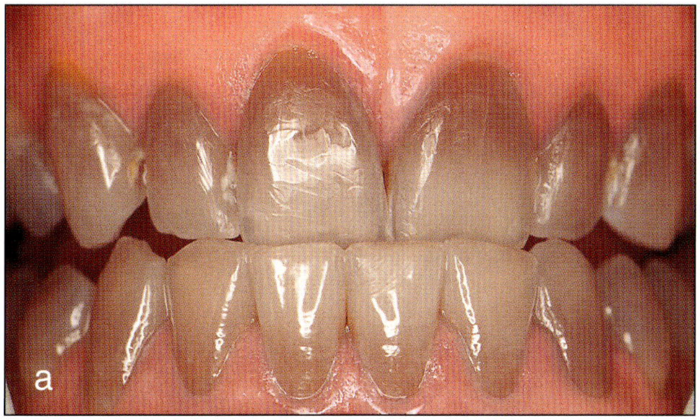

(a) 회갈색 변색이 치경부에 집중적으로 나타나 미백으로 만족스러운 결과를 예측하기 어렵다.

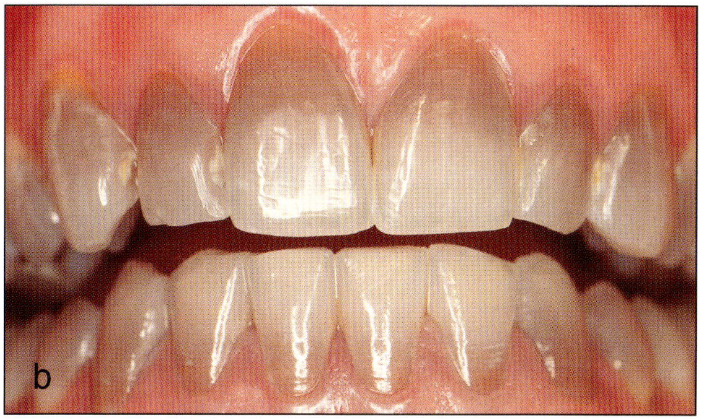

(b) 수개월간의 미백 후 치아가 많이 밝아졌지만, 만족스러운 결과를 위해 비니어를 시행하기로 했다.

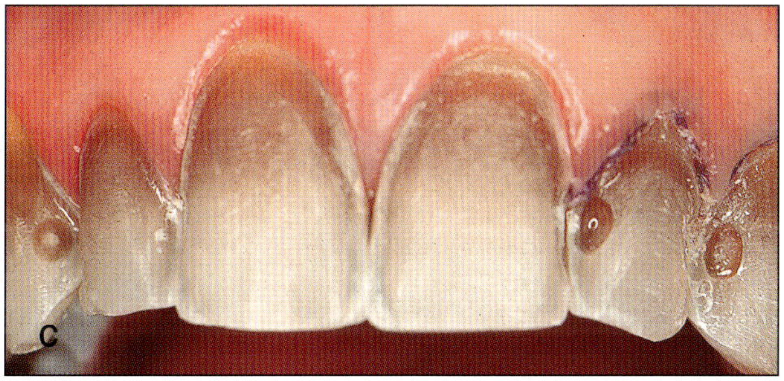

(c) 포세린 비니어를 위한 치아삭제 후의 소견.

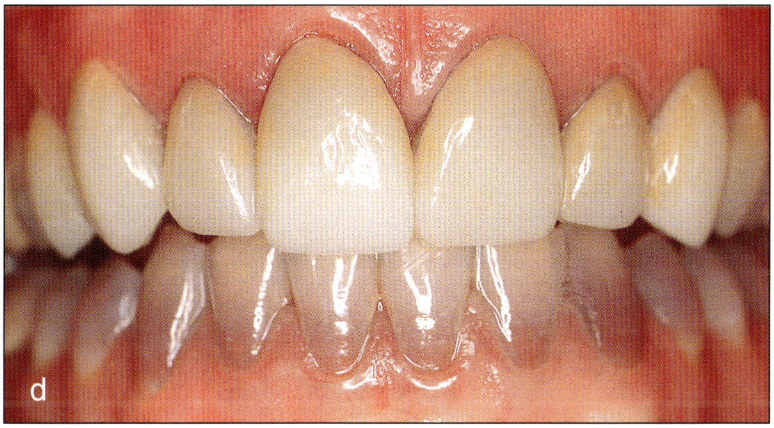

(d) 6개의 포세린 비니어를 시행한 후의 소견. 미백은 성공하지 않았지만, 치아가 밝아짐으로써 더 투명한 비니어를 제작할 수 있었다.

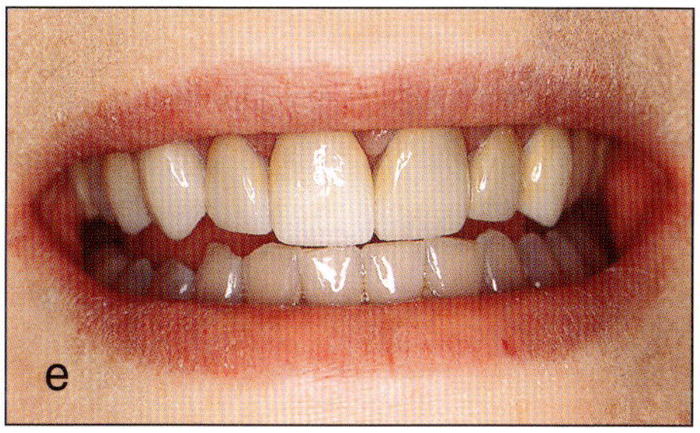

(e) 하악의 치아는 입술에 가려서 웃을 때 많이 나타나지 않았다.

부록 A

자가미백장치의 제작법

1단계: 인상채득

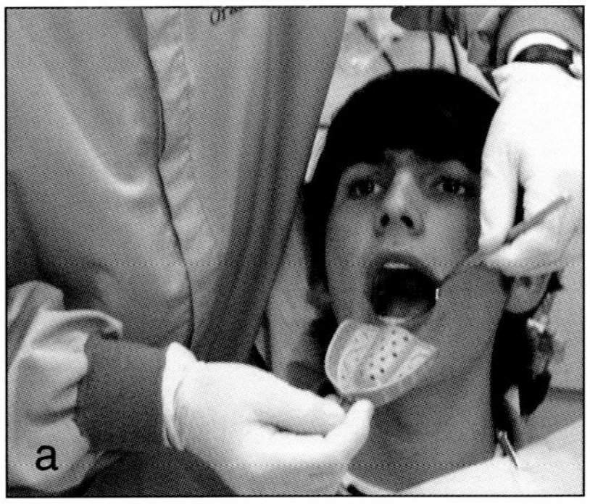

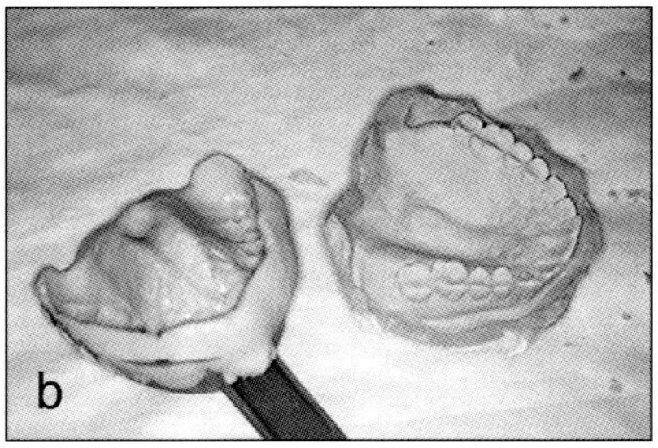

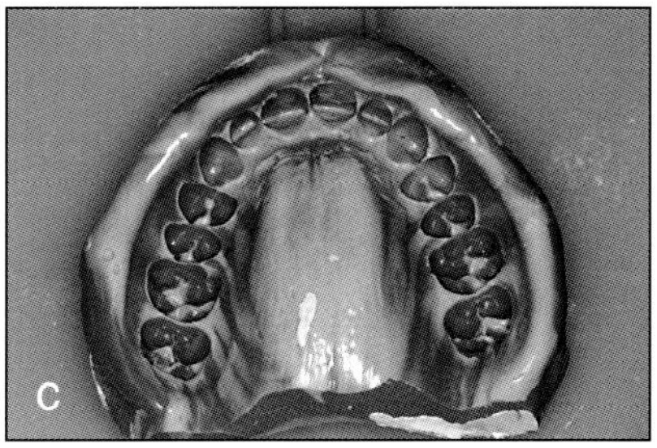

(a) 미백장치의 시작은 정확한 알지네이트 인상에서 시작된다.

(b) 정확한 모형을 얻기 위해서는 인상채득 후 작업을 시작한다.

(c) 폴리비닐실옥산 인상재로 더 정확한 모형을 얻을 수 있다.

2단계: 모형제작

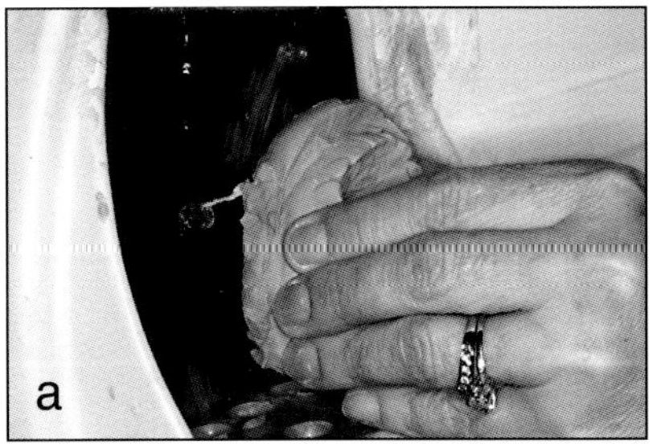

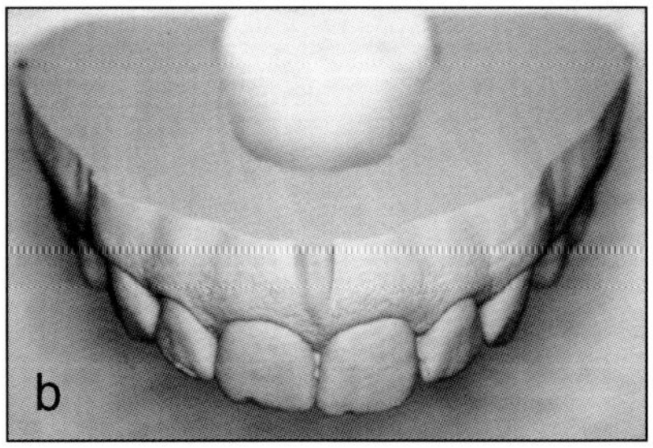

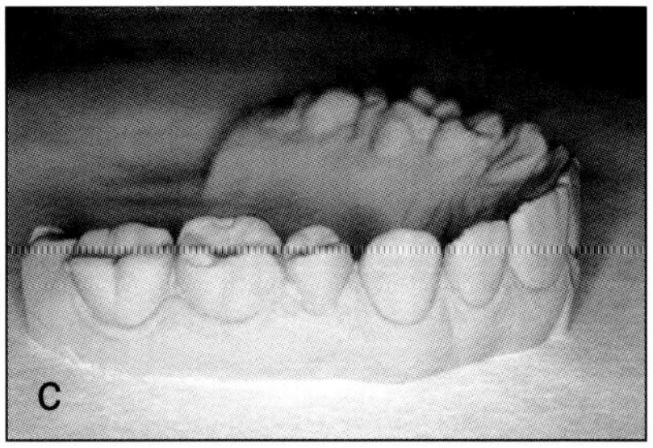

(a) 모형에서 불필요한 부위는 트리머로 잘 다듬어 준다.

(b, c) 모형의 베이스는 중절치의 치축과 직각으로 위치하도록 편평하게 다듬는다.

3단계: 진공장치

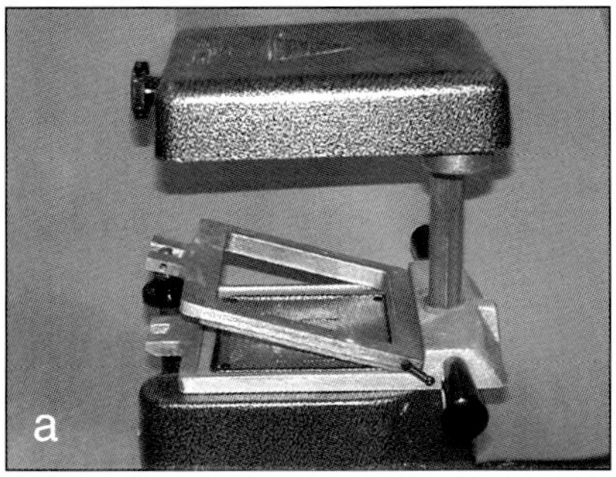

(a) 미백씨트를 홀더에 잘 고정한다.

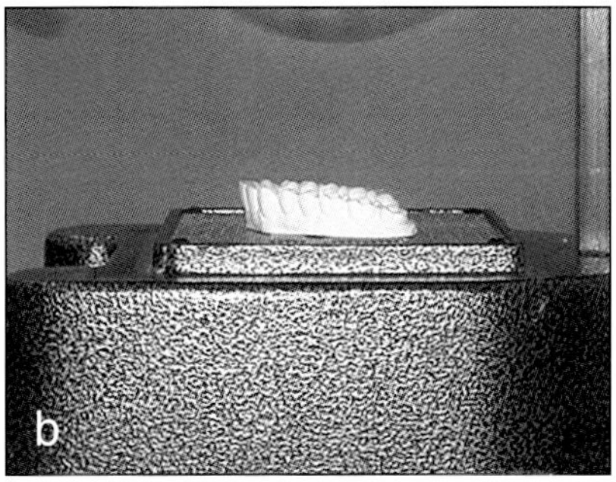

(b) 홀더를 상방으로 올리고, 모형은 중앙에 위치시킨다. 열 전원을 켜고, 씨트가 1인치 정도 내려올 때까지 기다린다.

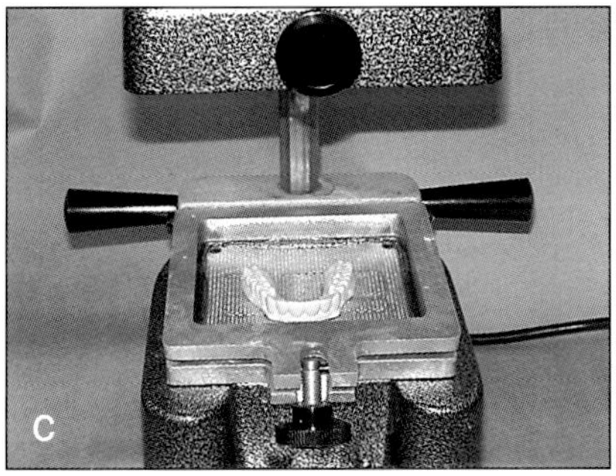

(c) 씨트가 연화된 것을 확인한 후 진공전원을 켜고 홀더를 모형위로 내린다.

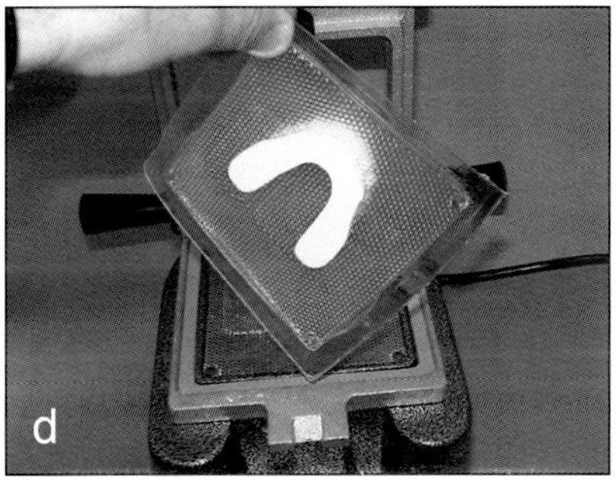

(d) 진공을 30초간 유지한 상태에서 열전원을 끄고, 씨트가 식을 때까지 기다린다.

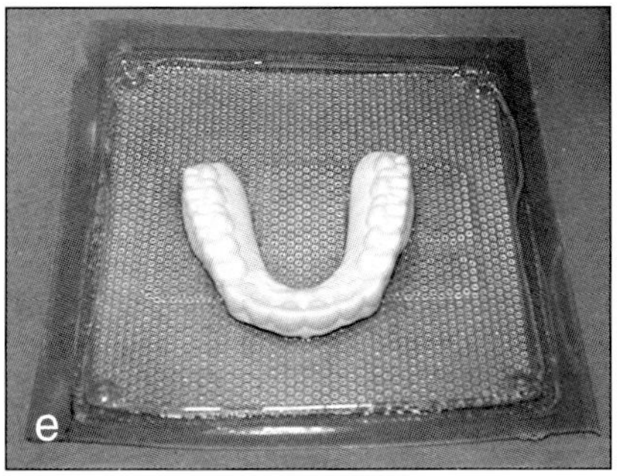

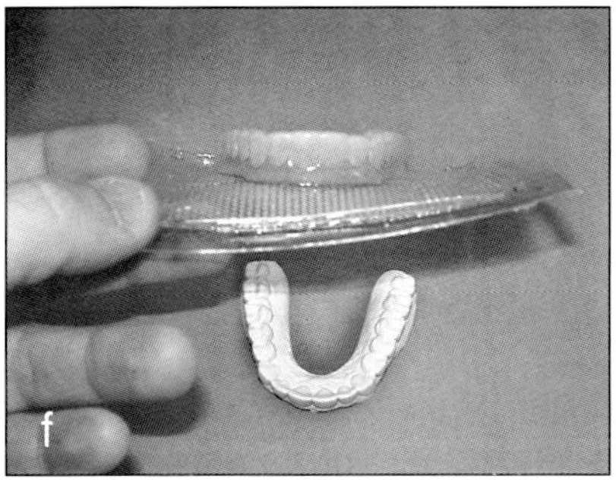

(e, f) 완전히 식은 후 씨트와 모형을 분리한다.

4단계: 장치의 모양형성

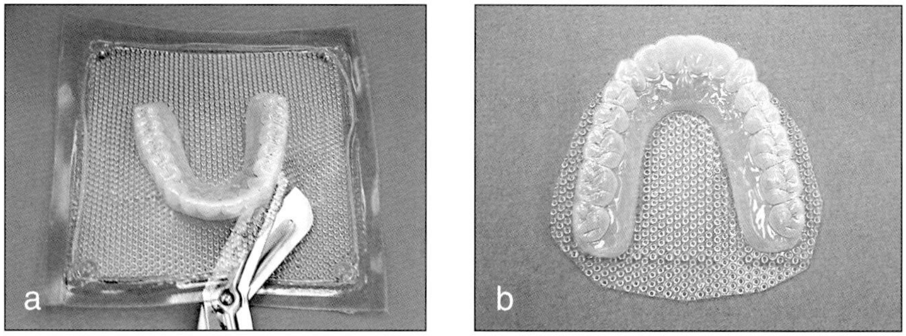

(a, b) 큰 가위로 모형 주위의 씨트를 다듬는다.

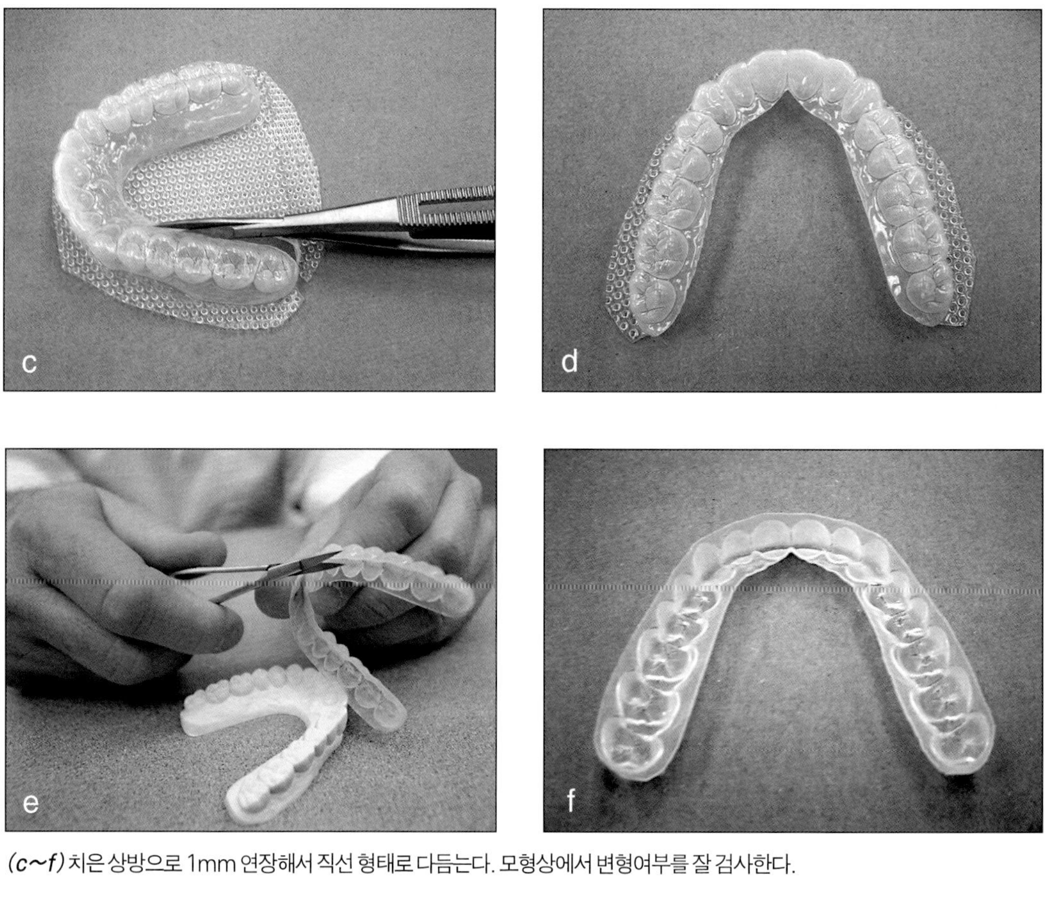

(c~f) 치은 상방으로 1mm 연장해서 직선 형태로 다듬는다. 모형상에서 변형여부를 잘 검사한다.

5단계: 시적

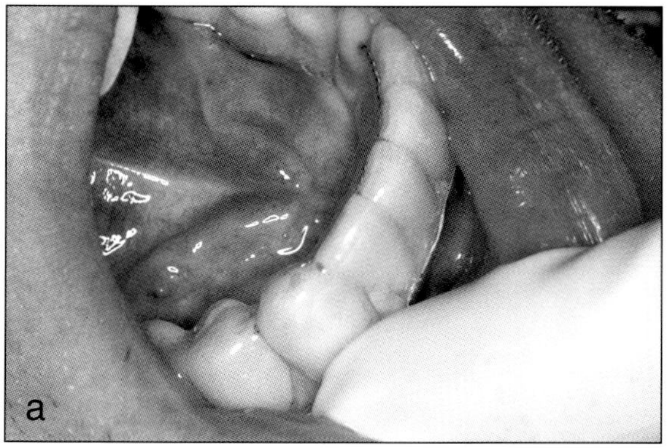

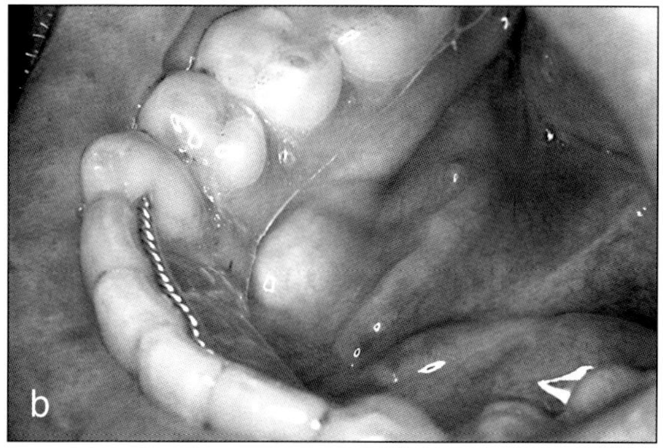

(a, b) 환자의 구강 내에 시적한 후 거친 변연이 있는지 확인하고, 토러스 또는 소대를 압박하는지 확인한다.

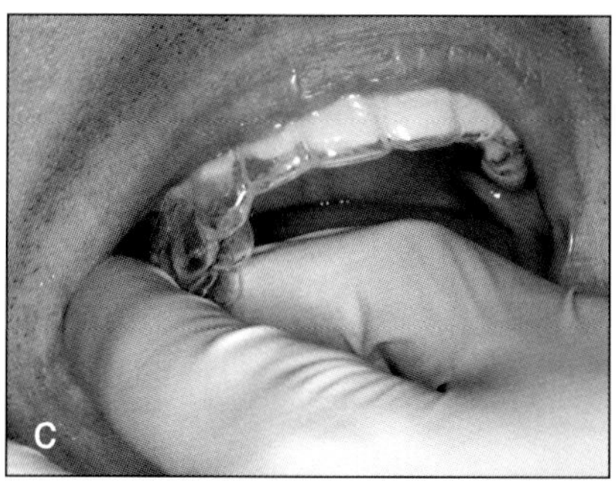

(c) 장치를 구강에서 잘 제거한다.

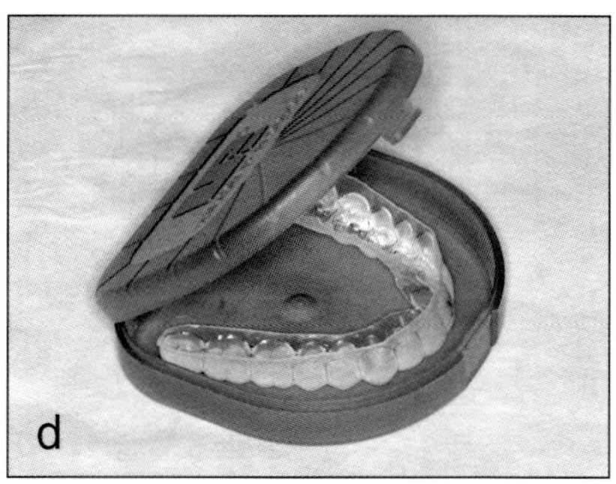

(d) 장치를 잘 세척하고 건조시킨 후 장치 보관함에 넣는다.

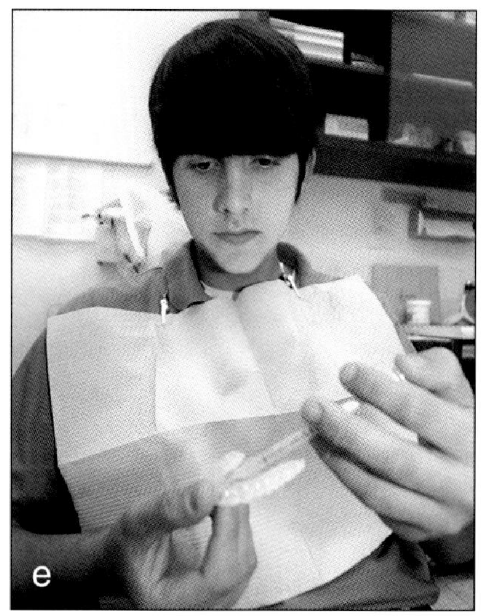

(e) 장치에 미백제를 정확하게 주입하는 방법을 알린다.

변형 1: 레저보아가 있는 장치

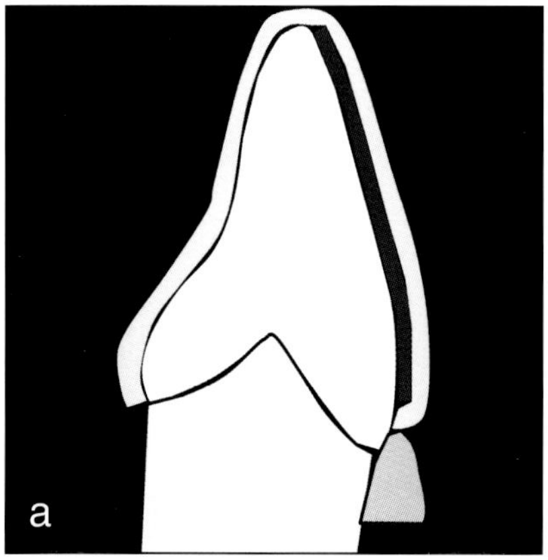

(a) 모형상에 레진을 절단부에서부터 협측 치경부보다 1mm 짧은 지점까지 위치시킨다. 제러보아는 미백의 효과에는 영향을 주지 않지만, 장치가 치아를 압박하지 않기 때문에 과민반응은 줄어든다.

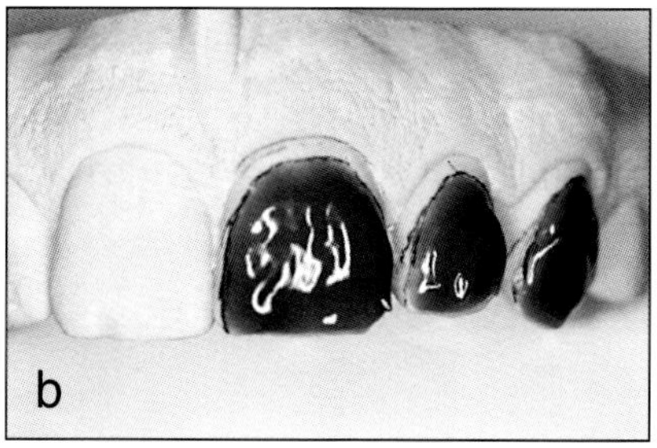

(b) 레저보아는 0.5mm 두께로 광중합형의 컴퍼짓 레진으로 시행한다. 경계는 치은에 미치지 않도록 약 1mm 짧게 도포한다.

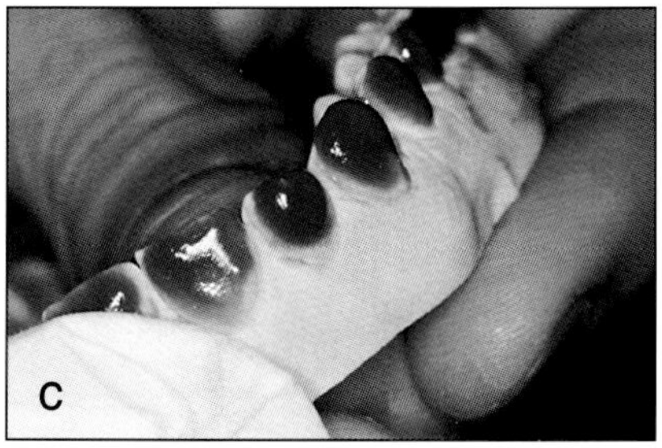

(c) 레저보아가 균일하고 매끄럽게 진행되었는지 확인한다.

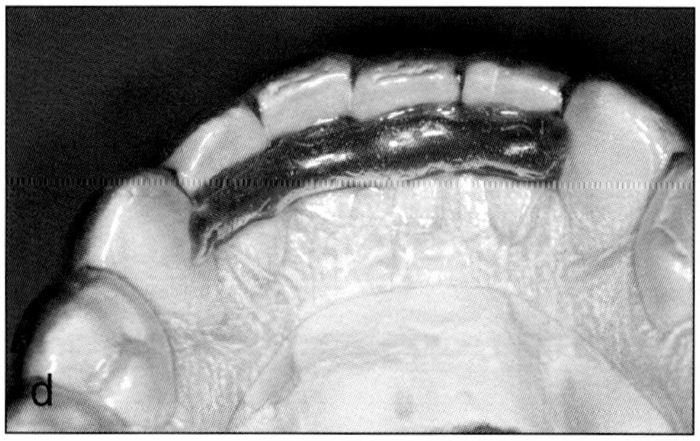

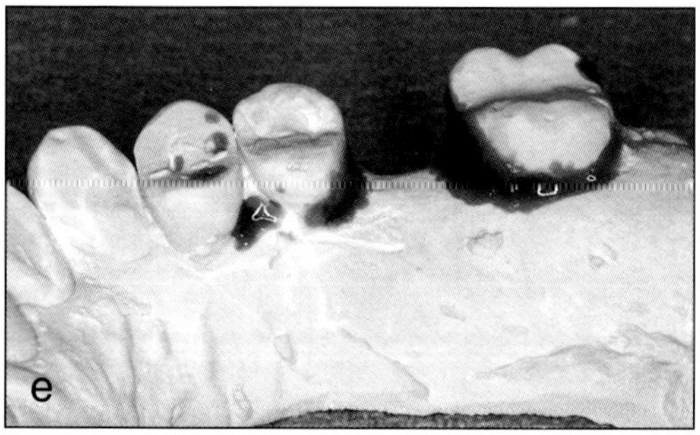

(d, e) 심한 굴곡이나 기포는 장치를 제작하기 전 모형상에 컴퍼짓으로 메울 수 있다.

변형 2: 물결모양의 장치

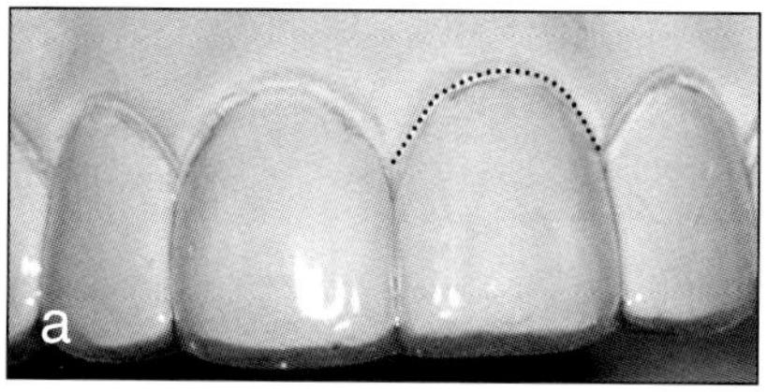

*(a)*치은의 모양에 다라서 장치를 다듬으면 물결모양의 장치를 얻을 수 있다. 치은의 자극과 과민반응을 줄일 수 있는 장점을 지녔지만, 쉽게 변형된다.

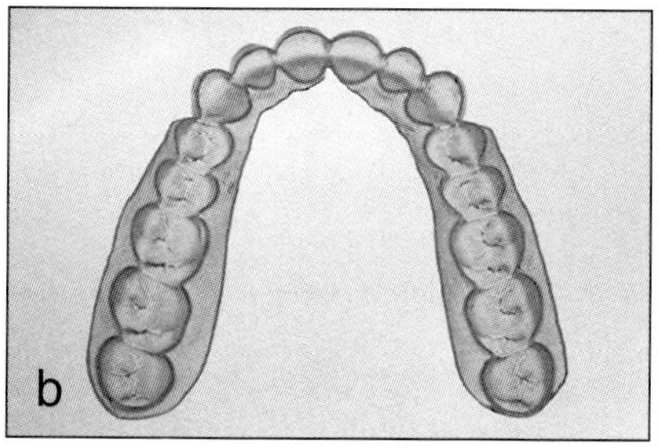

*(b)*협측은 물결 모양으로 설측은 직선형으로 복합시킬 수 있다.

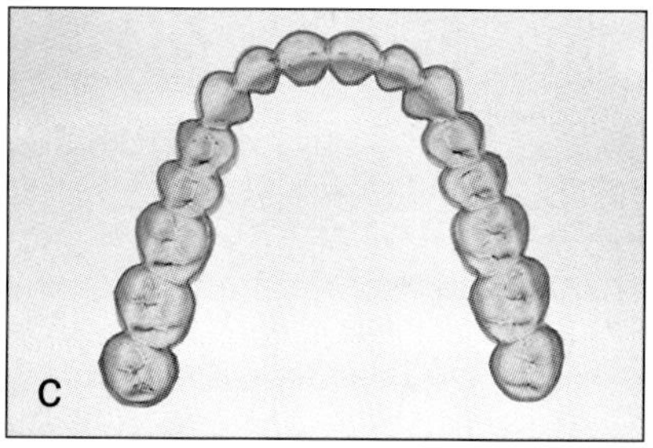

*(c)*협측과 설측 모두가 물결 모양으로 다듬어진 장치.

변형 3: 단일치아의 미백을 위한 장치

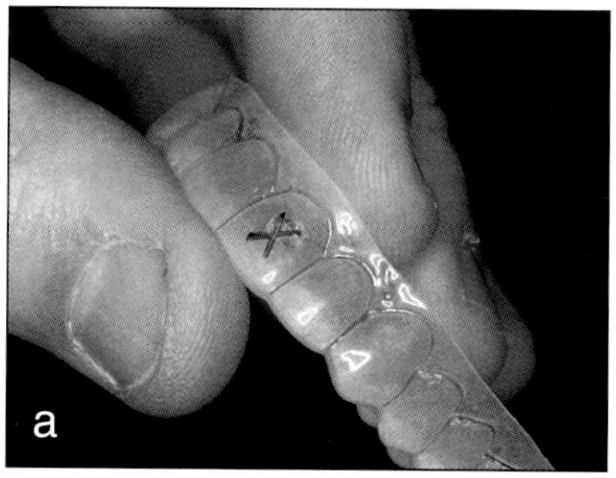

(a) 직선형의 장치에 변색된 단일치아를 표시한다. 인접치아와 함께 미백한 후 부가적으로 단일치아의 미백만 더 진행할 수 있다.

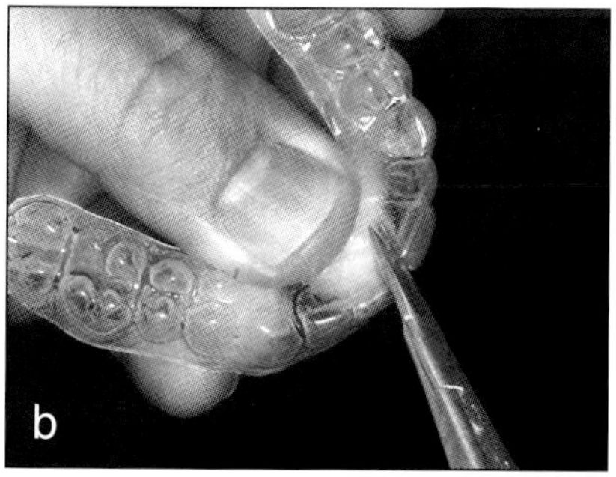

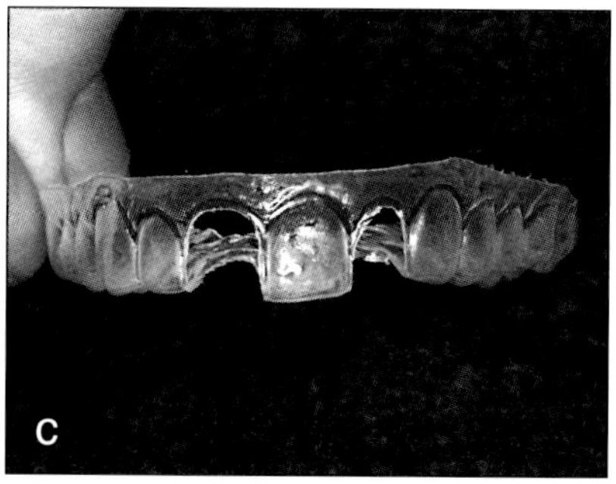

(b, c) 환자가 단일치아의 미백만 희망할 때는 인접치아의 협측을 오려낸다.

부록 B

미백분석지

미백을 시작하기 전에는 정밀한 검사와 분석이 요구된다. 다음 페이지에 있는 분석지*의 사용은 성공적인 미백을 도와주고, 발생가능한 문제들을 예방할 수 있는 지침서로 사용된다. 저자의 website www.vanhaywood.com에는 미백분석지, 치료동의서, 미백사용설명서 등이 참고할 수 있도록 준비되어 있다.

*Haywood VB. Bleaching analysis. Contemp Esthet Restorative Pract 1997;1(2)36에서 발췌.

BLEACHING ANALYSIS FORM

PATIENT NAME: ______________________
CHART NUMBER: ______________________

DENTIST: ______________________
DATE: ______________________

INTERVIEW

Medical history:

YES NO Allergic to plastics or peroxides?
YES NO Taking tetracycline antibiotics now?
YES NO Taking hormones that cause bleeding?
YES NO Taking drugs that dry the mouth?
YES NO Tobacco user?
YES NO Pregnant or nursing mother?
YES NO Severe menstrual cycle?

Dental history:

Onset of discoloration? ______________________
YES NO Previous treatment for discoloration?
YES NO History of trauma?
YES NO History of tetracycline ingestion?
YES NO History of sensitive teeth?
Some: # ______________________
All
Type of toothpaste used? ______________________

TMD status:

YES NO Previous treatment? ______________________
____
YES NO Current treatment? ______________________
____
Current status? ______________________
YES NO Appliance used? When worn? ______________________
YES NO Bruxism?
YES NO Other facial pain?

EXAMINATION

Diagnosis of discoloration:

Inherited	Trauma	White fluorosis
Aging	Nonvital	Brown fluorosis
Staining	Tetracycline	Discolored restorations

Tooth visibility in smile:

Maxillary vertical: **Tooth #s**
Incisal third ______________________
Middle third ______________________
Gingival third ______________________
Mandibular vertical: **Tooth #s**
None ______________________
Incisal third ______________________
Middle third ______________________
Gingival third ______________________

Radiographs:

YES NO Periapical concerns? ______________________
YES NO Pulp size differences? ______________________
YES NO Internal resorption? ______________________

Restorations in the esthetic zone:

YES NO Discolored restorations needing replacement:
Crowns: ______________________
Composites: ______________________
Other: ______________________
YES NO Matching restorations that may need to be redone:
Crowns: ______________________
Composites: ______________________
Other: ______________________

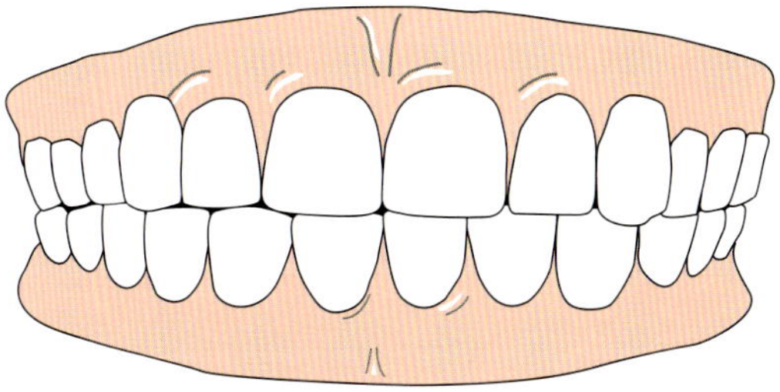

Outline the teeth and restorations visible during a full smile to demonstrate to the patient which restorations may need to be replaced after bleaching.

Tooth morphology/characteristics:

			Tooth #s
YES	NO	Surface white spots:	________
YES	NO	Subsurface white spots:	________
YES	NO	Brown areas:	________
YES	NO	Developmental defects:	________
YES	NO	Single dark tooth:	________
YES	NO	Translucent teeth:	________
YES	NO	Exposed dentin:	________
YES	NO	Caries:	________
YES	NO	Cracks:	________
YES	NO	Toothbrush abrasion:	________
YES	NO	Abfractions:	________
YES	NO	Wear facets from bruxism:	________
YES	NO	Other smile deficiencies:	________
YES	NO	External stains:	________
YES	NO	Anterior occlusal contacts:	________
YES	NO	Sensitive to air or touch:	________

Soft tissue morphology/characteristics:

YES NO Soft tissue lesions
YES NO Periodontal conditions
YES NO Attached gingivae: thick, frail, other
YES NO Soft tissue defects: ________________

Other prosthesis being worn:

YES NO Removable orthodontics
YES NO Fixed orthodontics
YES NO Removable partial denture
YES NO Fixed partial denture
YES NO Resin-bonded fixed partial denture

Patient expectations:

YES NO Read consent form?
YES NO Understands other treatment options?
YES NO Reasonable success goals?
YES NO Understands fee arrangement?
YES NO Understands one-arch treatment?
YES NO Understands directions?
YES NO Smoking/tobacco discussed?
YES NO Understands responsibility for treatment?
YES NO Agrees to stop treatment & call office if problems?
YES NO Understands possiblitity of relapse and/or need for touch-up in future (1–3 yrs)?
YES NO Interested in other treatment? (eg, bonding, veneers, crowns, orthodontics)

Photographs taken: (take "before" and "after" photos at same magnification) YES NO

	Magnification used
Normal smile	________
Cheeks retracted	________
Teeth only	________
Incisal edge end-to-end	________
Shade tab over lateral	________

Shade taken: YES NO

Initial shade on value-oriented guide	________
Special colorants	
Incisal third variation	________
Middle third variation	________
Gingival third variation	________
Mismatched teeth	________

COMMENTS AND RECOMMENDATIONS

____
____
____

Contraindications for At-Home Whitening

1. Unrealistic expectations
2. Unwilling to comply with at-home treatment
3. Excessive existing restorations not requiring replacement
4. Will not tolerate taste of product

Guarded Prognosis for Whitening

1. History or presence of sensitive teeth
2. Extremely dark gingival third of tooth visible during smile
3. Extensive white spots very visible
4. TMJ dysfunction or bruxism
5. Translucent teeth or exposed root surfaces

부록 C

추천 문헌

Addy M. Dentine hypersensitivity: New perspectives on an old problem. Int Dent J 2002;52:367–375.

Al-Qunaian T. The effect of whitening agents on caries susceptibility of human enamel. Operative Dent 2005;3:265–270.

Auschill TM, Hellwig E, Schmidale S, Sculean A, Arweiler NB. Efficacy, side-effects and patients' acceptance of different bleaching techniques (OTC, in-office, at-home). Oper Dent 2005;30:156–163.

Baik JW, Rueggeberg FA, Liewehr FR. Effect of light-enhanced bleaching on in vitro surface and intrapulpal temperature rise. J Esthet Restorative Dent 2001;13:370–378.

Bentley C, Eagle JC, Garland GE, Knight MC, Leonard RH, Phillips C. Nightguard vital bleaching: A long-term study of efficacy, shade retention, side effects, and patients' perceptions. J Esthet Restorative Dent 2001;13:357–369.

Bentley CD, Leonard R, Crawford JJ. Effect of whitening agents containing carbamide peroxide on cariogenic bacteria. J Esthet Dent 2000;12: 33–37.

Blackman D, Eckert GJ, Gaiao U, Matis BA, Schults FA. In vivo degradation of bleaching gel used in whitening teeth. J Am Dent Assoc 1999; 130:227–235.

Bodden MK, Haywood VB. Treatment of endemic fluorosis and tetracycline staining with macroabrasion and nightguard vital bleaching: A case report. Quintessence Int 2003;34:87–91.

Bowles WH, Ugwuneri Z. Pulp chamber penetration by hydrogen peroxide following vital bleaching procedures. J Endod 1987;8:375–377.

Brantley DH, Barnes KP, Haywood VB. Bleaching primary teeth with 10% carbamide peroxide. Pediatr Dent 2001;23:514–516.

Carlson TJ, Cochran MA, Eckert G, Matis BA. The efficacy and safety of a 10% carbamide peroxide bleaching gel. Quintessence Int 1998; 29:555–563.

Carrillo A, Trevino MVA, Haywood VB. Simultaneous bleaching of vital teeth and an open-chamber nonvital tooth with 10% carbamide peroxide. Quintessence Int 1998;29:643–648.

Caughman WF, Frazier KB, Haywood VB. Carbamide peroxide whitening of nonvital single discolored teeth: Case Reports. Quintessence Int 1999;30:155–161.

Cooper JS, Bokmeyer TJ, Bowles WH. Penetration of the pulp chamber by carbamide peroxide bleaching agents. J Endod 1992;18:315–317.

Croll TP. Enamel micro abrasion: The technique. Quintessence Int 1989: 20;395–400.

Croll TP. Enamel microabrasion followed by dental bleaching: Case reports. Quintessence Int 1992;23:317–321.

Croll TP. Enamel microabrasion in conjunction with carbamide peroxide bleaching. Dent Today 1992;11(3):56–57.

Croll TP. Tooth bleaching for children and teens: A protocol and examples. Quintessence Int 1994;25:811–817.

Croll TP, Sasa IS. Carbamide peroxide bleaching of teeth with dentinogenesis imperfecta discoloration: Report of a case. Quintessence Int 1995;26:683–686.

Curtis JW, Dickinson GL, Downey MC, et al. Assessing the effects of 10 percent carbamide peroxide on oral soft tissues. J Am Dent Assoc 1996;127:1218–1223.

Cvitko E, Denehy GE, Swift EJ Jr, Pires JA. Bond strength of composite resin to enamel bleached with carbamide peroxide. J Esthet Dent 1991; 3:100–102.

Dickstein B. Neonatal oral candidiasis: Evaluation of a new chemotherapeutic agent. Clin Pediatrics 1964;3:485–488.

Firestone AR, Schmid R, Muhlemann HR. Effect of topical application of urea peroxide on caries incidence and plaque accumulation in rats. Caries Res 1982;16:112–117.

Fogel MS, Magill JM. Use of an antiseptic agent in orthodontic hygiene. Dent Surv 1971;47(10):50–54.

Food and Drug Administration, Department of Health and Human Services. Oral health care drug products for over-the-counter human use: Tentative final monograph; notice of proposed rulemaking. Fed Regist 1988;53:2436–2461.

Frazier KB. Nightguard bleaching to lighten a restored, nonvital discolored tooth. Compend Contin Educ Dent 1998;19:810–813.

Goldstein RE, Haywood VB, Heymann HO, Steiner DR, West JD. Bleaching of vital and pulpless teeth. In: Cohen S, Burns RC (ed). Pathways of the Pulp, ed 6. St Louis: Mosby, 1994:584–603.

Gottardi MS, Brackett MG, Haywood VB. Number of in-office light-activated bleaching treatments needed to achieve patient satisfaction. Quintessence Int 2006;37:115–120.

Grobler SR, Senekal PJC, Laubscher JA. In vitro demineralization of enamel by orange juice, apple juice, Pepsi Cola and Diet Pepsi Cola. Clin Prev Dent 1990:12(5):5–9.

Guidelines for the acceptance of peroxide-containing oral hygiene products, American Dental Association Council on Dental Therapeutics. J Am Dent Assoc 1994;125:1140–1142.

Hall DA. Should etching be performed as a part of a vital bleaching technique? Quintessence Int 1991;22:679–686.

Haywood VB. Achieving, maintaining, and recovering successful tooth bleaching. J Esthet Dent 1996;8(1):31–38.

Haywood VB. Bleaching of vital teeth. Quintessence Int 1997;28:424–425.

Haywood VB. Considerations and variations of dentist-prescribed, home-applied vital tooth bleaching techniques. Compend Contin Educ Dent 1994;15(suppl 17):S616–S621.

Haywood VB. Current status of nightguard vital bleaching. Compendium 2000;21(suppl 28):S10–S17.

Haywood VB. Dentine hypersensitivity: Bleaching and restorative considerations for successful management. Int Dent J 2002;52(5 suppl): 376–384.

Haywood VB. Frequently asked questions about bleaching. Compendium 2003;24:324–338.

Haywood VB. Greening of the tooth-amalgam interface during extended 10% carbamide peroxide bleaching of tetracycline-stained teeth: A case report. J Esthet Restorative Dent 2002;14:12–17.

Haywood VB. History, safety, and effectiveness of current bleaching techniques and applications of the nightguard vital bleaching technique. Quintessence Int 1992;23:471–488.

Haywood VB. Nightguard vital bleaching: Current concepts and research. J Am Dent Assoc 1997;128(suppl):19S–25S.

Haywood VB. Treating sensitivity during tooth whitening. Compendium 2006;26(9):11–20.

Haywood VB, Berry TG. Natural Tooth Bleaching. In: Summitt JB, Robbins JW, Hilton TJ, Schwartz RS (eds). Fundamentals of Operative Dentistry, ed 3. Chicago: Quintessence, 2006:437–462.

Haywood VB, Caughman WF. Stains and discolorations. In: Goldstein RE, Haywood VB (eds). Esthetics in Dentistry, ed 2. Hamilton, Ontario: BC Decker, 2002:473–499.

Haywood VB, Caughman WF, Frazier KB, Myers ML. Tray delivery of potassium nitrate–fluoride to reduce bleaching sensitivity. Quintessence Int 2001;32:105–109.

Haywood VB, Cordero R, Wright K, et al. Brushing with a potassium nitrate dentifrice to reduce bleaching sensitivity. J Clin Dent 2005;16:17–22.

Haywood VB, Heymann HO. Nightguard vital bleaching. Quintessence Int 1989;20:173–176.

Haywood VB, Heymann HO. Nightguard vital bleaching: How safe is it? Quintessence Int 1991;22:515–523.

Haywood VB, Heymann HO. Response of normal and tetracycline-stained teeth with pulp-size variation to nightguard vital bleaching. J Esthet Dent 1994;6(3):109–114.

Haywood VB, Houck V, Heymann HO. Nightguard vital bleaching: Effects of varying pH solutions on enamel surface texture and color change. Quintessence Int 1991;22:775–782.

Haywood VB, Leech T, Heymann HO, Crumpler D, Bruggers K. Nightguard vital bleaching: Effects on enamel surface texture and diffusion. Quintessence Int 1990;21:801–806.

Haywood VB, Leonard RH. Nightguard vital bleaching removes brown discoloration for 7 years: A case report. Quintessence Int 1998;29:450–451.

Haywood VB, Leonard RH, Dickinson GL. Efficacy of six-months nightguard vital bleaching of tetracycline-stained teeth. J Esthet Dent 1997;9(1):13–19.

Haywood VB, Leonard RH, Nelson CF. Efficacy of foam liner in 10% carbamide peroxide bleaching technique. Quintessence Int 1993;24: 663–666.

Haywood VB, Leonard RH, Nelson CF, Brunson WD. Effectiveness, side effects and long-term status of nightguard vital bleaching. J Am Dent Assoc 1994;125:1219–1226.

Haywood VB, Parker MH. Nightguard vital bleaching beneath existing porcelain veneers: A case report. Quintessence Int 1999;30:743–747.

Heymann HO, Haywood VB. Nightguard vital bleaching. In: Goldstein RE, Garber DA (eds). Complete Dental Bleaching. Chicago: Quintessence, 1995.

Heymann HO, Sockwell CL, Haywood VB. Additional conservative esthetic procedures. In: Sturdevant CM (ed). The Art and Science of Operative Dentistry, ed 3. St Louis: Mosby, 1995:643–647.

Hodosh M. A superior desensitizer—Potassium nitrate. J Am Dent Assoc 1974;88:831–832.

Javaheri DS, Janis JN. The efficacy of reservoirs in bleaching trays. Oper Dent 2000;25:149–151.

Jerome CE. Acute care for unusual cases for dentinal hypersensitivity. Quintessence Int 1995;26:715–716.

Kihn P, Barnes DM, Romberg E, Peterson K. A clinical evaluation of 10 percent vs 15 percent carbamide peroxide tooth-whitening agent. J Am Dent Assoc 2000;131:1478–1484.

Leonard RH Jr. Efficacy, longevity, side effects, and patient perception of nightguard vital bleaching. Compend Contin Educ Dent 1998;19: 766–781.

Leonard RH Jr. Long-term treatment results with nightguard vital bleaching. Compend Contin Educ Dent 2003;24:364–374.

Leonard RH Jr. Nightguard vital bleaching: Dark stains and long-term results. Compend Contin Educ Dent Suppl 2000;(28):S18–S27.

Leonard RH Jr, Austin SM, Haywood VB, Bentley CD. Change in pH of plaque and 10% carbamide peroxide during nightguard vital bleaching. Quintessence Int 1994;25:819–823.

Leonard RH Jr, Bentley C, Eagle JC, Garland GE, Knight MC, Phillips C. Nightguard vital bleaching: A long-term study on efficacy, shade retention, side effects, and patients' perceptions. J Esthet Restor Dent 2001;13:357–369.

Leonard RH Jr, Bentley CD, Haywood VB. Salivary pH changes during 10% carbamide peroxide bleaching. Quintessence Int 1994;25:547–550.

Leonard RH Jr, Eagle JC, Garland GE, Matthews KP, Rudd AL, Phillips C. Nightguard vital bleaching and its effect on enamel surface morphology. J Esthet Restor Dent 2001;13:132–139.

Leonard RH Jr, Garland GE, Eagle JC, Caplan DJ. Safety issues when using a 16% carbamide peroxide whitening solution. J Esthet Restor Dent 2002;14:358–367.

Leonard RH Jr, Haywood VB, Caplan DJ, Tart ND. Nightguard vital bleaching of tetracycline-stained teeth: 90 months post treatment. J Esthet Restor Dent 2003;15:142–152.

Leonard RH Jr, Haywood VB, Eagle JC, et al. Nightguard vial bleaching of tetracycline-stained teeth: 54 months post treatment. J Esthet Dent 1999;11:265–277.

Leonard RH Jr, Haywood VB, Phillips C. Risk Factors for developing tooth sensitivity and gingival irritation in nightguard vital bleaching. Quintessence Int 1997;28:527–534.

Leonard RH, Sharma A, Haywood VB. Use of different concentrations of carbamide peroxide for bleaching teeth: An in vitro study. Quintessence Int 1998;29:503–507.

Leonard RH Jr, Smith LR, Garland GE, Caplan DJ. Densensitizing agent efficacy during whitening in an at-risk population. J Esthet Restor Dent 2004;16:49–55.

Li Y. Biological properties of peroxide-containing tooth whiteners. Food Chem Toxicol 1996;34:887–904.

Li Y. Peroxide-containing tooth whiteners: An update on safety. Compend Contin Educ Dent Suppl 2000;Jun:S4–S9.

Li Y. The safety of peroxide-containing at-home tooth whiteners. Compend Contin Educ Dent 2003;24:384–389.

Li Y. Tooth bleaching using peroxide-containing agents: Current status of safety issues. Compend Contin Educ Dent 1998;19:783–794.

Li Y, Lee SS, Cartwright SL, Wilson AC. Comparison of clinical efficacy and safety of three professional at-home tooth whitening systems. Compend Contin Educ Dent 2003;24:357–378.

Matis BA. Degradation of gel in tray whitening. Compend Contin Educ Dent Suppl 2000;Jun:S28–S35.

Matis BA. Tray whitening: What the evidence shows. Compend Contin Educ Dent 2003,24:354–362.

Matis BA, Cochran MA, Eckert G, Carlson TJ. The efficacy and safety of a 10% carbamide peroxide bleaching gel. Quintessence Int 1998; 29:555–563.

Matis BA, Gaiao U, Blackman D, Schultz FA, Eckert GJ. In vivo degradation of bleaching gel used in whitening teeth. J Am Dent Assoc 1999;130:227–235.

Matis BA, Mousa HN, Cochran MA, Eckert GJ. Clinical evaluation of bleaching agents of different concentrations. Quintessence Int 2000;31: 303–310.

Matis BA, Wang Y, Eckert GJ, Cochran MA, Jiang T. Extended bleaching of tetracycline-stained teeth: A 5-year study. Oper Dent 2006;31: 643–651.

McCaslin AJ, Haywood VB, Potter BJ, Dickinson GL, Russell CM. Assessing dentin color changes from nightguard vital bleaching. J Am Dent Assoc 1999;130:1485–1490.

McCracken MS, Haywood VB. Demineralization effects of 10 percent carbamide peroxide. J Dent 1996;24:395–398.

McCracken MS, Haywood VB. Effects of 10% carbamide peroxide on the subsurface hardness of enamel. Quintessence Int 1995;26:21–24.

McEvoy SA. Removing intrinsic stains from vital teeth by microabrasion and bleaching. J Esthet Dent 1995;7(3):104–109.

Miller MB, Castellanos IR, Rieger MS. Efficacy of home bleaching systems with and without tray reservoirs. Pract Periodontics Aesthet Dent 2000;12:611–614.

Mokhlis GR, Matis BA, Cochran MA, Eckert GJ. A clinical evaluation of carbamide peroxide and hydrogen peroxide whitening agents during daytime use. J Am Dent Assoc 2000;131:1269–1277.

Oliver TL, Haywood VB. Efficacy of nightguard vital bleaching technique beyond the borders of a shortened tray. J Esthet Dent 1999;11(2): 95–102.

Papathanaziou A, Bardwell D, Kugel G. A clinical study evaluating a new chairside and take-home whitening system. Compend Contin Educ Dent 2001;22:289–296.

Parkins FM, Furnish G, Bernstein M. Minocycline use discolors teeth. J Am Dent Assoc 1992:123;87–89.

Poliak SC, DiGiovanna JJ, Gross EG, Gantt G, Peck GL. Minocycline-associated tooth discoloration in young adults. JAMA 1985;254:2930–2932.

Powell LV, Bales DJ. Tooth bleaching: Its effect on oral tissues. J Am Dent Assoc 1991;122(11):50–54.

Reddy J, Salkin LM. The effect of a urea peroxide rinse on dental plaque and gingivitis. J Periodontol 1976;47:607–610.

Ritter AV, Leonard RH, St Georges AJ, Caplan DJ, Haywood VB. Safety and stability of nightguard vital bleaching: 9 to 12 years post-treatment. J Esthet Restor Dent 2002;14:275–285.

Robinson FG, Haywood VB. Bleaching and temporomandibular disorder using a half tray design: A clinical report. J Prosthet Dent 2000;83: 501–503.

Robinson FG, Haywood VB, Myers M. Effect of 10 percent carbamide peroxide on color of provisional restoration materials. J Am Dent Assoc 1997;128:727–731.

Schulte JR, Morrissette DB, Gasior EJ, Czajewski MV. The effects of bleaching application time on the dental pulp. J Am Dent Assoc 1994;125: 1330–1335.

Settembrini L, Gultz J, Kaim J, Scherer W. A technique for bleaching nonvital teeth: Inside/outside bleaching. J Am Dent Assoc 1997;128: 1283–1284.

Siew C, American Dental Association. ADA guidelines for the acceptance of tooth-whitening products. Compend Contin Educ Dent Suppl 2000;Jun:S44–S47.

Silverman G, Berman E, Hanna CB, et al. Assessing the efficacy of three dentifrices in the treatment of dentinal hypersensitivity. J Am Dent Assoc 1996;127:191–201.

Swift EJ, Perdigao J. Effects of bleaching on teeth and restorations. Compend Contin Educ Dent 1998;19:815–820.

Tam L. Effect of potassium nitrate and fluoride on carbamide peroxide bleaching. Quintessence Int 2001;32:766–770.

Titley KC, Torneck CD, Smith DC, Chernecky R, Adibfar A. Scanning electron microscopy observations of the penetration and structure of resin tags in bleached and unbleached bovine enamel. J Endod 1991;17(2):72–75.

Wainwright WW, Lemoine FA. Rapid diffuse penetration of intact enamel and dentin by carbon14-labeled urea. J Am Dent Assoc 1950;41: 135–145.

Woolverton CJ, Haywood VB, Heymann HO. Toxicity of two carbamide peroxide products used in nightguard vital bleaching. Am J Dent 1993;6:310–314.

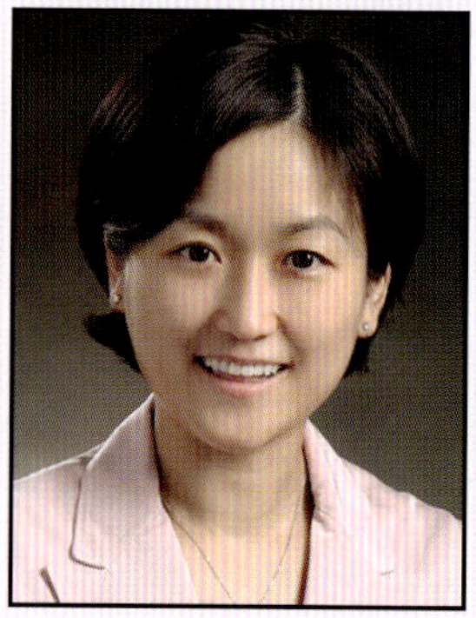

권 소 란 (權素蘭)

- 연세대학교 치과대학 졸업
- 연세대학교 치과대학 보존과 전공
- 연세대학교 대학원 치의학 석사 · 박사 수료
- 연세대학교 치과대학 외래교수
- 美國 CRA Oral Health Institute 수료
- 한국치아미백연구회 대표

치아미백

TOOTH WHITENING

발행일 2009년 7월 20일
저　자 Van B. Haywood
역　자 권 소 란
발행인 최 용 원
편　집 김 지 은
표　지 김 지 은
발행처 **대한나래출판사**
등　록 제6-0365호(1994. 12. 14)

주　소 서울특별시 동대문구 용두동 102-65
전　화 (02) 922-0840
팩　스 (02) 922-0841
이메일 dhpub@chol.com

ISBN 978-89-5741-166-7 **정가 70,000원**

www.dhpub.com